24 MANUAIS DE ESPECIALIZAÇÃO

ESTILO DE VIDA E *COACHING* DE SAÚDE E BEM-ESTAR

ALBERT EINSTEIN
SOCIEDADE BENEFICENTE ISRAELITA BRASILEIRA

24 MANUAIS DE ESPECIALIZAÇÃO

ESTILO DE VIDA E *COACHING* DE SAÚDE E BEM-ESTAR

COORDENADORES
Sley Tanigawa Guimarães
Fabio Ricardo de Souza Romano

EDITORAS DA SÉRIE
Renata Dejtiar Waksman
Olga Guilhermina Dias Farah

manole
editora

Editora: Patrícia Alves Santana
Projeto gráfico: Departamento Editorial da Editora Manole
Diagramação e ilustrações: Luargraf Serviços Gráficos
Imagens do miolo: gentilmente cedidas pelos autores
Capa: Ricardo Yoshiaki Nitta Rodrigues

**CIP-BRASIL. CATALOGAÇÃO NA PUBLICAÇÃO
SINDICATO NACIONAL DOS EDITORES DE LIVROS, RJ**

E84

Estilo de vida e coaching de saúde / coordenação Sley Tanigawa Guimarães, Fabio Ricardo de Souza Romano. - 1. ed. - Barueri [SP] : Manole, 2025.
(Manuais de especialização do Hospital Israelita Albert Einstein ; 24)

Inclui bibliografia e índice
ISBN 9786555766424

1. Assessoria pessoal. 2. Promoção da saúde. 3. Bem-estar. I. Guimarães, Sley Tanigawa. II. Romano, Fabio Ricardo de Souza. III. Série.

CDD: 158.3
24-93159 CDU: 613.86-048.65

Meri Gleice Rodrigues de Souza - Bibliotecária - CRB-7/6439

1ª edição – 2025

Editora Manole Ltda.
Alameda Rio Negro, 967 – cj 717
Alphaville – Barueri – SP
CEP 06454-000
Fone: (11) 4196-6000
www.manole.com.br | https://atendimento.manole.com.br/

Impresso no Brasil
Printed in Brazil

Editoras da série

Renata Dejtiar Waksman
Doutora em Pediatria pela Faculdade de Medicina da Universidade de São Paulo (FMUSP). Médica do Departamento Materno-infantil do Hospital Israelita Albert Einstein (HIAE).

Olga Guilhermina Dias Farah
Doutora em Enfermagem pela Universidade de São Paulo (USP). Diretora do Ensino Superior e Técnico e da Pós-Graduação *lato sensu* do Instituto Israelita de Ensino e Pesquisa Albert Einstein (IIEPAE).

Sobre a série "Manuais de especialização"

O Instituto Israelita de Ensino e Pesquisa Albert Einstein (IIEPAE) oferece cursos de especialização *lato sensu* para diversas áreas da medicina, biomedicina, enfermagem, fisioterapia, psicologia, entre outras, ampliando o diferencial competitivo do Hospital no quadro das instituições de saúde de vanguarda no Brasil e no exterior.

A série *Manuais de Especialização Einstein*, destinada a graduandos e pós-graduandos, traz a experiência acumulada de profissionais e especialistas das diferentes áreas, interfaces e disciplinas que compõem os cursos de especialização e de instituições renomadas no país.

Coordenadores

Sley Tanigawa Guimarães

Médica Especialista em Acupuntura e Medicina Preventiva do Hospital Israelita Albert Einstein. Cofundadora e Presidente passada do Colégio Brasileiro de Medicina do Estilo de Vida (2020-2021). Líder de curso na *Harvard Medical School – Emeritus*. Coordenadora da Pós-graduação em Estilo de VIda e *Coaching* em Saúde do Hospital Israelita Albert Einstein.

Fabio Ricardo de Souza Romano

Coach de Saúde e Terapeuta Integrativo, especializado em terapias corporais e práticas mente e corpo. Trabalha com gestão de estresse emocional e pós-traumático. Terapeuta Corporal da Medicina Integrativa por mais de 7 anos e e implementou e coordenou o programa *survivorship* por 4 anos do centro de Oncologia e Hematologia do Hospital Israelita Albert Einstein. Atualmente, é docente da Pós-graduação em Saúde Integrativa e Bem-estar e Coordenador da Pós-graduação em Estilo de Vida e *Coaching* de Saúde, ambas do Instituto de Ensino e Pesquisa do Hospital Israelita Albert Einstein.

Autores

Adriana Caetano da Rocha Lima
Cirurgiã Dentista pela Universidade Federal de Goiás. Pós-graduada em Medicina do Estilo de Vida e *Coaching* de Saúde pelo Ensino Einstein, SP. Cursou *Planetree* Avançado (Cuidado Centrado na Pessoa) no Ensino Einstein, SP. Certificação em Yoga e práticas meditativas pelo IEPY, SP. Formação em Psicologia Positiva pelo *Wholebeing Institute*. Cursou *Coaching* Ontológico e Saúde Integrativa no Ensino Einstein em parceria com Território Appana, SP. Pós-graduanda em Antropologia Filosófica e Sagradas Escrituras pelo Instituto de Filosofia e Teologia da Faculdade Mar Atlântico.

Amanda Raquel da Silva Gomes
Médica pela Universidade Federal do Pará. Cínica Médica e Oncolologia Clínica pelo Hospital Ophir Loyola. Especialista em Estilo de Vida e *Coaching* em Saúde pelo Hospital Israelita Albert Einstein. Certificação em Estilo de Vida pelo *International Board of Lifestyle Medicine.*

Ana Cláudia de Oliveira
Doutora em Medicina pela Universidade Federal de São Paulo (Unifesp). Especialista em Medicina Interna/Clínica Médica e Gastroenterologia Clínica e em Hepatologia. Professora do Departamento de Medicina, Disciplina de Gastroenterologia pela Escola Paulista de Medicina EPM-Unifesp.

Ana Flavia Garnica Camargo
Médica Clínica Geral, Pós-graduada em Medicina do Estilo de Vida pelo Hospital Israelita Albert Einstein.

Ana Laís de Carvalho Fernandes
Médica Especialista em Clínica Médica pela Universidade Federal de Ciências da Saúde de Porto Alegre (UFCSPA). Pós-graduada em Estilo de Vida e *Coaching* de Saúde e Bem-Estar pelo IIEPAE. Certificação Internacional em Medicina do Estilo de Vida pelo IBLM/CBMEV.

André Gaio de Carvalho
Médico pela Universidade Estadual do Rio de Janeiro (UERJ). Residência de Medicina de Emergência no Hospital de Pronto-Socorro de Porto Alegre. Certificado em Medicina do Estilo de Vida pelo IBLM.

Annie Bello
Nutricionista Clínica. Doutorado em Fisiopatologia Clínica.

Bruno P. C. Smirmaul
Fundador da MEV University e realiza Atualização Científica em Estilo de Vida Saudável para Médicos e Profissionais de Saúde. Possui duas graduações (Educação Física e Nutrição), Mestrado e Doutorado. É Professor da Pós-graduação de Estilo de Vida do Hospital Israelita Albert Einstein desde 2019 e Revisor da Revista Científica do Colégio Americano de Medicina do Estilo de Vida desde 2020.

Carlos Eduardo Teixeira Fernandez
Nutricionista, pós-graduado em Estilo de Vida e *Coaching* em Saúde pelo HIAE.

Carolina Vieira de Mello Barros Pimentel
Nutricionista, Diretora de Ligação do CBMEV, certificada pelo *Internacional Board of Lifestyle Medicine.*

Carolina Tchakrian Gueogjian
Pediatra com Residência Médica pela Universidade Santo Amaro (UNISA). Pós-graduada em Medicina do Estilo de Vida e *Coaching* em Saúde pelo Instituto de Ensino Albert Einstein. Pós-graduada em Nutrição Vegetariana pela Plenitude Educação. Membro do Núcleo de Estudo da Espiritualidade da Criança e do Adolescente da SPSP. Membro do Núcleo de Estudo de Depressão em Crianças e Adolescentes da SPSP. Preceptora do Ambulatório de Pediatria da UNISA. Médica Pediatra em Pronto Atendimento UPA do Instituto Israelita de responsabilidade Social Albert Einstein (IIRS).

Clarice Bittencourt Seraphim

Médica formada pela Faculdade de Medicina de Campos (FMC), com residência em Clínica Médica pelo Hospital Evangélico de Cachoeiro de Itapemirim (HECI). Especialista em Clínica Médica pela Sociedade Brasileira de Clínica Médica. Formada em Capacitação de Medicina do Sono pelo Instituto do Sono/AFIP, São Paulo. Pós-graduada em Medicina do Estilo de Vida e *Coaching* de Saúde pela Faculdade Israelita de Ciências da Saúde Albert Einstein.

Claudia D'Ardis de Almenida Castanho Rosolen

Médica pela PUC/SP. Título de Especialista em Pediatria e Neonatologia. Mestrado em Pediatria pela Unifes/EPM. Pós-graduação em Estilo de Vida e *Coaching* de Saúde e Bem-estar pelo HIAE. Membro do *American College of Lifestyle Medicine* desde 2020. Diplomada pelo *International Board of Lifestyle Medicine*. Certificada em *Coaching* de Saúde e Bem-estar pela Kallas Treinamento e Consultoria em Saúde. Certificada pelo *Culinary Health Education Fundamentals* (CHEF) *Coaching – The Basics* pela *Harvard Medical School.*

Cláudia Terzian

Doutora em Ciências Médicas e Biológicas pela Universidade Federal de São Paulo (Unifesp). Certificada em Medicina do Estilo de Vida pela IBLM (*International Board of Lifestyle Medicine*).

Daniela de Souza Uejo

Graduada em Medicina pela UFMG. Títulos de Especialista em Pediatria pela SBP e de Nefrologia área de atuação Nefrologia Pediátrica pela SBN. Pós-graduação em Estilo de Vida e *Coaching* em Saúde pelo Instituto de Ensino Albert Einstein. Nefrologista Pediátrica ambulatorial, membro da equipe de Nefrologia Suporte Hospitalar, Medicina de Estilo de Vida e *Coaching* de Saúde.

Daniele Barrionuevo Kallas

Mestre em Ciências da Saúde pela Unifesp. Terapeuta corporal reichiana. Supervisora em *coaching* pela CSA (Londres) e *coach* em saúde credenciada pelo NBC-HWC. Ampla experiência em *design* de programas de *coaching* em saúde e bem-estar (Hospitais Einstein, Samaritano e Oswaldo Cruz). Forma profissionais de saúde em *coaching* e atendimento centrado na pessoa no Brasil e em Portugal desde 2015. Idealizadora e Coordenadora da primeira certificação em *coaching* em saúde e bem-estar aprovada pelo *National Board for Health and Wellness Coaching.*

Dorival Dagnone Filho

Educação Física pela UEPG. Fisioterapia pela Cescage. Mestrado pela UEPG. Pós-graduado em Estilo de Vida e *Coaching* em Saúde no HIAE. Coordenador Clínico do Centro de Treinamento Físico e Reabilitação Funcional *In Training*.

Fabio Ricardo de Souza Romano

Coach de Saúde e Terapeuta Integrativo, especializado em terapias corporais e práticas mente e corpo. Trabalha com gestão de estresse emocional e pós-traumático. Terapeuta Corporal da Medicina Integrativa por mais de 7 anos e implementou e coordenou o programa *survivorship* por 4 anos do centro de Oncologia e Hematologia do Hospital Israelita Albert Einstein. Atualmente, é docente da Pós-graduação em Saúde Integrativa e Bem-estar e Coordenador da Pós-graduação em Estilo de Vida e *Coaching* de Saúde, ambas do Instituto de Ensino e Pesquisa do Hospital Israelita Albert Einstein.

Fabrícia Dias Maciel

Médica Gastroenterologista e Endoscopista. Mestre em Gastroenterologia pela Unifesp, possui certificações internacionais em *Lifestyle Medicine* pelo *The International Board of Lifestyle Medicine* IBLM/CBMEV e *fellow* em Cuidado Centrado na Pessoa, certificada pela *Planetree International*. Docente da Pós-graduação de Estilo de Vida e *Coaching* de Saúde do Hospital Israelita Albert Einstein. Responsável Técnica e Cofundadora do Stelis – Instituto de Medicina do Estilo de Vida e Diretora do Colégio Brasileiro de Medicina do Estilo de Vida 2023-2024.

Fernanda Dalphorno Manente

Médica Ginecologista. Mestre em Cirurgia. Pós-graduada em Medicina do Estilo de Vida.

Fernanda Oliveira Braga de Albuquerque

Médica Endocrinologista e Metabologista. Mestre em Medicina pela Universidade do Estado do Rio de Janeiro (UERJ) e certificada em Medicina do Estilo de Vida pelo *International Board of Lifestyle Medicine* (IBLM). Pós-graduação em Estilo de Vida e *Coaching* de Saúde pelo Hospital Israelita Albert Einstein. Médica do Serviço de Diabetes da Policlínica Piquet Carneiro UERJ. Preceptora de Residência Médica em Endocrinologia e Metabologia da UERJ. Docente da Pós-graduação em Estilo de Vida e *Coaching* de Saúde do Hospital Israelita Albert Einstein.

Gabriel Ferreira Rozin
Médico Clínico e Pneumologista. Certificação Internacional em Medicina do Estilo de Vida pelo IBLM. Membro Diretor fundador do Colégio Brasileiro de Medicina do Estilo de Vida.

Gabriela Maria De Nicola Bechara
Graduação pela Universidade José do Rosário Velano-Unifenas-Algenas-MG. Pós-graduação em Nutologia pela Abran/BWS. Pós-graduação em Medicina do Estilo de Vida pelo Einstein.

Iracema Batista
Graduação, Residência Médica em Clínica Médica e Mestrado em Ciências da Saúde pela Universidade Federal de Uberlândia. Especialista em Pneumologia Sanitária pela Escola Nacional de Saúde Pública/FIOCRUZ e em Medicina do Trabalho pela Faculdade de Medicina de Itajuba/FMIT. Pós-graduação em Perícia Médica pela Universidade Gama Filho, UGF, e Medicina e Estilo de Vida e *Coaching* em Saúde pela Instituto Israelita Albert Einstein.

Isadora Lino Reis
Advogada. Graduanda em Nutrição. Pós-graduada em *Coaching* de Saúde e Medicina do Estilo de Vida pelo Hospital Israelita Albert Einstein.

Jaqueline Carvalho Pegorini
Farmacêutica com Mestrado em Fármacos e Medicamentos pela USP-SP, extensão universitária em Nutrição Funcional e Coach de Saúde. Capacitação em Mindfulness pelo Hospital Oswaldo Cruz. Pós-graduada em Estilo de Vida e Coaching de Saúde e Bem-estar pelo Hospital Israelita Albert Einstein. Co-fundadora da Alive Mev, clínica de Medicina do Estilo de Vida.

Juliana Palomanes Simões
Médica de Família e Comunidade.

Juliana Schulze Burti
Fisioterapeuta e Educadora Física. Doutorado em Psicologia Social pela PUC-SP. Mestrado em Ciências da Saúde pela Unifesp. Docente e Coordenadora do curso de Fisioterapia da PUC-SP. Especialização em Estilo de Vida e *Coaching* de Saúde pelo Einstein. Especialização em Fisiologia do Exercício pela Unifesp.

Kátia Maria Pedroso Botas

Psicóloga pela Universidade P. do Estado de São Paulo. Psicanalista pela Sociedade Psicanalítica Ortodoxa do Brasil. Assistente Social pela Pontífice Universidade Católica. Especialista em Saúde Mental pela FUNDAP - Medicina Preventiva da USP. *Coach* em Saúde e Medicina do Estilo de vida pela Fundação Hospital Albert Einstein.

Káritas de Toledo Ribas

Especialista em Sustentabilidade. Mestre em Biologia-Cultural. Administradora de Empresas Especialista em Pautas ESG pela UERJ/RJ. Consultora Especialista no trabalho com grupos e pesquisadora em Complexidade. *Coach* com Formação Ontológica, *Professional Certified Coach* pelo *International Coaching Federation*. Professora convidada nos projetos de desenvolvimento de pessoas e pautas ESG: Itaú Cultural, Hospital Albert Einstein, IBP (Instituto Brasileiro de Óleo e Gás). Escritora e palestrante com mais de 20 anos de experiência na Formação de Lideranças Transformadoras. Idealizadora e fundadora do Appana - Território de Aprendizagem e Appana Inteligência em Negócios.

Louise Impelliziere Luna de Mello Licastro

Formada pela UERJ. Residência Médica - Ginecologia e Obstetrícia com ênfase em Gestação de alto risco pelo IFF (Instituto Fernandes Figueira) da FIOCRUZ. Especialista em Ultrassonografia - Ginecologia e Obstetrícia. Especialista em Endoscopia Ginecológica. Pós-graduada em Medicina do Estilo de Vida pelo Hospital Albert Einstein. Título de Especialista em Medicina do Estilo de Vida peloa *International Board os Lifestyle Medicine*. Pós-graduada em Ciência da Longevidade Humana.

Louise Montesanti

Médica Geriatra. Graduação e Residência em Clínica Médica e Geriatria pela Faculdade de Ciências Médicas da Santa Casa de São Paulo (FCMSCSP). Membro titulado da Sociedade Brasileira de Geriatria e Gerontologia. Mestrado em Saúde Coletiva pela FCMSCSP. *Plant Based Nutrition Certificate Program* pela Universidade de Cornell. Psicanálise: Conflito e Sintoma - Sedes Sapientiae. Pós-graduação em Promoção à Saúde e Prevenção de Doenças pela FFM da USP. Pós-graduação em Estilo de Vida pelo HIAE. Certificada pelo Colégio Brasileiro de Medicina da Estilo de Vida. Professora Convidada da FCMSCSP. Colunista da Rádio Bandeirantes.

Lucas Pereira Jorge de Medeiros
Médico, PhD em Neurociências. Professor Assistente da Universidade Federal do Estado do Rio de Janeiro (Unirio) e da Pós-graduação Hospital Israelita Albert Einstein. Certificado em Medicina do Estilo de Vida pelo *International Board of Lifestyle Medicine.*

Lucielene Inácio de Almeida Prado
Graduada em Odontologia pela Faculdade de Odontologia João Prudente da UniEvangélica. Especialização em Odontopediatria pela - APCD Araraquara - Unesp. Pós-graduação em Auditoria dos Serviços da Saúde pela FacLions. Formação e Certificação em Psicologia Positiva pelo Centro Sofia Bauer - ABED. Pós-graduação em Estilo de Vida e *Coaching* de Saúde pelo Instituto Israelita de Ensino e Pesquisa Albert Einstein. Diretora Técnica do Centro de Referência Odontológico Estadual de Goiás. Auditora de Serviços em Odontologia da GEAP. Odontopediatra em Consultório Odontológico.

Luiz Gustavo Miranda de Carvalho
Médico Especialista em Clínica Médica. Pós-graduado em Estilo de Vida e *Coaching* de Saúde e em Nutrição e Metabolismo Esportivo.

Maria Cecilia Duailibe de Barros Pascoal
Médica Endocrinologista, pós-graduada em Estilo de Vida e *Coaching* em Saúde no HIAE.

Melina de Oliveira Hartmann
Graduada em Medicina pela PUC-PR. Residência Médica em Medicina de Família e Comunidade pela mesma instituição. Pós-graduada em Nutrologia pela ABRAN e em Estilo de Vida e *Coaching* em Saúde e Bem-Estar pelo HIAE. Certificação Internacional em *Lifestyle Medicine* pelo ACLM e pelo CBMEV. Sou coach com formação internacional em Saúde e Bem-Estar pela *Wellcoaches* e *Carevolution.*

Melissa Ganam Antoun Guedes
Médica Nutróloga com Título Especialista pela AMB e Abran. Médica Ginecologista com TEGO. Médica com Pós-graduação em Medicina do Estilo de Vida pelo Hospital Albert Einstein diplomada pela Academia Americana de Estilo de Vida título 1804.

Paula Andréa Victal Carvalho Junqueira de Freitas
Endocrinologista e Metabologista pela UFU. Pós-graduação Estilo de Vida e *Coaching* de Saúde e Bem-estar Instituto Israelita Albert Einstein. Certificação Internacional em Medicina do Estilo de Vida pelo IBLM. Mestre em Ciências da Saúde pela UFU. *Plant-Based Nutrition Certificate, T. Colin Campbell Center for Nutrition Studies and eCornell.*

Paula Flores Schlickmann
Médica graduada pela PUC-RS. Patologista Cirúrgica pelo Hospital das Clínicas de Porto Alegre (HCPA). Pós-graduação em Estilo de Vida e *Coaching* de Saúde pelo Hospital Albert Einstein. Certificação Internacional em Medicina do Estilo de Vida pelo Internacional *Board of Lifestyle Medicine* (IBLM). Patologista do Serviço de Verificação de Óbitos da Associação Hospitalar Vila Nova de Porto Alegre. Médica do Serviço de Saúde Ocupacional do Serviço Social da Indústria (SESI) de Porto Alegre.

Paula Miranda Caldeira Brant
Fisioterapeuta com especialização em Fisioterapia Esportiva pela PUC-MG. Pós-graduada em Estilo de Vida e *Coaching* de Saúde e Bem-estar pelo Hospital Israelita Albert Einstein. Formada em Hatha Yoga pelo I.E.P.Y e Instituto Kaivalyadhama, Lonavla, Índia. Capacitação em *Mindfulness* pelo Hospital Oswaldo Cruz. Graduação em Rehab Pilates pela *Polestar Pilates Education*, Miami. Fundadora do Studio Exhale Wellness. Cofundadora da Alive Mev, clínica de Medicina do Estilo de Vida.

Priscila Nahas
Médica Cirurgiã Vascular. Mestre em Cirurgia Vascular pela Escola Paulista de Medicina da Unifesp. Pós-graduada em Estilo de Vida e *Coach* em Saúde pelo HIAE – Ensino Einstein. Docente em Medicina na Faculdade de Medicina de São José dos Campos – Humanitas. Mentora Acadêmica em Medicina – Humanitas. Professora Coordenadora das Ligas Acadêmicas em Medicina do Estilo de Vida (LAMEV) e Medicina do Esporte – LAMESP na Faculdade de Medicina de São José dos Campos – Humanitas.

Raif Antoun Júnior
Médico e Especialista em Clínica Médica pela Universidade Federal de Uberlândia (UFU). Pós-graduado em Bases da Saúde Integrativa e Bem-Estar pelo Instituto Israelita de Ensino e Pesquisa Albert Einstein (IIEPAE). Pós-graduado em Estilo de Vida e *Coaching* de Saúde e Bem-Estar pelo IIEPAE. Certificação

Internacional em Medicina do Estilo de Vida pelo IBLM/CBMEV. Facilitador de Meditação em Saúde pela Unifesp.

Raquel Soares Xavier Ribeiro
Graduada em Educação Física/Licenciatura e Bacharel. MBA-FESPS em Gestão Empresarial e *Coaching*. Pós-graduada pelo Hospital Israelita Albert Einstein em Medicina do Estilo de Vida, *Coach* de Saúde e Bem-estar. Formação *Coaching* de Saúde e Bem-estar na instituição Kallas Treinamento. Parte da equipe multidisciplinar da Clínica Eduardo Grecco e atualmente cursando Nutrição na Anhembi Morumbi.

Regina Chamon
Médica Hematologista pela Faculdade de Ciências Médicas da Unicamp. pós-graduada em Medicina Integrativa pela Instituição Israelita de Ensino Albert Einstein, certificada em Manejo do Estresse e Treino da Resiliência pelo *Benson--Henry Institute*.

Rogério Corrêa Guimarães
Médico Ginecologista. Especialista em Cirurgia Laparoscópica e Histeroscopia pela Febrasgo e Sobracil. Pós-graduado em Estilo de Vida e *Coaching* de Saúde pelo Hospital Israelita Albert Einstein.

Rosilene Martins da Silva
Especialista em Medicina de Estilo de Vida e *Coaching* pelo Albert Einstein, em Gestão de Redes de Atenção à Saúde pela FIOCRUZ, em Auditoria Serviços de Saúde pela FACLIONS e em Saúde Pública pela Unaerp. Graduada em Odontologia pela UFG. Diretora Geral CREMIC/GO. Coordenadora e Gerente da SES/GO.

Samantha Ferrari Dutra Bannwart
Médica certificada em Medicina de Estilo de Vida pela *International Board of Lifestyle Medicine* e Colégio Brasileiro de Medicina do Estilo de Vida. Pós-graduação em Estilo de Vida e *Coaching* de Saúde e Bem-Estar pelo Hospital Albert Einstein em Capacitação em *Mindfulness* para área da saúde pelo Hospital Oswaldo Cruz.

Samuel Pinto
Pós-graduação em Estilo de Vida e *Coaching* de Saúde e Bem-Estar pela Faculdade Israelita de Ciências da Saúde Albert Einstein.

Sergio Maia Jr.
Médico pela Universidade São Francisco. Pós-graduado em Nutrologia pela ABRAN, em Endocrinologia pela IBCMED e em Estilo de Vida e *Coaching* em Saúde pelo Hospital Israelita Albert Einstein.

Shadia Fouad Sharaf El Din
Médica pela Universidade Federal do Rio Grande com especialização em Neurociências pela Unifesp e pós-graduação em Medicina do Estilo de Vida e *Coaching* em Saúde pelo Hospital Israelita Albert Einstein. Desde 2022, pesquisadora na Unifesp, estuda por meio da ótica da salutogênese. Pesquisa de mestrado em andamento intitulada "Avaliação do senso de coerência de indivíduos com dor crônica em tratamento com cannabis medicinal vinculados a associações".

Sley Tanigawa Guimarães
Médica Especialista em Acupuntura e Medicina Preventiva do Hospital Israelita Albert Einstein. Cofundadora e Presidente passada do Colégio Brasileiro de Medicina do Estilo de Vida (2020-2021). Líder de curso na *Harvard Medical School - Emeritus*. Coordenadora da Pós-graduação em Estilo de VIda e *Coaching* em Saúde do Hospital Israelita Albert Einstein.

Tainah Quintino
Biomédica e Pós-graduada em Estilo de Vida e *Coaching* em Saúde e Bem-Estar pelo Hospital Israelita Albert Einstein.

Valdirene Canhestro
Fisioterapeuta pela Unesp. Especialista em RPG Souchard e suas formações avançadas. Primeira Fisioterapeuta certificada em MEV no Brasil pelo *International Board Lifestyle Medicine* (USA). Pós-graduada em Estilo de Vida e *Coaching* de Saúde e Bem-estar pelo Hospital Albert Einstein.

Veruska El Khouri Gaspar
Formada em Administração de Empresas. Pós-graduada em Práticas Integrativas, Medicina do Estilo de Vida e *Coaching* de Vida e Bem-estar pelo Hospital Israelita Albert Einstein. Terapeuta Reikiana e *Coaching* de Vida e Bem-estar.

Viviane Christina de Oliveira
Endocrinologista e Metabologista pela Universidade do Estado do Rio de Janeiro (UERJ). Mestre em Ciências Médicas pela UERJ. Certificada em *Lifestyle Medicine pelo The International Board of Lifestyle Medicine* (IBLM). Fundadora da EndoQuali Saúde. Pós-graduação em Estilo de Vida e *Coaching* de Saúde e Bem-estar pelo Hospital Albert Einstein.

Sumário

Carta do Presidente

A maioria das pessoas conhece vários ou pelo menos alguns componentes do estilo de vida saudável. No entanto, para boa parte delas, é como ter em mãos a partitura de uma música belíssima sem ter os instrumentos ou saber como executá-la. A Medicina do Estilo de Vida (MEV) é a partitura que contempla, com base na ciência, todos as dimensões que impactam a saúde e o bem-estar. Incorporá-las à vida real, porém, envolve múltiplos desafios associados à mudança de hábitos e aos contextos e características de cada indivíduo. Daí a crescente importância do *coaching* em saúde e bem-estar, realizado por profissionais preparados para ajudar os pacientes nessa jornada – profissionais que encontram nesta obra conteúdos valiosos.

Dos coordenadores Sley Tanigawa Guimarães e Fabio Ricardo de Souza Romano aos autores dos capítulos, este manual é um generoso compartilhamento de conhecimentos e experiências de especialistas nos temas da MEV. Entre eles, estão professores da pós-graduação do Einstein em Estilo de Vida e *Coaching* de Saúde e profissionais que atuam no Espaço Einstein, unidade que oferece programas de acompanhamento para mudança de hábitos e práticas esportivas.

Estilo de vida saudável faz a diferença em qualquer idade. Mas começar cedo permite acumular boa bagagem para aproveitar bem a longevidade, que segue uma curva ascendente. No Brasil, a média da expectativa de vida em 1940 era de 45,5 anos. Hoje, está em 76,6 anos, devendo chegar a 83,9 anos em 2070, segundo projeções do Instituto Brasileiro de Geografia e Estatística (IBGE).

Cada vez mais estudos evidenciam a relação entre hábitos saudáveis, prevenção de doenças e qualidade de vida. Apesar de a genética ter seu papel no desenvolvimento de várias enfermidades não transmissíveis, como diabetes, AVC e câncer, a ciência tem mostrado que o estilo de vida tem peso maior.

Ao longo de seus capítulos, esta obra mergulha nos temas que estão na essência do estilo de vida saudável: alimentação/nutrição, atividade física, controle do estresse, não fumar nem abusar do álcool e outras drogas, bom sono e relacionamentos interpessoais.

São, em linhas gerais, os mesmos "segredos" constatados no estudo sobre as chamadas *Blue Zones*[1], cinco regiões do mundo que se destacam pela longevidade saudável, com pessoas de mais de 90 aos vivendo com autonomia, baixo índice de doenças crônicas e boa qualidade de vida. Seja pela cultura, por tradições e outras características locais, seus habitantes não são sedentários, têm alimentação equilibrada, hábitos que relaxam, convívio social e propósito de vida. Ali, as boas práticas do estilo de vida saudável fazem parte do dia a dia das pessoas. E o que a MEV nos ensina é que seres humanos de qualquer lugar do planeta podem construir suas *Blue Zones*.

Lógico que um sedentário não vira um atleta na semana seguinte; que fontes de estresse continuarão despontando no trabalho, no trânsito, na vida pessoal; que nem sempre é fácil resistir à tentação de abdicar de algumas horas de sono para ficar conferindo as redes sociais ou assistindo a uma empolgante série no *streaming*... para muitas pessoas, a rotina parece feita de obstáculos à adoção das boas práticas da MEV. É aí que entram em cena o *coaching* de saúde e bem-estar e o *coaching* ontológico – temas de dois capítulos desta publicação. É com um olhar global para o indivíduo, considerando todas as particularidades de cada ser humano, que o trabalho de *coaching* ajuda cada um a encontrar sua "receita" de estilo de vida saudável e os caminhos para colocá-la em prática, numa rota planejada e realista para a mudança de hábitos.

Finalizando o livro, temos um assunto que nem sempre está na pauta dos profissionais de saúde: o cuidado com eles próprios.

Manual de especialização estilo de vida e coaching *de saúde e bem-estar* é leitura indispensável para profissionais da área da saúde e outros interessados no tema. É um livro enriquecedor pelos aprendizados que traz e inspirador sobre os caminhos que podem ser trilhados para ajudar as pessoas a construírem suas *Blue Zones* para viverem mais e melhor.

Boa leitura!

Sidney Klajner
Presidente da Sociedade Beneficente Israelita Brasileira Albert Einstein

1 As cinco *Blue Zones* são Loma Linda (Estados Unidos), Nicoya (Costa Rica), Sardenha (Itália), Ikaria (Grécia) e Okinawa (Japão).

Palavra do Vice-presidente

Colocar o paciente no centro do cuidado faz parte da filosofia do Hospital Israelita Albert Einstein, que se dedica, desde a sua fundação, a proporcionar o que há de melhor e mais moderno na promoção da saúde. Nesse cenário, cada vez mais, evidencia-se um modelo de prática médica que associa a saúde ao estilo de vida e a hábitos das pessoas, segundo um olhar personalizado, que leva em conta características e necessidades individuais para garantir bem-estar e qualidade de vida.

Para apoiar o profissional da saúde sob a perspectiva da Medicina do Estilo de Vida, criamos o *Manual de estilo de vida e* coaching *de saúde e bem-estar*. A publicação aborda pilares considerados fundamentais para uma vida mais saudável: estresse, sono, nutrição, atividade física, manejo de tóxicos (tabaco e álcool) e relacionamentos, trazendo ainda técnicas de *coaching* de saúde e bem-estar, *coaching* ontológico e autocuidado do profissional de saúde.

Fruto de uma jornada coletiva envolvendo profissionais altamente qualificados, este guia está dividido em nove capítulos. Cada um deles reflete o nosso compromisso com a excelência no cuidado, reunindo conceitos e práticas que permitem ao profissional (de acordo com sua respectiva área) ampliar conhecimentos sobre a prevenção e o gerenciamento de doenças crônicas, que impactam significativamente a qualidade de vida das pessoas.

Ajudar cada paciente a trilhar esse caminho de transformação, oferecendo não apenas orientação médica, mas também inspiração e apoio para que as mudanças sejam duradouras, faz parte da nossa missão. Ao propor mudanças sustentáveis nos hábitos diários em todos os pilares, muitas vezes de forma multidisciplinar, capacitamos nossos pacientes a tomarem as rédeas de sua saúde e bem-estar, empoderando e oferecendo ferramentas para que sejam protagonistas de sua saúde.

O Einstein é pioneiro no Brasil na implementação do cuidado prevalente na saúde suplementar e vem investindo nesse modelo como forma de transformar o foco do sistema de saúde, de um formato reativo, baseado no tratamento de doenças, para proativo e preventivo, baseado em evidências científicas.

Essa transformação é crucial para a sustentabilidade da saúde, aliviando a carga sobre os sistemas de saúde e promovendo vidas mais saudáveis. É uma abordagem que valoriza o ser humano em sua totalidade, tratando o corpo, a mente e o espírito como partes interconectadas de um todo que merece cuidado e atenção.

Agora, convido você a se aprofundar nesse tema e a incorporar os princípios da Medicina do Estilo de Vida em seu próprio cotidiano e na prática clínica. Este manual é mais do que um guia. É um convite para que todos nós estejamos unios em torno de uma visão comum: proporcionar a saúde integral e promover o bem-estar de nós mesmos e de todos à nossa volta.

Assim, podemos fazer uma diferença significativa na vida das pessoas, edificando um futuro no qual a saúde seja construída dia a dia, com escolhas conscientes e cuidado preventivo.

Agora, é com vocês.

Sérgio Podgaec
Vice-presidente da Sociedade Beneficente Israelita Brasileira Albert Einstein

Agradecimentos

Toda ideia só se torna realidade quando encontra seus espelhos de fé. Assim, gostaríamos de agradecer ao Hospital Israelita Albert Einstein, que tanto valoriza a Medicina do Estilo de Vida, desde a atenção aos seus colaboradores aos projetos de inovação e cuidado dos pacientes. E ao Instituto Israelita de Ensino e Pesquisa Albert Einstein, na figura de sua diretora Olga Guilhermina Farah e equipe, que desde o início compreenderam, acolheram e apoiaram a criação da pós-graduação em Estilo de Vida e Coaching em Saúde, que deu origem a este Manual. Também agradecemos à Dra. Renata Waksman, por capitanear a série *Manuais de Especialização Einstein* com enorme competência.

Agradecemos às centenas de alunos, que com suas histórias, dúvidas e provocações promovem ano após ano a evolução das discussões da Medicina do Estilo de Vida. Em especial, agradecemos aos alunos da primeira turma, que, além de terem sido os *early adopters*, abrilhantam o corpo de autores deste Manual, juntamente com os docentes coordenadores de capítulos.

Agradecemos aos docentes da pós-graduação em Estilo de Vida e *Coaching* em Saúde, pela partilha generosa de seus conhecimentos e experiências, que provocam transformações na vida e na prática profissional dos que têm a oportunidade de ouvi-los.

À CEO da Editora Manole, Amarylis Manole, e sua equipe, nosso agradecimento não apenas por viabilizarem este Manual, mas por fazerem-no com muita paciência e dedicação. Vanessa Huguenin, Vanessa Pimentel, Patrícia Santana, esta publicação não existiria sem o apoio de vocês!

Agradecemos aos nossos amados familiares, que nos inspiram a deixar legados e que compreenderam nossa ausência por algumas dezenas de horas para que esta obra existisse.

E não podemos finalizar os agradecimentos sem mencionar todos os professores, profissionais e colegas que nos ensinaram, inspiraram e estimularam.

"Gigantes são os mestres nos ombros dos quais eu me elevei."

Isaac newton

Prefácio dos coordenadores

Quando finalizei meu curso de *Lifestyle Medicine* na *Harvard Medical School*, minha professora Dra. Beth Frates perguntou: 'Ok, o que você deseja fazer com tudo isso agora?' E respondi que acreditava que o Brasil precisava muito da Medicina do Estilo de Vida (MEV) para promover saúde, prevenir e tratar doenças, resgatar a vitalidade dos brasileiros, além de auxiliar a controlar os gastos com saúde. Mas que, por ser um conceito novo, precisava ter muitos profissionais da saúde bem treinados para que ela atingisse toda a população brasileira. E para isso acontecer, sabia que teria de ser por meio de uma instituição respeitada tanto pelos profissionais da área da saúde quanto pela população em geral. Para a sorte de todos nós, o Hospital Israelita Albert Einstein já estava alinhado com os preceitos da MEV e acolheu a ideia de termos o "Curso de Atualização em Medicina do Estilo de Vida", que coordenei com o Dr. Gabriel Ferreira Rozin, com apoio da Daniele Kallas, já uma expoente na área do *coaching* em saúde e bem-estar. A procura pelo curso foi enorme e logo crescemos. Nós nos unimos ao Fabio Romano, coordenador do *coaching* ontológico no Einstein e nos transformamos na pós-graduação em Estilo de Vida e *Coaching* em Saúde.

Sley Tanigawa Guimarães

A união das ideias da Dra. Sley com os pilares da medicina do estilo de vida foi uma grata surpresa que confirmou meu caminho. Desde o início da minha trajetória profissional, o comportamento me intrigou, levando-me a buscar formações e especializações nessa área. O *coaching* surgiu como uma ferramenta, mas, inicialmente, não trouxe as respostas esperadas para a mudança de comportamento. Com o tempo, percebi que a qualidade da formação era fundamental para que os coaches cumprissem seu papel. Mudar hábitos é um desafio que exige dedicação e coragem para enfrentar questões internas.

Minha formação em *Health Coaching na Duke University*, com abordagem integrativa, trouxe um olhar mais centrado na pessoa, em vez de apenas nas metas externas. Estudos em psicologia humanista, ontologia da linguagem e antroposofia complementam essa perspectiva. Essa combinação nos permite dialogar com diversos perfis de pacientes e profissionais. A mudança de padrões requer uma lógica disruptiva, tanto para os pacientes quanto para os profissionais de saúde que seguem abordagens tradicionais baseadas na prescrição. Estamos satisfeitos com nossos avanços e confiantes de que ainda há muito por vir. Reconhecemos que essa jornada é contínua e, assim, seguimos aproveitando o caminho.

Fabio Ricardo de Souza Romano

Introdução

Medicina do Estilo de Vida (MEV) é a prática baseada em evidências científicas que utiliza intervenções terapêuticas de estilo de vida como primeira linha de tratamento para ajudar os pacientes a adotarem e manterem hábitos saudáveis, que serão fundamentais na prevenção e no tratamento de condições crônicas, como doenças cardiovasculares, diabetes tipo 2 e obesidade, assim como para promover a vitalidade e o bem-estar. Ela se baseia em seis pilares: alimentação, movimento, sono, gerenciamento do estresse, manejo do uso de álcool e tabaco e conexões[1]. Esses pilares interagem de forma sinérgica, refletindo a ideia de que o nosso corpo foi projetado para o movimento e para manter a saúde ideal (ou o mais próximo possível), é crucial integrar repouso, alimentação adequada, gerenciamento do estresse e evitar substâncias prejudiciais.

Dados mostram que uma mudança intensiva no estilo de vida é capaz de prevenir um percentual expressivo de casos de diabetes, de infarto agudo do miocárdio, dos casos de acidente vascular cerebral e de câncer[2]. Tudo isso porque aproximadamente 20% do nosso destino depende da nossa genética e 80% do nosso estilo de vida e dos determinantes sociais de saúde. Ao analisar dados brasileiros, vemos que as principais causas de mortes prematuras ou anos vividos com incapacidades estão relacionadas a esses mesmos fatores, com impactos significativos na qualidade de vida, nos gastos pessoais e do sistema de saúde público e privado e na história da vida dos indivíduos.

---

1 The American College of Lifestyle Medicine (ACLM). Available in: https://lifestylemedicine.org/.

2 Ford ES, Bergmann MM, Kröger J, Schienkiewitz A, Weikert C, Boeing H. Healthy living is the best revenge: findings from the European Prospective Investigation Into Cancer and Nutrition-Potsdam study. Arch Intern Med. 2009;169(15):1355-62.

Embora existam dados robustos sobre a importância do estilo de vida dos indivíduos, muito pouco tem sido investido na educação, no acompanhamento e nas iniciativas público-privadas para esse tema, enquanto muito dinheiro e ações acontecem para quem já está doente. Ainda somos carentes de dados brasileiros no assunto, uma vez que é uma prática recente no nosso país. Por isso, celebramos a grande procura da pós-graduação em Ciência do Estilo de Vida pelos profissionais de saúde de diversas áreas de atuação e a criação deste livro, que foi escrito com os docentes e alunos da primeira turma da pós-graduação.

Outro desafio é o engajamento das pessoas na mudança de comportamento. Sabemos que ter informação é importante, mas colocá-las em prática no dia a dia é muito desafiador. Muitas vezes, as intenções de adotar um estilo de vida mais saudável são frustradas pela dificuldade em transformar essas intenções em ações concretas e sustentáveis. Por isso, acreditamos que não existe a MEV sem as ferramentas do *coaching* em saúde e bem-estar e das ciências comportamentais para auxiliar os indivíduos no processo de mudança, portanto, dedicamos importante atenção a esses temas ao longo destas páginas. O *coaching* em saúde e bem-estar também é baseado em evidências científicas e pode ser uma ferramenta valiosa para melhorar a aplicabilidade de intervenções de mudança de comportamento no tratamento de doenças crônicas[3].

Esse tipo de *coaching* oferece uma abordagem personalizada e orientada para resultados, ajudando os indivíduos a superar barreiras e a desenvolver hábitos saudáveis que se integrem de forma harmoniosa em suas rotinas. O *coaching* em saúde e bem-estar vai além da simples transmissão de informações, ele envolve um processo colaborativo e individualizado no qual o *coach* trabalha de perto com o cliente para entender suas necessidades específicas, identificar metas realistas e desenvolver estratégias práticas para alcançar essas metas.

Ainda buscando profundidade de conhecimento e no autodesenvolvimento, integramos no curso a abordagem da Ontologia da Linguagem, que é um campo de estudo que explora a relação entre a linguagem e a realidade. Ela estuda como a linguagem molda nossa percepção da realidade. Originária da filosofia, segundo a qual "ontologia" refere-se ao estudo do ser e da existência, essa área explora como palavras e discursos não apenas descrevem, mas também criam e transformam a realidade.

O *coaching* ontológico utiliza esses conceitos para promover mudanças significativas na vida das pessoas. Em vez de focar apenas em metas externas, ele examina como crenças, valores e interpretações pessoais afetam o comporta-

3 Sforzo GA, Kaye MP, Todorova I, Harenberg S, Costello K, Cobus-Kuo L, et al. Compendium of the health and wellness coaching literature. Am J Lifestyle Med. 2017;12(6):436-47.

mento, ajudando os clientes a explorar e revisar suas percepções e narrativas pessoais, visando transformar padrões de pensamento que limitam seu potencial e impactam suas ações.

Embora o *coaching* tenha ganhado popularidade, ainda existem preconceitos e mal-entendidos sobre o que realmente o envolve, diferenciando-o de outras formas de desenvolvimento pessoal, como terapia, consultoria e aconselhamento. Um dos principais desafios no Brasil é a falta de regulamentação específica para a profissão de *coach*, o que pode levar a variações na qualidade dos serviços oferecidos. A ausência de critérios padronizados para formação e prática profissional é uma questão em discussão, mas felizmente temos instituições internacionais que se dedicam a trazer seriedade, confiança e credibilidade aos profissionais treinados de maneira correta. A International Coaching Federation (ICF) é uma organização global líder na certificação e padronização da profissão de *coaching*. Fundada em 1995, a ICF é reconhecida mundialmente por estabelecer padrões éticos, proporcionar certificações reconhecidas e promover o desenvolvimento contínuo dos profissionais de *coaching*. A National Board for Health & Wellness Coaching (NBHWC) é uma organização que define padrões e certifica *coaches* em saúde e bem-estar. Em parceria com a National Board of Medical Examiners (NBME), o NBHWC visa garantir a qualidade e a consistência na prática do *coaching* em saúde, estabelecendo um quadro de referência para a profissão. Portanto, é fundamental que os profissionais de *coaching* sejam treinados sob esses critérios e códigos de éticas[4].

Contudo, é preciso estar atento ao público que realiza práticas que não correspondem ao seu escopo correto, tanto em *coaching* como em MEV, em especial nas redes sociais, confundindo profissionais e pacientes.

Assim, é pertinente diferenciar a MEV de outras práticas.

O profissional da MEV se baseia no conhecimento científico e nas habilidades de avaliação, orientação e acompanhamento dos seis pilares utilizando as ferramentas do *coaching*. Não é contra medicamentos, suplementos, vacinas, cirurgias e terapias quando bem indicadas pelo profissional de saúde, mas sempre avalia o estilo de vida do paciente na primeira linha de tratamento da causa do adoecimento e da promoção da saúde e do bem-estar.

Sley Tanigawa Guimarães
Fabio Ricardo de Souza Romano

4 Wolever RQ, Jordan M, Lawson K, Moore M. Advancing a new evidence-based professional in health care: job task analysis for health and wellness coaches. BMC Health Serv Res. 2016;16:205.

1
Pilar gerenciamento do estresse

Ana Flávia Garnica Camargo
Ana Laís de Carvalho Fernandes
Fabio Ricardo de Souza Romano
Iracema Batista
Kátia Maria Pedroso Botas
Louise Impelliziere Luna de Mello Licastro
Lucielene Inácio de Almeida Prado
Raif Antoun Júnior
Regina Chamon
Samantha Regina Ferrari Dutra Bannwart
Sley Tanigawa Guimarães

INTRODUÇÃO

O século XX foi um período marcado por mudanças céleres e profundas na maneira de viver das sociedades ocidentais. A consolidação das repúblicas democráticas, o desenvolvimento do capitalismo, a cultura individualista e materialista, em conjunto com avanços significativos das ciências e da tecnologia, propiciaram um cenário de grandes transformações nas dinâmicas de acesso ao essencial para a sobrevivência, abrindo espaço também para uma vida com dimensões políticas, econômicas e sociais inéditas e desafiadoras.

Segundo o CDC norte-americano, no campo da saúde, as melhorias na infraestrutura urbana e o advento das drogas antimicrobianas e das vacinas contribuíram para o fenômeno singular da transição epidemiológica, caracterizado pela rápida perda de hegemonia das doenças infecciosas na determinação da morbidade e da mortalidade e a pronta ascensão das doenças crônicas não transmissíveis (DCNT), inicialmente nos países desenvolvidos e posteriormente nos países mais pobres.[1]

O controle mais eficiente das doenças transmissíveis resultou em aumento da longevidade, porém o organismo humano em envelhecimento passou a ser mais exposto aos fatores ambientais e aos hábitos de vida cada vez mais insalubres, facilitando o desenvolvimento das DCNT. Tais fatores, em conjunto com as limitações do paradigma biomédico atual para prevenir, controlar e curar esse novo perfil de doenças, resultaram em uma elevação da expectativa de vida mundial de 32 anos em 1900 para 71 anos em 2021,[2] mas com importantes problemas relacionados ao aumento de morbidade, incluindo incapacidades, limitações da qualidade de vida e elevação dos custos com a saúde.

As DCNT são responsáveis por 63% das mortes no mundo, com 80% delas ocorrendo em países em desenvolvimento. Um quarto dos óbitos é precoce, incidindo sobre indivíduos abaixo dos 60 anos, e cerca da metade constitui-se de pessoas economicamente ativas. Esse grupo de doenças é responsável por 48% dos anos de vida saudáveis perdidos no mundo.[3] No Brasil, 7 das 10 principais enfermidades responsáveis pela mortalidade geral são DCNT, que também dominam no país as estatísticas dos anos de vida perdidos ajustados por incapacidade.[4] O estudo do Fórum Econômico Mundial, em associação com a Universidade de Harvard, estimou que os gastos com as DCNT serão um dos maiores obstáculos para o crescimento econômico mundial.[3]

O modelo da teoria dos germes, que possibilitou tantos avanços na medicina contra as moléstias infecciosas, mostrou-se inadequado para a compreensão e o combate das DCNT.[5] Os desafios impostos por esse novo perfil de enfermidades, em conjunto com mudanças na forma de se compreender a saúde e a doença, trouxeram a necessidade do olhar atento para as interações do homem com o ambiente natural e social, das quais derivam os hábitos de vida e as dinâmicas que regem os relacionamentos interpessoais, considerados os alicerces do estilo de vida que, por sua vez, é reconhecido atualmente como o principal determinante da saúde.

Os novos paradigmas que surgiram desse contexto ampliam a visão do processo saúde-doença, levando em conta múltiplos fatores gerados em âmbitos coletivos e individuais, que interagem em rede e de forma complexa com as particularidades biológicas de cada indivíduo, promovendo diferentes desfechos no processo de equilíbrio orgânico.[6] Um desses paradigmas é a medicina do estilo de vida (MEV), que se propõe a atuar nas causas do adoecimento, primariamente por intermédio de intervenções voltadas à implementação e à manutenção de hábitos saudáveis. Dentro das propostas da MEV, o manejo eficaz do estresse é um dos grandes desafios contemporâneos.

Desde o final do século XIX, as crenças de que o estresse poderia causar ou exacerbar doenças físicas já eram disseminadas entre médicos e pacientes.[7] Um dos grandes marcos para o reconhecimento da importância desse fenômeno foi a publicação em 1979 do *Office of the Surgeon General*, admitindo que o estresse excessivo poderia impactar tanto a saúde física quanto a mental. A mesma instituição, vinte anos depois, evidenciaria as dimensões epidêmicas dos transtornos associados ao estresse, sendo esse um dos principais contribuintes para as doenças mentais nos EUA.[5]

O estresse é tema abordado em várias disciplinas, por diversos tipos de profissionais, em propostas que valorizam, cada vez mais, os preceitos da interdisciplinaridade. Estudá-lo é buscar compreender a maneira com que cada indivíduo percebe a realidade, como, com base nisso, recursos orgânicos são mobilizados para favorecer a adaptação aos desafios e ameaças, resultando em nova condição de equilíbrio do meio interno, cujos mecanismos envolvidos podem contribuir tanto para a manutenção da saúde, quanto para o processo de doença.

PRINCIPAIS CONTRIBUIÇÕES HISTÓRICAS E EVOLUÇÃO CONCEITUAL

A palavra estresse deriva do termo *strictus* do latim, sendo incorporado ao francês antigo como *estresse* e ao inglês como *distress*,[8,9] inicialmente utilizados por essas culturas para designar alguma forma de condição ambiental desagradável.[9]

Nas ciências da física e engenharia, a palavra ganhou significado específico por meio da Lei de Hooke, que em 1676 descreveu estresses, ou cargas, como fatores causais na produção de vários graus de sobrecarga ou distorção em diferentes materiais.[5]

O uso do termo nas ciências biológicas é uma adaptação às avessas de sua aplicação nas ciências exatas. Embora haja descrições de sua utilização esporádica na medicina desde o século XVI,[9] o conceito ganhou notoriedade a partir do século XX, sobretudo com as primeiras definições elaboradas por Hans Selye, compreendido inicialmente como: o somatório de todas as mudanças não específicas em um organismo, causadas por dano ou funcionamento; a taxa de desgaste do corpo; ou, posteriormente, a resposta inespecífica do corpo a qualquer demanda.[5] Dessa maneira, o estresse passou a ser reconhecido como um efeito e não como um fator causal.

O próprio Selye reconheceria o equívoco posteriormente, sendo obrigado a criar o termo estressor para designar os estímulos causadores do estresse.[5,8] Apesar das críticas, grande parte da comunidade científica continua utilizando esses termos na conotação proposta por Selye, assim como será feito neste capítulo.

Atualmente, o estresse é compreendido como um constructo complexo e multidimensional, que começou a ser estudado em seus aspectos biológicos no início do século XX, muito antes de se avançar em suas características psicológicas.

As ideias fundamentais que embasaram esse conceito se desenvolveram ao longo dos séculos. A transformação dos seres vivos e da natureza e, consequentemente, as noções adaptativas envolvidas no constructo do estresse já se encontravam presentes na filosofia dos pré-socráticos. Heráclito de Éfeso (540-480 a.C.) enfatizava o potencial de mudança de todos os seres, e Empédocles (495-435 a.C.) destacava o equilíbrio, ou harmonia, como condição necessária à sobrevivência dos seres biológicos.[8]

No século XIX, três grandes mestres contribuíram para os alicerces do estudo científico do estresse. O fisiologista Claude Bernard (1813-1878) retomou as ideias dos filósofos gregos e elaborou sua teoria do *milieu intérieur*, postulando que o meio interno, composto por fluidos, teria a capacidade de se ajustar às condições externas, mantendo estáveis os parâmetros necessários à manutenção da vida.[9]

As contribuições de Charles Darwin (1809-1882) sobre a evolução das espécies em muito auxiliariam no entendimento da importância do estresse como recurso adaptativo. Já o renomado patologista William Osler (1849-1919) previu que as respostas do corpo aos estímulos ambientais poderiam desencadear consequências danosas ao longo do tempo, justamente o que ocorre com o estresse excessivo.[9]

O médico e fisiologista Walter Cannon (1871-1945) foi um dos principais estudiosos do estresse. Na primeira metade do século XX, retomou as ideias de Bernard, desenvolvendo teorias sobre como ocorreria a autorregulação do meio interno, por mecanismos de *feedbacks* e *set points*, envolvendo também o eixo simpático-adrenomedular (SAM), criando o conceito de homeostase.[8,9] Esse constructo foi de suma importância para os seus estudos que investigaram as respostas corporais aos traumas e ao medo, culminando na descrição da resposta de luta ou fuga, caracterizada por alterações em variáveis fisiológicas desencadeadas pelo eixo SAM, capacitando o corpo para reagir aos estímulos desafiadores.[9]

Se as contribuições de Cannon foram valiosas para a compreensão do estresse agudo e de seus benefícios adaptativos, Hans Selye (1907-1982) foi pioneiro no estudo dos distúrbios associados ao fenômeno, ligando a exposição excessiva ao surgimento de doenças.[8]

Além dos primeiros conceitos de estresse na área da saúde, Selye descreveu a síndrome de adaptação geral, proposta que evidenciava a ação do estresse ao longo do tempo, dividida em 3 estágios: alarme, resistência e exaustão. Criou também os conceitos de *eustress* e *distress* para diferenciar, respectivamente, os efeitos positivos e negativos dessa resposta. Além disso, descobriu o envolvimento dos glicocorticoides nesse fenômeno, pavimentando o caminho para a compreensão mais ampla das interações entre mente e corpo por meio do eixo hipotalâmico-pituitário-adrenal (HPA).[9]

As grandes guerras mundiais permitiram conhecer os efeitos deletérios mais extremos do estresse. A partir daí, especialmente da década de 1970 em diante, há o crescimento dos estudos sobre os efeitos psíquicos do estresse cotidiano, assim como da sua relação com as doenças físicas. Ampliaram-se os conhecimentos a respeito da natureza dos estressores, dos mecanismos efetores e suas relações com diversos fatores biológicos e psíquicos.

Nesse contexto, o psicólogo Richard Lazarus (1922-2002) desempenhou grande papel sintetizando em suas teorias conhecimentos dispersos em diversas disciplinas, propondo o caráter altamente individual e variável da experiência do estresse, introduzindo a apreciação cognitiva, as emoções e a capacidade individual para lidar com as adversidades como determinantes do fenômeno. O estresse passou a ser visto como um fenômeno complexo e multidimensional.[9]

No início da década de 1970, um grupo de pesquisadores da Universidade de Harvard, liderado pelo cardiologista Herbert Benson (1935-2022), estudou os efeitos da meditação transcendental em variáveis fisiológicas, descobrindo um estado oposto ao estresse denominado resposta de relaxamento (RR). Estudos posteriores, realizados pelo mesmo grupo, evidenciaram que a resposta de relaxamento poderia ser acessada de maneira mais efetiva por meio de treinamento. Outras práticas arraigadas nas tradições religiosas, assim como técnicas seculares, demonstraram eficácia na indução e no condicionamento da mesma, além de benefícios relacionados à saúde.[10]

Para efeitos práticos, aborda-se o estresse como o estado adaptativo da fisiologia que capacita o indivíduo para lidar com determinados fatores desafiadores. Esses fatores são designados estressores e podem ter tanto natureza biogênica, como substâncias químicas ou condições ambientais extremas, quanto psicossocial, compreendendo os eventos percebidos como novos, desafiadores ou ameaçadores.

Se de forma mais organicista pode ser encarado como o mecanismo mediador entre determinado estressor e seus efeitos em órgãos-alvo,[5] de maneira mais abrangente pode ser concebido como processo adaptativo contínuo de acesso, avaliação e reposta ao ambiente, ampliando também as competências antecipatórias e os repertórios individuais para a experiência de desafios futuros.[11]

EPIDEMIOLOGIA

Os dados sobre incidência e prevalência das desordens associadas ao estresse são escassos na literatura. Apenas a prevalência do transtorno do estresse pós-traumático (TEPT) foi estimada com base em múltiplos estudos populacionais, variando entre 6,8% e 7,8% nos EUA. Já em alguns países europeus e na Austrália, a prevalência do TEPT atinge valores de 1,1% e 1,33%, respectivamente.[12]

Em tempos de covid-19, a pesquisa *Stress in America* de 2020, mantida pela *American Psychological Association*, revelou que 78% dos norte-americanos reconheciam que a pandemia era fonte significativa de estresse em suas vidas, com 67% reportando aumento do estresse durante o período. O nível de estresse reportado pelos adultos atingiu 5 pontos em média em uma escala até 10, com 19% relatando piora da saúde mental e 47% efeitos negativos em seus relacionamentos.[13]

Uma revisão sistemática avaliou a influência dos transtornos relacionados ao estresse na incidência e prevalência de doenças físicas e mentais. De maneira geral, as evidências limitadas sugerem que esses transtornos aumentem significativamente o risco para depressão, ansiedade, abuso de álcool e drogas, além de mortes por suicídio. O impacto na epidemiologia de enfermidades físicas ainda precisa ser mais bem explorado, com resultados conflitantes nos estudos sobre neoplasias e distúrbios gastrointestinais, mas positivos em relação às doenças cardiovasculares. Um dos estudos avaliados nessa revisão, com tempo de acompanhamento de 15 anos, revelou que a taxa de mortalidade geral dobrou em indivíduos diagnosticados com transtornos relacionados ao estresse.[12]

Outra revisão sistemática avaliou as relações entre reatividade ao estresse e ao risco de adoecimento. A reatividade exagerada se relacionou com o aumento dos fatores de risco para doenças cardiovasculares e encurtamento dos telômeros, um marcador biológico do envelhecimento celular. Já a reatividade reduzida se associou ao aumento de risco para adiposidade, obesidade, depressão, ansiedade, sintomas de TEPT e declínio cognitivo.[14]

Os custos anuais do estresse relacionado ao trabalho são bastante variáveis, porém impactantes. Na Austrália, oscilam entre US$ 221,13 e 580,32 milhões, já nos EUA as estimativas chegam aos US$ 187 bilhões.[15] Tais dados não deixam dúvidas de que o estresse é um problema de saúde pública de grande importância.

ESTRESSE E EVOLUÇÃO

O estresse não é um privilégio adaptativo da espécie humana, mas nesta evoluiu de forma muito peculiar, afetado por caraterísticas secundárias ao desenvolvimento do neocórtex, tornando-se uma experiência mais complexa e heterogênea.

Nos humanos, duas grandes redes neuronais são responsáveis por modos cognitivos que se alternam ao longo do dia: a rede de controle frontoparietal (RCF), com envolvimento predominante do córtex pré-frontal; e a rede de modo-padrão (RMP), com participação de áreas mais difusamente distribuídas pelo cérebro.[16]

O modo operacional mental que nos permite focar a atenção em estímulos externos, ativar a memória de trabalho, raciocinar e tomar decisões é chamado cognição orientada para objetivos, modo de resolução de problemas ou conhecimento verbal conceitual. Para que entre em funcionamento, é preciso a ativação da RCF e a inibição da RMP.[16]

Essa forma de cognição possibilitou a resolução de diversos problemas e desafios evolutivos, sendo responsável por orientação temporal e espacial, capacidade de antecipação de eventos, resolução de problemas anteriormente não vivenciados, construção de modelos abstratos para a compreensão do mundo e acesso à própria subjetividade.[16] Tais capacidades influenciam a maneira de se perceber a realidade, resultando em grande heterogeneidade na percepção de um evento como estressor, impactando também as habilidades para lidar com esses desafios.

Problemas importantes surgiram da relação desse tipo de cognição com o domínio emocional e a resposta de estresse, possibilitando-lhe a transformação em um mecanismo de alarme desregulado e patológico, ativado e mantido por ameaças virtuais criadas pelo pensamento conceitual, sejam nas tentativas inúteis de se "solucionar o passado", muitas vezes criando cenários imaginários alternativos com desfechos mais sofridos do que o evento original, ou na ilusão de controle de um futuro projetado, repleto de possibilidades e expectativas angustiantes.[16]

A forma de cognição que se opõe ao pensamento conceitual é o devaneio ou pensamento livre de estímulo. Surge quando o indivíduo não está engajado com alguma atividade específica, por meio da ativação da RMP e da inibição da RCF. No devaneio, a atenção se volta para dentro, e o indivíduo se envolve com pensamentos autorreferentes, de conteúdo analítico e repleto de julgamentos. As memórias autobiográficas evocadas são predominantemente relacionadas a eventos marcantes, geralmente com conotação negativa.[16]

Em um importante estudo foi evidenciado que as pessoas passam cerca de 47% do tempo nesse modo cognitivo, independentemente das atividades realizadas. Mesmo que o devaneio fosse prazeroso, o nível de felicidade se mostrou menor do que quando o pensamento estava engajado na atividade do momento. O que as pessoas pensavam predizia mais o nível de felicidade do que propriamente a atividade exercida por elas.[17]

Esse modo cognitivo contribuiu para a construção de modelos mentais, permitindo a mentalização de interações sociais sob uma perspectiva alheia, além de possibilitar que experiências passadas, principalmente as adversas, fossem utilizadas para o planejamento futuro.[16] Mas as tendências desse modo cognitivo de afastar a atenção do meio externo, de se vincular preferencialmente a pensamentos de autojulgamento e a memórias ligadas a emoções negativas podem impactar negativamente a experiência da resposta de estresse.

O homem exibe a tendência de apresentar congruência entre os conteúdos dos seus pensamentos e seus padrões emocionais, influenciando os comportamentos e, até mesmo, as condições fisiológicas por meio dos mecanismos neuroendócrinos. O córtex pré-frontal envia projeções ao sistema límbico, resultando em um tipo de modulação chamada de *top down*, na qual funções cognitivas influenciam emoções, comportamentos e variáveis fisiológicas. A modulação *bottom up* acontece por projeções originadas no sistema límbico que agem sobre o córtex pré-frontal, permitindo que emoções influenciem o conteúdo dos pensamentos.[16]

Isso explica por que um pensamento positivo pode reduzir a percepção de um evento como estressor, amenizando o medo e diminuindo a resposta de estresse. Em condições extremas como o estresse crônico, a ansiedade e a depressão, esses sistemas regulatórios se desequilibram por meio de alterações estruturais e funcionais. As emoções e os pensamentos negativos passam a predominar, predispondo à interpretação de estímulos como estressores, agravando o círculo vicioso entre estresse e transtornos mentais.

As influências do desenvolvimento cerebral humano no fenômeno do estresse vão além de mecanismos fisiológicos e psicodinâmicos, moldando as condições de vida com as quais interagem os indivíduos, muitas delas com grandes características estressoras.

CONCEITOS BÁSICOS

O estresse pode ser desencadeado por diversos estímulos. Os estressores psicossociais são eventos que deflagram e mantém a resposta por meio de apreciação cognitiva. Esses atributos fazem desses estímulos os mais significativos no cotidiano e na determinação de doenças. Já os estressores biogênicos são estímulos que possuem características simpaticomiméticas intrínsecas, não dependendo de apreciação cognitiva para desencadear estresse. Podem ser fenômenos físicos como temperaturas extremas, substâncias químicas como cafeína, cocaína ou anfetaminas, ou até mesmo eventos como o exercício físico.[5]

Quando submetido a um estressor de qualquer natureza, o organismo busca atingir a estabilidade por meio da mudança, a chamada alostase. É o processo ativo no qual o meio interno se adapta às demandas ambientais suficientemente intensas ou prolongadas a ponto de exigir novo estado de equilíbrio fisiológico. A carga alostática é a quantidade de energia necessária para a manutenção das funções fisiológicas nesse novo estado de equilíbrio, refletindo os efeitos cumulativos do estresse.[8] Passa a ser denominada sobrecarga alostática quando se torna excessiva, correlacionando-se ao surgimento de transtornos e doenças.

Esse encontro de estabilidade por meio da mudança, mantendo as funções psicológicas e físicas normais, por meio de respostas efetivas aos estímulos e da resistência aos efeitos biológicos do estresse, promovendo adaptação de sucesso, é o que se convencionou chamar de resiliência.[18]

A Figura 1 ilustra os fatores envolvidos na transição da resposta de estresse, de adaptativa para deletéria. O estresse agudo é aquele que dura minutos ou horas, geralmente seguido de um período adequado de recuperação física e psicológica, apresentando benefícios adaptativos, exceto em situações de intensidade extrema. Quando a duração se prolonga, ou a resposta passa a ser deflagrada com grande frequência, os períodos de recuperação são reduzidos e o fenômeno

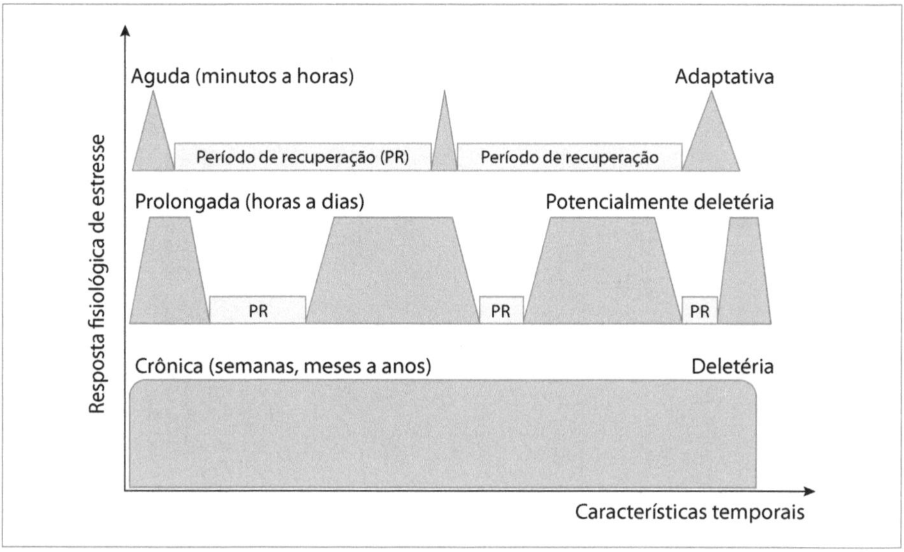

Figura 1 A transição da resposta de estresse de adaptativa para deletéria.
Fonte: adaptada de Dhabhar.[19]

passa a ser potencialmente deletério. No extremo do espectro, o estresse crônico é aquele que se mantém por dias, semanas ou mais, não possibilitando o reequilíbrio do organismo, expondo-o de forma sustentada aos mecanismos biológicos relacionados ao estresse, responsáveis pela deterioração da saúde.[19]

MECANISMOS FISIOLÓGICOS

Os mecanismos envolvidos na resposta de estresse provocam inúmeras adaptações fisiológicas (Figura 2). Tomando-se como exemplo a resposta a um estressor psicossocial, no giro do cíngulo e na interface neocortical pré-frontal e límbica ocorrem os processamentos que integram as informações sensitivas e motoras aos constructos cognitivos do indivíduo. Esse processo de rápida apreciação cognitiva resulta na determinação da percepção do estímulo como ameaçador ou desafiador.[5]

Após a interpretação do evento como estressor, impulsos neurais seguem para os centros motores corticais e para o sistema límbico. Nos centros motores, por intermédio dos sistemas piramidal e extrapiramidal, o tônus muscular aumenta e a intenção de agir pode se transformar em movimento rapidamente. No sistema límbico, o processamento no hipocampo é fundamental para a vivência da experiência emocional relacionada ao estímulo. A amígdala ativa o sistema SAM, desencadeando estímulos neurais via regiões lateral e posterior

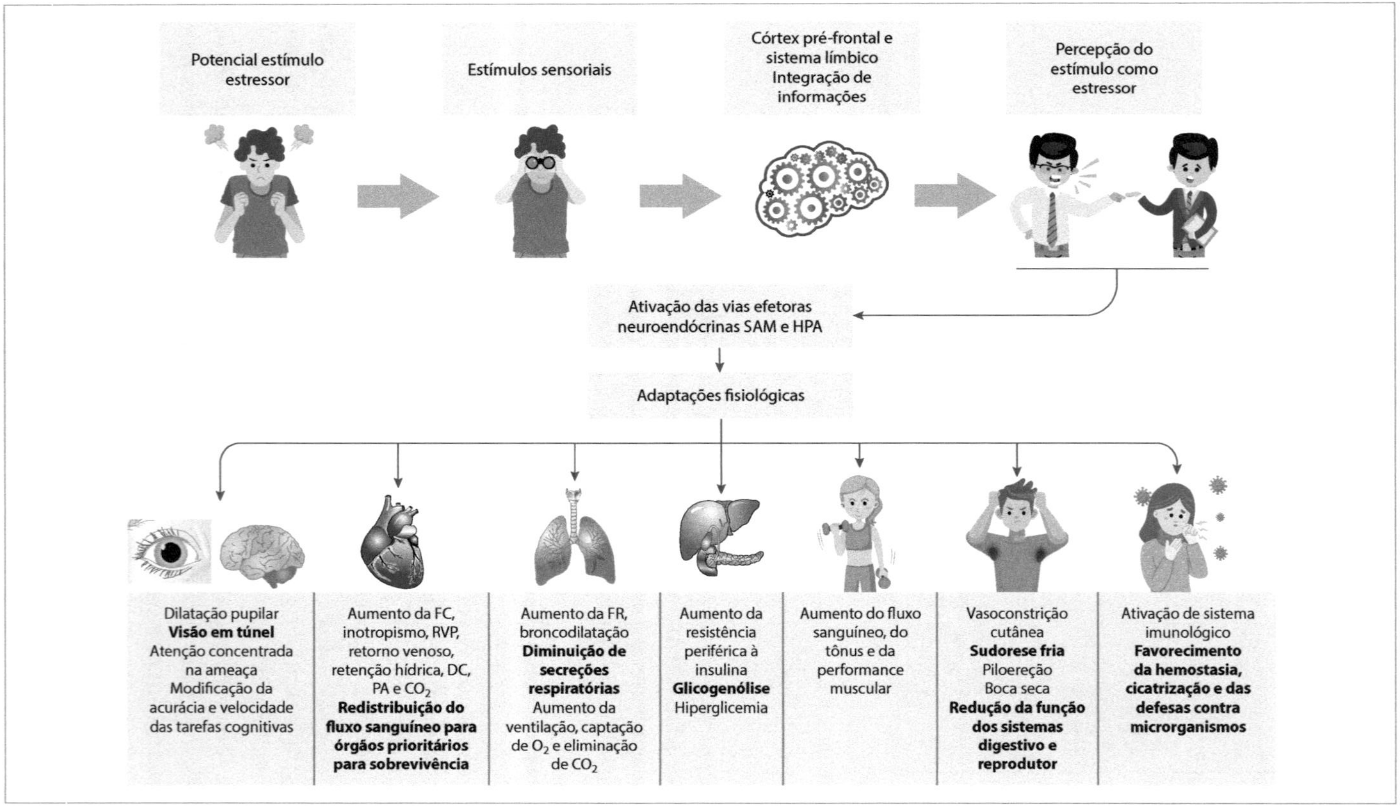

Figura 2 Adaptações fisiológicas secundárias ao estresse agudo.

CO_2: dióxido de carbono; DC: débito cardíaco; DO_2: oferta de oxigênio aos tecidos; FC: frequência cardíaca; FR: frequência respiratória; HPA: eixo hipotalâmico-pituitário-adrenal; O_2: oxigênio; PA: pressão arterial; RVP: resistência vascular periférica; SAM: eixo simpático-adrenomedular.

do hipotálamo, que são conduzidos pelo sistema nervoso simpático para os diversos órgãos-alvo, resultando em liberação de epinefrina e norepinefrina nos terminais sinápticos e corrente sanguínea, sendo esse último evento secundário ao estímulo da camada medular das suprarrenais.[5]

O sistema HPA é outro efetor fundamental na resposta de estresse. É ativado por impulsos gerados no complexo septo-hipocampal, conduzidos até a eminência mediana do hipotálamo, estimulando a secreção do hormônio liberador de corticotropina (CRH), que por sua vez influencia a hipófise anterior determinando a liberação na corrente sanguínea do hormônio adrenocorticotrófico (ACTH), agindo na cortical das suprarrenais levando à secreção de cortisol no sangue.[5]

Embora alguns eixos hormonais ativados na resposta de estresse necessitem ser mais bem estudados e outros tenham papéis considerados secundários, os sistemas SAM e HPA são os principais responsáveis pelas adaptações fisiológicas observadas, favorecendo o sucesso de uma resposta cuja natureza é predominantemente física, seja ela de luta ou de fuga.

Com o objetivo de maximizar o aporte de substratos para o metabolismo energético, o sistema cardiovascular eleva o débito cardíaco e a pressão arterial pela ação das catecolaminas, com o cortisol exercendo efeitos adjuvantes nos fenômenos vasculares. No coração, além do aumento da frequência cardíaca, há o incremento da contratilidade miocárdica elevando o volume sistólico. O aumento da pré-carga cardíaca ocorre pela vasoconstrição do leito venoso e pela conservação de água e sódio nos rins. De maneira geral, a resistência vascular periférica também se eleva e junto com o aumento do débito cardíaco promovem incremento da pressão arterial, facilitando o fluxo sanguíneo em direção à periferia.[5]

A ação das catecolaminas nos leitos vasculares regionais promove a redistribuição do fluxo sanguíneo conforme a demanda metabólica e a importância de órgãos e sistemas para o êxito da resposta de estresse. Há vasodilatação com aumento do fluxo sanguíneo regional dos leitos que irrigam os músculos e vasoconstrição com redução da perfusão da pele, das mucosas e das vísceras abdominais.[5]

A oferta de oxigênio é maximizada pelo aumento da ventilação, secundário ao incremento da frequência respiratória e à redução da resistência das vias aéreas por meio de broncodilatação e redução de secreções do trato respiratório.[5]

O metabolismo energético também é regulado pela ação das catecolaminas e do cortisol. A glicemia se eleva por aumento da resistência periférica à insulina, além do estímulo à glicogenólise e gliconeogênese se o estresse for mantido. Outros substratos energéticos como triglicerídeos, ácidos graxos e corpos cetônicos têm sua disponibilização aumentada à medida que o estresse se prolonga. Os efeitos das catecolaminas na redução de funções orgânicas não essenciais para a resposta de estresse também são fundamentais para o melhor desempenho metabólico, inibindo as funções dos aparelhos digestivo e geniturinário, por exemplo.[5]

A midríase promovida pela ação de catecolaminas amplia o campo visual, facilitando a percepção do estressor.[5] O estresse de curta duração e fisiológico tem diferentes efeitos na cognição, positivos e negativos, secundários principalmente à ação das catecolaminas na regulação de circuitos cerebrais específicos, cuja variabilidade depende das circunstâncias e características individuais de reatividade ao estresse. De maneira geral, os indivíduos tendem a exibir redução da velocidade de realização das tarefas e aumento da acurácia, mas o contrário também pode ocorrer. Por exemplo, indivíduos que tenham a intensificação da atividade da rede de controle executivo (RCE) tendem a melhorar a sua acurácia em tarefas cognitivas, efeito possivelmente intermediado pela maior atenção seletiva ao estressor. Aqueles em que há redução da atividade da RCE e aumento da ativação da rede de saliência (RS) tendem a melhorar a velocidade, porém às custas de redução de acurácia.[20]

Outro efeito adaptativo do estresse de curta duração é favorecer a memorização dos eventos e a reativação de memórias afetivas. A magnitude da liberação sistêmica de norepinefrina prediz e talvez influencie a memória de longo prazo do episódio.[19]

A tese antiga de que qualquer tipo de estresse tenha efeitos imunossupressores é considerada ultrapassada mediante o conhecimento científico atual, principalmente quanto ao estresse de curta duração. As evidências apontam que esse tipo de estresse promove uma reposta imunológica protetora contra ferimentos, infecções e neoplasias, favorecendo também a resposta imune à vacinação.

Os hormônios relacionados ao estresse têm efeitos variáveis sobre a imunidade a depender de sua concentração, duração de pico, origem e sincronia com o desenvolvimento da resposta imunológica. Os hormônios efetores estando em concentrações fisiológicas durante um estresse de curta duração aumentam a resposta imune protetora.[19]

Nas etapas iniciais da resposta imunológica, certos fatores como o trânsito de leucócitos, a apresentação de antígenos, as funções das células T *helper*, a proliferação e função de células inflamatórias, citocinas e quimiocinas, de maneira geral, estão mais propensos aos efeitos imunoestimulantes dos glicocorticoides. Mais tardiamente, esses mesmos fatores podem se tornar mais susceptíveis aos efeitos imunossupressores desses hormônios.[19]

A ação das catecolaminas e dos glicocorticoides em doses fisiológicas no estresse de curta duração desencadeia o recrutamento de leucócitos do baço, dos pulmões, do *pool* marginado nos vasos sanguíneos e outros órgãos. Em seguida, seguem o processo de redistribuição via vasos sanguíneos e linfáticos.

No sangue, por exemplo, há rápido e significativo aumento dos granulócitos e células NK, acompanhado de aumento transitório de linfócitos e monócitos. Posteriormente, ao atingir estruturas ou órgãos como pele, mucosas, pulmões, fígado e linfonodos, os diferentes tipos de leucócitos são influenciados a infiltrar os tecidos afetados de acordo com os estímulos locais e específicos de antígenos, citocinas, fatores de crescimento e moléculas de adesão, processo potencializado pelos hormônios do estresse.[19]

Estudos em modelos animais sugerem que o estresse de curta duração melhore tanto a resposta inata quanto a adaptativa. Um dos mecanismos seria a melhora da imunidade mediada por células por meio da produção de IFN-γ, TNF-α, MCP-1, MIP-3α, IL-1α, IL-1β e IL-6. Outros seriam os benefícios vistos na reexposição aos antígenos após vacinação em animais submetidos ao estresse de curta duração, secundários ao maior número de células T efetoras e de memória em linfonodos sentinelas, além da elevação da produção de citocinas-padrão Th1 (IL-2, IFN-γ, TNF-α) no sítio de reexposição ao antígeno.[19]

Experimentos sugerem que esse tipo de estresse possa ser protetor contra neoplasias. Em modelos de carcinoma espinocelular da pele, o estresse de curta duração aumentou as concentrações de quimiocinas atrativas de células T, além da concentração tecidual e função dessas células, melhorando a imunidade celular via padrão Th1, reduzindo a incidência e o volume tumoral em fases precoces.[19]

Em contrapartida, a resposta de relaxamento é o estado fisiológico oposto ao estresse, voltado para o reestabelecimento do organismo diante das demandas cotidianas. Seu principal mecanismo efetor é a estimulação orgânica secundária ao predomínio do tônus do sistema nervoso autônomo parassimpático, por intermédio do neurotransmissor acetilcolina. Os sistemas cardiovascular e respiratório reduzem a oferta de oxigênio por diminuição da frequência cardíaca e tendência à queda da pressão arterial, acompanhadas por redução da frequência respiratória e do volume-minuto. Há diminuição das demandas metabólicas, com queda de 17% em média do consumo de oxigênio, redução dos níveis de lactato arterial e da produção de gás carbônico, além de relaxamento muscular e redução das tensões psíquicas.[10]

MECANISMOS FISIOPATOLÓGICOS GERAIS

Os mecanismos fisiopatológicos determinados pelo estresse são comuns a várias doenças, sendo relacionados à sobrecarga alostática e ao esgotamento dos recursos adaptativos.

São múltiplas as vias disfuncionais que afetam as dinâmicas de dano e reparo do ácido desoxirribonucleico (DNA), modulações epigenéticas, metabolismo, estresse oxidativo, ciclo de vida celular, inflamação e disfunções orgânicas. Os efeitos, em grande parte, são intermediados pelos sistemas neural, endócrino e imunológico, em complexa interação em rede de múltiplos processos biológicos com as características genéticas individuais e interações ambientais, incluindo o estilo de vida.

Como visto anteriormente, os efeitos do estresse no sistema imune são variados. Elevadas concentrações hormonais durante o estresse agudo podem favorecer uma resposta imune patológica, piorando doenças imunomediadas. A manutenção da ativação hormonal no estresse crônico pode gerar tanto desregulação imune, favorecendo certas doenças inflamatórias e autoimunes, quanto uma resposta imunossupressora, diminuindo a eficiência do sistema nos traumas, infecções, imunizações e controle de neoplasias, podendo também reduzir a atividade de determinadas doenças imunomediadas.[19]

Um importante mecanismo de lesão associado às DCNT é a inflamação crônica de baixo grau. Trata-se de um padrão de atividade inflamatória sistêmica, geralmente assintomática, que agride os tecidos ao longo do tempo, contribuindo para o surgimento de doenças específicas. Esse processo inflamatório ocorre pela desregulação da imunidade, sobretudo a inata, sendo fomentado pelos mediadores hormonais do estresse crônico, contribuindo para a ativação de elementos celulares como os macrófagos, liberando citocinas pró-inflamatórias como TNF-α, IL-1β, IL-6, IL-12 e IFN, assim como ativando o fator de transcrição nuclear kappa B (NFkB).[21]

O NFkB é um fator de transcrição que regula a atividade do sistema imune, a sobrevida e o desenvolvimento celular, assim como a plasticidade de sinapses e a neurogênese. Interage com os receptores de glicocorticoides (GR) de forma coordenada, tendo ações antagônicas na regulação do processo inflamatório.[22]

A resistência ao glicocorticoide é um dos principais fenômenos relacionados ao estresse crônico, caracterizado pela atividade prejudicada dos GR na supressão da inflamação, sendo especialmente importante na ação de *feedback* negativo que os GR têm no eixo HPA, culminando no aumento da disponibilidade do cortisol. As evidências mostram que a perda da função supressora dos GR pelo NFkB leva ao aumento da inflamação, assim como o NFkB excessivo resultante compromete ainda mais a função anti-inflamatória dos GR, perpetuando um círculo vicioso.[22]

Estudos recentes apontam para a relação entre disfunções mitocondriais, estresse crônico e DCNT, sugerindo que essas organelas contribuam para os mecanismos fisiopatológicos dessas enfermidades. A carga alostática mitocondrial (MAL) é definida como a desregulação da função mitocondrial resultante de mudanças estruturais e funcionais secundárias à ação de estressores, podendo desencadear disfunções celulares, senescência e morte das células. Pesquisas sugerem que as disfunções mitocondriais possam participar da fisiopatologia de doenças mentais por meio da contribuição para atrofia cerebral, além das diferenças individuais das funções mitocondriais poderem contribuir para a modulação da resposta de estresse e suas repercussões.[23]

A MAL é um mecanismo potencial pelo qual as experiências psicológicas adversas e os estados emocionais negativos crônicos possam prejudicar o balanço energético celular e possivelmente contribuir para o declínio funcional com a idade, aumentando a vulnerabilidade para doenças.[23]

Outras estruturas intracelulares afetadas pelo estresse são os telômeros, cujos comprimentos são preditivos de certos tipos de neoplasias, doenças imunomediadas e metabólicas, assim como do envelhecimento e restrição da capacidade de divisão celular. O sistema de manutenção do telômero/telomerase sofre influências de fatores genéticos, condições pré-natais, adversidades precoces, estresse atual e estilo de vida. Vários estudos sobre redução do estresse e bem-estar demonstraram resultados promissores, sugerindo que o envelhecimento celular possa ser modulado positivamente, em curtos períodos de tempo.[24]

As adversidades precoces na infância influenciam no comprimento telomérico, repercutindo na vida adulta, influenciando os limites de replicação de vários tipos celulares, inclusive das células do sistema imune, via mitose de células-tronco hematopoiéticas. Estressores bioquímicos (cortisol, catecolaminas, estresse oxidativo e fatores pró-inflamatórios) e baixo tônus vagal foram associados à baixa atividade da telomerase ou a menores telômeros. As adversidades crônicas podem levar a telômeros curtos e alta atividade da telomerase, provavelmente compensatória para manter os telômeros estáveis.[24]

O estresse infantil (EI) abrange uma exposição a vários tipos graves de estresse na infância. Existem relações dose-resposta entre a gravidade do EI e o risco de doença posterior, porém as associações entre os tipos de EI e os desfechos das doenças parecem ser inespecíficas. Os transtornos relacionados ao EI se manifestam ou se agravam em resposta ao estresse agudo, sendo que indivíduos que sofreram EI parecem ter um limiar diminuído para desenvolver sintomas relacionados ao estresse na idade adulta.[25]

O cérebro em desenvolvimento e seus sistemas de adaptação são moldados pela experiência e adversidade durante períodos sensíveis de plasticidade, podendo levar a mudanças profundas e persistentes nos sistemas reguladores, incluindo disfunções endócrinas, autonômicas e imunológicas, bem como alterações neurais estruturais e funcionais. Isso deixaria os indivíduos em risco vitalício de desenvolver ampla gama de doenças e desfechos clínicos negativos. As manifestações de sintomas ou doenças após EI seriam moderadas por variações de alelos em genes reguladores do estresse e pelas interações gene-ambiente mediadas por mecanismos epigenéticos.[25]

Além dos períodos iniciais de desenvolvimento pós-natal, o desenvolvimento durante a vida intrauterina representa uma das janelas mais sensíveis, quando os efeitos do estresse podem ser transmitidos de uma mãe para o seu filho ainda não nascido. O feto em desenvolvimento adquire e incorpora informações sobre a natureza de seu ambiente, em parte, pelos mesmos sistemas biológicos que um indivíduo já desenvolvido, adaptando-se aos estressores endógenos e exógenos, modulando os sistemas imunológicos e metabólicos, incluindo o estresse oxidativo. As perturbações intrauterinas mediadas pelo estresse materno-placentário-fetal podem desencadear vias fisiopatológicas desfavoráveis para o desenvolvimento fetal e risco de doenças a longo prazo.[25]

Mediadores de estresse endócrino e imunológico desempenham papel crítico na migração e diferenciação de células neuronais e gliais, na maturação sináptica e em outros aspectos importantes do desenvolvimento cerebral.[25]

Os efeitos da exposição ao estresse parental também podem ser transmitidos à prole por meio de alterações no comprimento dos telômeros, sejam de células germinativas dos pais, ou das células do indivíduo durante o período gestacional e pós-natal. Eventualmente, os telômeros atingem um comprimento crítico curto, levando à senescência celular ou apoptose. Células senescentes produzem mediadores inflamatórios que também afetam as células vizinhas, levando a mais danos em órgãos e tecidos que se acumulam ao longo da vida.[24,25]

DOENÇAS AUTOIMUNES E INFECCIOSAS

Tanto os glicocorticoides, quanto as catecolaminas inibem as funções das células apresentadoras de antígenos no estresse crônico, reduzindo a produção de citocinas Th1 e estimulando a produção de citocinas Th2. Esse padrão predispõe às infecções bacterianas, virais e fúngicas, além de favorecer as doenças alérgicas. A ativação intensa ou prolongada do eixo HPA, ou a inadequação da resposta aos hormônios do estresse favorecem as doenças imunomediadas.[26]

Indivíduos sob estresse excessivo apresentam maior tempo de reparo de lesões teciduais pelo aumento de cortisol, o qual inibe o processo de celularização, diminuindo o hormônio do crescimento (GH) e a produção de citocinas pró-inflamatórias no sítio da injúria.[26]

São mecanismos efetores envolvidos na imunossupressão causada pelo estresse crônico: redução dos receptores β-adrenérgicos, alterando a expressão de moléculas de adesão nos leucócitos; inibição das células NK e da função de linfócitos T; redução da produção de anticorpos após vacinação.[27]

DOENÇAS METABÓLICAS

Glicocorticoides e catecolaminas influenciam o desenvolvimento de vários distúrbios metabólicos. A norepinefrina estimula a produção de TNF-α e IL-6, aumentando a sensibilidade dos adipócitos a esses fatores. As citocinas pró-inflamatórias induzem resistência à insulina, fosforilando as proteínas associadas ao substrato-1 do seu receptor, resultando na inibição da ligação e na sinalização desse hormônio.[28]

Há também grande liberação de ácidos graxos livres (AGL) pelo tecido adiposo visceral durante o processo de lipólise estimulado pelos hormônios do estresse. Estes AGL induzem os adipócitos a secretar adipocinas inflamatórias, aumentando a concentração de monócitos no tecido adiposo, produzindo TNF-α e IL-6, levando ao aumentando da resistência à insulina. Os AGL oxidados acumulados diminuem a ligação da insulina no fígado, acompanhada de uma diminuição em sua captação, o que poderia resultar em hiperinsulinemia. No tecido muscular, os AGL desencadeiam resistência à insulina, inibição da captação de glicose e diminuição da síntese de glicogênio. Nas células betapancreáticas apresentam efeitos lipotóxicos, diminuindo a secreção de insulina.[28]

A ativação do sistema renina-angiotensina-aldosterona pelo estresse crônico também favorece o acúmulo de células inflamatórias no tecido adiposo, estimulando adipogênese, inflamação e resistência à insulina.[28]

DOENÇAS CARDIOVASCULARES

A hipercoagulabilidade e a redução da fibrinólise promovidas pela hiperatividade do sistema nervoso simpático podem se associar à disfunção endotelial e do sistema fibrinolítico típicos doença aterosclerótica, favorecendo desfechos clínicos adversos. A inflamação sistêmica e o estresse oxidativo decorrentes da sobrecarga alostática estimulam a formação de lesões ateroscleróticas, pelo aumento da concentração plasmática de citocinas pró-inflamatórias e moléculas de adesão celular, além da redução das citocinas anti-inflamatórias em conjunto com a disfunção endotelial.[29]

Pesquisas em roedores com a função da telomerase anulada evidenciaram que as gerações futuras desenvolveram telômeros encurtados, tendo o seu tempo de vida e a capacidade de reagir a situações de estresse diminuídos. Tais animais, quando sofreram oclusão da artéria cerebral média, exibiram áreas de infarto maiores e tiveram pior prognóstico quando comparados a ratos saudáveis.[29]

Estudos avançam com o objetivo de compreender os determinantes da suscetibilidade aos eventos clínicos secundários ao estresse psicológico, incluindo doenças cardiovasculares. O *FK506-biding protein 51* (FKBP5) é um exemplo de fator em estudo, por atuar no GR diminuindo a resposta intracelular ao estresse, reduzindo a reatividade e produzindo um *feedback* negativo ultrarrápido.[29]

Tanto a elevação da frequência cardíaca quanto a redução de sua variabilidade são consequências da hiperatividade simpática no estresse crônico, sendo relacionadas aos desfechos negativos nas doenças cardíacas e cerebrovasculares. O aumento da frequência cardíaca incrementa o consumo miocárdico de oxigênio, agravando a isquemia em pacientes com coronariopatias. Modelos animais têm demonstrado que a redução da frequência cardíaca se correlaciona à maior densidade do leito capilar cerebral, protegendo animais cronicamente estressados de danos oxidativos. A redução da variabilidade da frequência cardíaca se associa a hipertensão, estados de hipercoagulabilidade e arritmias cardíacas.[29]

DOENÇAS NEURAIS E MENTAIS

Estudos tem investigado o papel dos mecanismos inflamatórios nas doenças mentais e neurais. O NFkB, modulado pelo estresse crônico, ativaria a produção de mediadores inflamatórios de ação sistêmica que acessariam o sistema nervoso central (SNC) pelas aferências do nervo vago e pela barreira hematoencefálica, ativando macrófagos perivasculares e células endoteliais, contribuindo para o processo de neuroinflamação.[22] No TEPT, a ativação de receptores que detectam padrões moleculares associados a dano (DAMPs) contribui para o processo inflamatório. Tais padrões são moléculas derivadas do próprio hospedeiro que se elevam em resposta ao estresse físico ou psicológico.[30]

O estresse crônico desencadeia alterações neurais estruturais e funcionais semelhantes a doenças psiquiátricas como depressão, ansiedade e outras.[31] Em modelos animais, no hipocampo ocorrem frequentemente redução dos dendritos, prejudicando a memória, e prejuízos cognitivos por acometimento no córtex pré-frontal. Na amígdala, ocorre crescimento dendrítico restrito, resultando em um estado de vigilância constante com medo e alerta de ameaças frequentes.[32] Outros estudos apontam para influências negativas do estresse crônico em doenças com disfunção cognitiva como demência vascular e doença de Alzheimer.[33]

NEOPLASIAS

Os hormônios do estresse podem contribuir para a ocorrência e o desenvolvimento de neoplasias por meio de vários mecanismos, como a indução de danos ao DNA, o aumento da degradação da p53 e a regulação do microambiente tumoral. O estresse crônico pode ativar a resposta inflamatória, modulando a relação entre células inflamatórias e células neoplásicas para formar o microambiente tumoral inflamatório, facilitando assim todos os estágios da oncogênese, com o crescimento, invasão e metástase do tumor.[34]

DISFUNÇÕES GASTROINTESTINAIS E MICROBIOTA

O SNC e o trato gastrointestinal estão em comunicação constante, envolvendo as vias do nervo vago, mediadores inflamatórios e hormonais. Os microrganismos que compõe a microbiota intestinal contribuem para o funcionamento cerebral, imunológico e metabólico. Uma das principais influências da microbiota é a regulação da permeabilidade intestinal, cujo aumento pode contribuir para a inflamação crônica de baixo grau.[35]

Os efeitos do estresse na permeabilidade intestinal são complexos e provavelmente envolvem tanto o intestino quanto o cérebro. O CRH e seus receptores desempenham um papel fundamental na indução de disfunção da permeabilidade.[36]

Foi demonstrado que a exposição a uma ruptura social estressora afeta a microbiota intestinal e os níveis circulantes de citocinas, particularmente IL-6 e MCP-1. Na verdade, o estresse social tem sido relacionado ao aumento do risco de inflamação em algumas doenças, promovendo a expressão de genes pró-inflamatórios e diferenciação de monócitos. O estresse influencia os níveis de IgA secretora intestinal, impactando na homeostase intestinal, promovendo disbiose e provavelmente resultando em inflamação.[35]

Nos distúrbios funcionais do trato gastrointestinal, há interação entre fatores psicológicos e fisiológicos intestinais via eixo intestino-cérebro, muitas vezes com manifestações digestivas correlacionadas a transtornos mentais.[35]

COMO AVALIAR O ESTRESSE

Nada supera uma conversa com interesse genuíno na história do paciente para avaliar seu momento de vida, identificar seus estressores e suas estratégias de manejo.

Porém, a escala de estresse percebido é um questionário validado que pode ser útil na avaliação do estresse do paciente.[37]

ESTRATÉGIAS PARA O MANEJO DO ESTRESSE

Como visto anteriormente, o estresse agudo, aquele com duração de minutos a poucas horas e adequado tempo de recuperação, é uma resposta adaptativa e essencial para a manutenção da vida.[19] Em contrapartida, o estresse crônico é associado a modificações fisiológicas envolvidas no desenvolvimento e agravamento das DCNT. Portanto, faz-se primordial trazer para o contexto do cuidado em saúde estratégias que minimizem os impactos deletérios dos inúmeros estressores da vida cotidiana.

É fundamental ressaltar que o acometimento pelo estresse varia dentro de amplo espectro clínico, que vai desde sintomas psicofísicos leves como tensão muscular, irritabilidade e alteração de memória, até quadros graves como as síndromes do estresse pós-traumático e de *burnout* (Quadro 1). Essas entidades clínicas complexas precisam de abordagem multidisciplinar intensa, incluindo não apenas medidas comportamentais e psicoterapêuticas, mas também tratamento medicamentoso.

Quadro 1 Principais manifestações clínicas e riscos associados ao estresse crônico

Domínio cognitivo	Dificuldade de concentração, déficit de memória, pensamento acelerado, piora da capacidade de julgamento e decisão, pensamentos intrusivos
Domínio emocional	Raiva, medo, tristeza, preocupações excessivas, ansiedade, impaciência, frustração, desesperança, irritabilidade, aumento do risco para transtornos de ansiedade e depressão
Domínio comportamental	Evitar responsabilidades, atrasos frequentes no trabalho, choro frequente, aumento ou redução da ingestão de alimentos, perda do interesse em atividades sociais, aumento da reatividade, aumento do risco para abuso de substâncias (álcool, tabaco, drogas ilícitas), negligência com o autocuidado (aparência, higiene)
Sintomas gerais	Cansaço, fadiga, alterações do apetite
Aparelho cardiovascular	Taquicardia, palpitações, desconforto ou dor torácica, hipertensão arterial, aumento do risco para aterosclerose e eventos cardiovasculares agudos
Aparelho respiratório	Taquipneia, respiração superficial, dispneia
Trato gastrointestinal	Pirose, dispepsia, cólicas, náuseas, flatulências, eructações, diarreia, obstipação intestinal
Sistema imune	Aumento do risco para neoplasias, infecções, alergias, doenças autoimunes; redução da eficácia de imunizações; diminuição da capacidade de cicatrização
Sistema endócrino e metabólico	Aumento do risco para diabetes, hipercolesterolemia, ganho ou perda de peso
Sistema reprodutor	Redução de libido, disfunção erétil, alterações do ciclo menstrual
Aparelho locomotor	Aumento da tensão muscular, desconforto, dores (cefaleia, cervicalgia, dores nos ombros, lombalgia); aumento do risco de desmineralização óssea
Pele	Queda de cabelo, pele seca, acne, cicatrização deficiente

Entretanto, há muito o que se fazer antes desse extremo, a fim de prevenir os impactos do estresse crônico nas DCNT e promover saúde. Sob esse prisma, é possível oferecer recursos de autopercepção e autocuidado que permitam ao indivíduo desenvolver adequada reatividade aos fatores estressores, reduzindo a resposta de estresse exacerbada, aumentar a capacidade de promover a resposta de relaxamento, bem como estratégias de adaptação que incluam medidas de estilo de vida e estratégias de *coping* psíquico, social e espiritual (Figura 3).[19,38]

Dentro desse modelo, alguns programas vêm sendo desenvolvidos e cientificamente estudados ao longo dos últimos anos, como os programas baseados em atenção plena (*mindfulness-based stress reduction*) e em cultivo da resiliência (*stress reduction and resilience training*).[38-42]

REDUZINDO A REATIVIDADE AOS ESTRESSORES

Autopercepção é componente chave para ter adequada resposta aos desafios e ameaças presentes no dia a dia. Trazer consciência para quais são os fatores estressores é o primeiro passo para uma resposta de estresse adaptativa, que en-

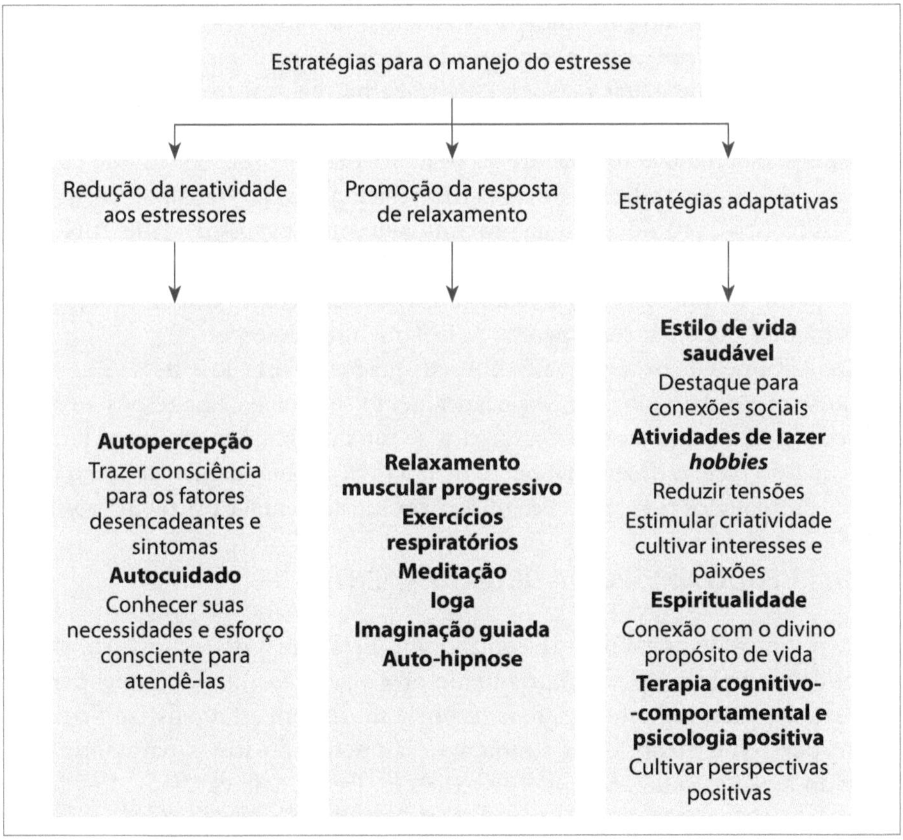

Figura 3 Estratégias para o manejo do estresse.

volve rápida resposta biológica de estresse na presença do estressor, seguida por rápido desligamento da resposta após a cessação do evento. Essa resposta induz a condições fisiológicas que provavelmente aumentam a imunidade protetora, o desempenho físico e mental e a saúde geral.[19]

Um outro aspecto importante é a percepção dos sinais e sintomas provocados pelo estresse. Essas alterações são muito individuais, podendo constar de um conjunto manifestações físicas, emocionais, relacionais, comportamentais e cognitivas muito específicas, caracterizando uma "impressão digital" única para cada pessoa.

Uma vez percebidos os fatores estressores e os sinais indicativos de um acúmulo de estresse no organismo, é possível desenvolver rotinas para cuidar de si. O autocuidado, ou atenção ao próprio bem-estar integral, envolve reflexão sobre si mesmo e ação, em termos de conhecer as próprias necessidades e fazer um esforço consciente em busca de recursos para atendê-las, podendo assim ser um caminho para o manejo do estresse.[43]

Entre as esferas do autocuidado estão, além da saúde física, manter um trabalho que traga realização, o uso de habilidades de gerenciamento de tempo e estabelecimento de metas pessoais e de trabalho realistas, o suporte social, em que os recursos e conexão com os outros ajudam a lidar com circunstâncias estressantes, o contato com a natureza, as atividades de lazer,[44] incluindo cultivar paixões, interesses e relacionamentos não relacionados ao trabalho.

Tais recursos promovem uma proximidade com a espiritualidade, englobando aspectos de conexão consigo mesmo, com os outros e com o divino, levando ao despertar de um senso de conexão espiritual que sustenta seus esforços pessoais e ajuda a dissipar sentimentos de isolamento e desespero.[45]

Dentro ainda da perspectiva de uma adequada resposta ao estresse, e considerando-se que o estímulo para desencadeamento sistêmico dessa resposta vem da percepção de ameaça ou desafio, tornam-se fundamentais os processos terapêuticos que auxiliem o desenvolvimento de uma visão mais adaptativa, como os recursos promovidos pela terapia cognitivo-comportamental e psicologia positiva.

PROMOVENDO A RESPOSTA DE RELAXAMENTO

A resposta de relaxamento, contraponto fisiológico da resposta de estresse, pode ser treinada e voluntariamente provocada, facilitando a recuperação entre dois eventos estressores. Essa resposta resulta em estado fisiológico composto por redução do tônus simpático e aumento do tônus parassimpático, levando à redução do consumo de oxigênio, frequência cardíaca, frequência respiratória e pressão arterial, o oposto das mudanças que ocorrem durante a resposta de estresse.[46]

Pode ser induzida por uma série de técnicas como respiração diafragmática, auto-hipnose, imaginação guiada, relaxamento muscular progressivo, meditação, ioga e técnicas de atenção plena (*mindfulness*).[42]

Desde o renomado trabalho do Dr. Herbert Benson, na década de 1970, que descreveu a RR por meio da meditação transcendental, muitos outros estudos apontaram para técnicas que também promovem essa resposta. Com base na análise dessas técnicas, percebeu-se que dois elementos são fundamentais para desencadear a RR: (1) envolvimento em uma ação mental ou física repetitiva ou sustentada enquanto (2) passivamente desconsidera outros pensamentos intrusivos. O componente essencial das técnicas de indução de RR é quebrar a cadeia de pensamentos ordinários, criando uma sensação de aquietamento da mente e do corpo.

ESTRATÉGIAS DE ADAPTAÇÃO

Neste grupo de práticas, destacam-se atividades que envolvam a criatividade, como artes e *hobbies*, promoção de perspectivas positivas, como as técnicas utilizadas dentro da psicologia positiva e terapia cognitivo-comportamental, fortalecimento das conexões sociais e espiritualidade, que funcionariam como "amortecedores sociais" para o estresse prolongado, bem como a manutenção de hábitos de vida saudáveis, incluindo os pilares da MEV, que permitem melhor resposta de estresse agudo, com rápida recuperação do equilíbrio fisiológico.[21]

Avaliando especificamente os impactos do estilo de vida e sua relação com o estresse:

- Atividade física: por meio do exercício, o corpo libera endorfinas e precursores de serotonina, atenua a atividade basal do eixo HPA e promove a expressão de fatores neurotróficos e neuroprotetores, aumentando a plasticidade cerebral e a habilidade de aprender com situações estressantes, bem como se adaptar a elas.

  Exercícios aeróbicos reduzem a reatividade do sistema nervoso simpático e aumentam a eficiência cardiovascular em resposta ao estresse físico e/ou psicológico.[47] O treinamento de resistência também atenua as respostas cardiovasculares exacerbadas ao estresse e melhora a saúde mental. Assim, o exercício físico pode não apenas reduzir os efeitos imediatos do estresse, mas também torna mais eficiente a recuperação de eventos estressores.[48] Exercícios físicos de alto rendimento ou extenuantes, ou ainda sem regularidade não são recomendados, pois podem causar alterações fisiológicas intensas e abruptas, tornando essa atividade um evento estressor *per se*.

- Alimentação: o estresse prolongado, pela elevação crônica do cortisol, pode ocasionar aumento no consumo de açúcares, doces, *fast-food* e carboidratos, bem como reduzir o consumo de saladas e frutas em ambos os sexos.[49] O estresse também pode levar ao aumento dos níveis séricos do neuropeptídeo Y, aumentando o apetite,[50,51] contribuindo para a obesidade. Dentre os recursos utilizados nesse contexto, está o *mindful eating*, uma prática da nutrição comportamental que traz a atenção plena ao ato de comer. Comer devagar, mastigando mais lentamente, sem distrações, estabelecendo um tempo dedicado unicamente à alimentação.

  O estado hipermetabólico ocasionado pelo estresse crônico aumenta a demanda do organismo por nutrientes e causa depleção de vitaminas, minerais e antioxidantes que são necessários para a adequada restauração celular.[47] Torna-se fundamental estar atento a uma dieta com alimentos ricos em magnésio, zinco e probióticos, considerados ansiolíticos naturais, bem como aqueles ricos em triptofano e vitaminas A, B, C e E. Em resumo, uma alimentação com mais produtos naturais, rica em vegetais e frutas e com a menor quantidade possível de alimentos industrializados.
- Sono: a privação do sono pode reduzir o tônus parassimpático e aumentar os níveis séricos de cortisol e citocinas pró-inflamatórias, contribuindo para maior reatividade ao estresse. Por sua vez, o estresse crônico também é disruptivo para um sono restaurador, causando redução do tempo gasto no sono NREM e o aumento do tempo gasto no sono REM, acompanhado por uma diminuição de latência do sono REM.[52] Como recursos para a melhoria do sono, encontram-se como padrão-ouro o uso de terapia cognitivo comportamental, técnicas que induzam à resposta de relaxamento, como a meditação, e a prática de exercício físico. Mais detalhes no Capítulo 2, "Sono".
- Relacionamentos: a interação social está no centro da experiência humana. As relações sociais podem ser um fator protetor contra o estresse ao oferecerem cuidado e suporte, cultivando sentimentos de inclusão social e senso de pertencimento. Entretanto, todas as situações que promovem disrupção ou ameaça de disrupção da relação entre indivíduos podem se tornar fatores estressores. Situações sociais como pobreza e pertencimento a grupos minoritários também podem ser fatores que aumentam os riscos de estresse crônico.[53] O estresse crônico leva a distanciamento emocional e a uma crítica exacerbada a si mesmo e ao outro, dificultando a interação social. A falta de suporte social se correlaciona com depressão e aumento da morbidade e mortalidade durante condições de doença.

  O suporte social, por sua vez, pode reduzir comportamentos ameaçadores à vida, ampliar a capacidade de enfrentamento, aumentar os sentimentos de autovalorização e ajudar a pessoa na colocação dos problemas em perspectiva.[47] Entre as estratégias para o fortalecimento das conexões sociais estão os esportes coletivos, atividades em grupo como teatro, música, dança, artes e grupos que trabalhem resiliência, compaixão, atenção plena e escuta ativa, visando o desenvolvimento de melhores habilidades para o enfrentamento das adversidades.[54]

Pessoas que se sentem conectadas a alguém que admiram podem aprender a manejar o estresse através da repetição de comportamentos dessa pessoa, bem como se beneficiar da experiência desse mentor.[47]

- Substâncias tóxicas: o estresse crônico está intimamente relacionado ao comportamento de adição. Quando diante do estresse, o uso de substâncias tóxicas como álcool, cigarro ou drogas ilícitas, ativa os mecanismos cerebrais de recompensa, trazendo prazer no lugar de desconforto. A ação decorrente do uso crônico de drogas de abuso promove alterações compensatórias no sistema de recompensa dopaminérgico que se assemelham aos efeitos ocasionados pelo estresse crônico.[55]

  Eventos estressores ao longo da vida do indivíduo podem contribuir de forma direta ou indireta para o abuso de substâncias, apresentando-se como uma maneira mal adaptativa de aliviar os sintomas. Destaca-se a necessidade de envolver nos tratamentos de adição às substâncias intervenções que promovam recursos de enfrentamento adaptativo ao estresse, como exercício físico, técnicas que induzam à resposta de relaxamento e práticas de atenção plena.[56]

CONCLUSÃO

O estresse é um mecanismo adaptativo que permitiu a sobrevivência e a evolução de diversas espécies animais. No homem, tornou-se experiência complexa e multidimensional e, quando excessivo, adquire potenciais patológicos que contribuem para a gênese e manutenção das DCNT, de maneira a ser considerado atualmente um problema de saúde pública mundial.

Dada a impossibilidade de controlar os inúmeros estímulos estressores presentes no cotidiano, faz-se primordial trazer para o cuidado em saúde recursos que capacitem o indivíduo a melhor adaptação, como estilo de vida saudável, estratégias de *coping* psíquico, social e espiritual, além das práticas capazes de promover a resposta de relaxamento.

Dessa maneira, contribui-se para o melhor manejo do estresse, com benefícios não apenas restritos ao indivíduo, mas também reduzindo custos relacionados às DCNT e promovendo mais sustentabilidade para o sistema de saúde.

Quadro 2 Resumo dos principais aspectos abordados neste capítulo

• O século XX trouxe grandes mudanças na maneira de viver das sociedades ocidentais, além de progressos que impactaram significativamente a área da saúde.
• A transição epidemiológica correspondeu ao fenômeno de perda da hegemonia das doenças infecciosas e a ascensão das DCNT como principais causas de morbidade e mortalidade no mundo. Nesse contexto, o estilo de vida emerge como o principal determinante de saúde, sendo o manejo eficaz do estresse um dos grandes desafios da MEV.
• O estresse é um fenômeno complexo e multidimensional. Começou a ser estudado em seus aspectos biológicos no início do século XX, avançando-se posteriormente para o conhecimento de suas características psicológicas e impactos na saúde.
• O estresse pode ser conceituado como o estado adaptativo da fisiologia que capacita o indivíduo para lidar com determinados fatores desafiadores. Esses fatores são designados estressores e podem ter tanto uma natureza biogênica, quanto psicossocial.
• Os dados sobre incidência e prevalência das desordens associadas ao estresse são escassos na literatura. O fenômeno tem sido vinculado a desfechos negativos relacionados à saúde mental, como aumento do risco para depressão, ansiedade, abuso de álcool e drogas, além de mortes por suicídio. Quanto aos seus efeitos sobre a saúde física, os estudos exibem resultados conflitantes a respeito de sua associação com neoplasias e distúrbios gastrointestinais, mas positivos em relação às doenças cardiovasculares.
• Dados sinalizam para o agravamento do impacto secundário ao fenômeno durante a pandemia de covid-19. Os prejuízos anuais gerados pelo estresse associado ao trabalho podem ultrapassar centenas de bilhões de dólares, a depender do país.
• Na espécie humana, o estresse se tornou um fenômeno mais complexo e heterogêneo. O desenvolvimento da cognição possibilitou grande variabilidade na interpretação de um fenômeno como estressor e na capacidade de se lidar com as adversidades. As intricadas relações entre os domínios cognitivo e emocional afetam a resposta de estresse, podendo transformá-la em um fator deletério para a saúde.
• O estresse agudo é aquele que dura minutos ou horas, geralmente seguido de um período adequado de recuperação física e psicológica, apresentando benefícios adaptativos.
• O estresse crônico é aquele que se mantem por dias, semanas ou mais, não possibilitando o reequilíbrio do organismo, expondo-o de forma sustentada aos mecanismos biológicos relacionados ao estresse, responsáveis pela deterioração da saúde.
• O estresse agudo capacita o indivíduo para uma resposta de luta ou fuga, através de modificações fisiológicas orquestradas pelos sistemas neural, endócrino e imunológico.
• Os sistemas SAM e HPA são as principais vias efetoras responsáveis por: aumento do débito cardíaco, da pressão arterial e da oferta de oxigênio aos tecidos; redistribuição do fluxo sanguíneo privilegiando os sistemas e órgãos prioritários para a sobrevivência; aumento da captação de oxigênio e eliminação de gás carbônico pelo incremento da ventilação; aumento de substratos energéticos como glicose, ácidos graxos e corpos cetônicos e resistência periférica à insulina; aumento da performance muscular; ativação do sistema imune favorecendo a hemostasia, a cicatrização de feridas e as defesas contra microrganismos.

(*continua*)

Quadro 2 Resumo dos principais aspectos abordados neste capítulo (*continuação*)

• As mesmas vias efetoras, quando ativadas de maneira prolongada, contribuem para a gênese e manutenção das DCNT, através de perturbações das dinâmicas de dano e reparo do DNA, modulações epigenéticas, função mitocondrial e metabolismo, estresse oxidativo, ciclo de vida celular, inflamação e disfunções orgânicas.
• As estratégias para o manejo do estresse buscam mitigar, de maneira sustentável, o impacto do estresse crônico na saúde.
• A redução da reatividade aos estressores é trabalhada através da autopercepção e autocuidado. A autopercepção consiste em trazer consciência para os fatores desencadeantes e sintomas, permitindo a ocorrência de uma resposta adaptativa adequada. O autocuidado envolve reflexão sobre si mesmo, buscando conhecer as próprias necessidades e fazendo um esforço consciente em busca de recursos para atendê-las, podendo assim ser um caminho para o manejo do estresse, prevenindo seus efeitos deletérios.
• A promoção da resposta de relaxamento, contraponto fisiológico da resposta de estresse, é fator fundamental para a recuperação do organismo. Pode ser induzida por uma série de técnicas como respiração diafragmática, auto-hipnose, imaginação guiada, relaxamento muscular progressivo, meditação, ioga e técnicas de atenção plena (*mindfulness*).
• O desenvolvimento de estratégias adaptativas visa o aprimoramento dos mecanismos de *coping* e resiliência. Fatores a serem trabalhados nesse domínio incluem a busca por um estilo de vida mais saudável, atividades de lazer e *hobbies*, o desenvolvimento da própria espiritualidade e abordagens terapêuticas como a terapia cognitivo-comportamental e psicologia positiva.

DCNT: doenças crônicas não transmissíveis; HPA: eixo hipotalâmico-pituitário-adrenal; MEV: medicina do estilo de vida; SAM: eixo simpático-adrenomedular.

REFERÊNCIAS

1. Centers for Disease Control and Prevention (CDC). Control of infectious diseases. MMWR Morb Mortal Wkly Rep. 1999;48(29):621-9.
2. Global Change Data Lab. Our World in Data. Oxford: GCDL; 2013. Disponível em: https://ourworldindata.org/life-expectancy. Acesso em: 30 jun. 2024.
3. World Economic Forum; Harvard School of Public Health. The global economic burden of noncommunicable diseases. Geneva: World Economic Forum; 2011.
4. GBD 2016 Brazil Collaborators. Burden of disease in Brazil, 1990-2016: a systematic subnational analysis for the Global Burden of Disease Study 2016. Lancet. 2018;392(10149):760-75.
5. Everly GS Jr, Lating JM. A clinical guide to the treatment of the human stress response. 3.ed. New York: Springer; 2013.
6. Egger G, Dixon J. Beyond obesity and lifestyle: a review of 21st century chronic disease determinants. Biomed Res Int. 2014;2014:731685.
7. Jackson M. The stress of life: a modern complaint? Lancet. 2014;383(9914):300-1.
8. Le Moal M. Historical approach and evolution of the stress concept: a personal account. Psychoneuroendocrinology. 2007;32 (Suppl 1):S3-9.
9. Robinson AM. Let's talk about stress: history of stress research. Review of General Psychology. 2018;22(3):334-42.
10. Goleman D, Gurin J. Mind body medicine: how to use your mind for better health. 2.ed. New York: Consumers Reports Books;1993.

11. McEwen BS, Akil H. Revisiting the stress concept: implications for affective disorders. J Neurosci. 2020;40(1):12-21.
12. Gradus JL. Prevalence and prognosis of stress disorders: a review of the epidemiologic literature. Clin Epidemiol. 2017;9:251-60.
13. American Psychological Association (APA). Stress in America 2020: a national mental health crisis. Washington: American Psychological Association; 2020.
14. Turner AI, Smyth N, Hall SJ, Torres SJ, Hussein M, Jayasinghe SU, et al. Psychological stress reactivity and future health and disease outcomes: a systematic review of prospective evidence. Psychoneuroendocrinology. 2020;114:104599.
15. Hassard J, Teoh KRH, Visockaite G, Dewe P, Cox T. The cost of work-related stress to society: a systematic review. J Occup Health Psychol. 2018;23(1):1-17.
16. Bloise PV. Quando as gazelas nos superam: a realidade inventada. In: de Lima PTR. Bases da medicina integrativa. 2.ed. Barueri: Manole; 2018. p. 287-300. Capítulo 14.
17. Killingsworth MA, Gilbert DT. A wandering mind is an unhappy mind. Science. 2010;330(6006):932.
18. Wu G, Feder A, Cohen H, Kim JJ, Calderon S, Charney DS, et al. Understanding resilience. Front Behav Neurosci. 2013;7:10.
19. Dhabhar FS. The short-term stress response: mother nature's mechanism for enhancing protection and performance under conditions of threat, challenge, and opportunity. Front Neuroendocrinol. 2018;49:175-92.
20. Kohn N, Hermans EJ, Fernández G. Cognitive benefit and cost of acute stress is differentially modulated by individual brain state. Soc Cogn Affect Neurosci. 2017;12(7):1179-87.
21. Dhabhar FS. Effects of stress on immune function: the good, the bad, and the beautiful. Immunol Res. 2014;58(2-3):193-210.
22. Bekhbat M, Rowson SA, Neigh GN. Checks and balances: the glucocorticoid receptor and NFκB in good times and bad. Front Neuroendocrinol. 2017;46:15-31.
23. Picard M, McEwen BS. Psychological stress and mitochondria: a conceptual framework. Psychosom Med. 2018;80(2):126-40.
24. Epel E. How "reversible" is telomeric aging? Cancer Prev Res. 2012;5(10):1163-8.
25. Heim CM, Entringer S, Buss C. Translating basic research knowledge on the biological embedding of early–life stress into novel approaches for the developmental programming of lifelong health. Psychoneuroendocrinology. 2019;105:123-37.
26. Pagliarone AC, Sforcin JM. Stress: review about the effects on the imune system. Biosaúde (Londrina). 2016;11(1): 57-90.
27. Dragoş D, Tănăsescu MD. The effect of stress on the defense systems. J Med Life. 2010;3(1):10-18.
28. Afrisham R, Paknejad M, Soliemanifar O, Sadegh-Nejadi S, Meshkani R, Ashtary-Larky D. The influence of psychological stress on the initiation and progression of diabetes and cancer. Int J Endocrinol Metab. 2019;17(2):e67400.
29. Kronenberg G, Schöner J, Nolte C, Heinz A, Endres M, Gertz K. Charting the perfect storm: emerging biological interfaces between stress and stroke. Eur Arch Psychiatry Clin Neurosci. 2017;267(6):487-94.
30. Hori H, Kim Y. Inflammation and post-traumatic stress disorder. Psychiatry Clin Neurosci. 2019;73(4):143-53.
31. Duman RS. Neuronal damage and protection in the pathophysiology and treatment of psychiatric illness: stress and depression. Dialogues Clin Neurosci. 2009;11(3):239-55.
32. Arnsten AF. Stress signalling pathways that impair prefrontal cortex structure and function. Nat Rev Neurosci. 2009;10(6):410-22.
33. Greenberg MS, Tanev K, Marin MF, Pitman RK. Stress, PTSD, and dementia. Alzheimers Dement. 2014;10(3 Suppl):S155-65.
34. Dai S, Mo Y, Wang Y, Xiang B, Liao Q, Zhou M, et al. Chronic stress promotes cancer development. Front Oncol. 2020;10:1492.
35. De Palma G, Collins SM, Bercik P, Verdu EF. The microbiota-gut-brain axis in gastrointestinal disorders: stressed bugs, stressed brain or both? J Physiol. 2014;592(14):2989-97.

36. Kelly JR, Kennedy PJ, Cryan JF, Dinan TG, Clarke G, Hyland NP. Breaking down the barriers: the gut microbiome, intestinal permeability and stress-related psychiatric disorders. Front Cell Neurosci. 2015;9:392.
37. Luft CD, Sanches Sde O, Mazo GZ, Andrade A. Versão brasileira da escala de estresse percebido: tradução e validação para idosos [Brazilian version of the perceived stress scale: translation and validation for the elderly]. Rev Saude Publica. 2007;41(4):606-15.
38. Dossett ML, Fricchione GL, Benson H. A new era for mind–body medicine. N Engl J Med. 2020;382(15):1390-1.
39. Kabat-Zinn J. Wherever you go, there you are: mindfulness meditation in everyday life. New York: Hyperion Books; 1994.
40. Kabat-Zinn J. An outpatient program in behavioral medicine for chronic pain patients based on the practice of mindfulness meditation: theoretical considerations and preliminary results. Gen Hosp Psychiatry. 1982;4(1):33-47.
41. Kabat-Zinn J. Full catastrophe living: using the wisdom of your body and mind to face stress, pain, and illness. 2.ed. New York: Bantam; 2013.
42. Park ER, Traeger L, Vranceanu AM, Scult M, Lerner JA, Benson H, et al. The development of a patient-centered program based on the relaxation response: the Relaxation Response Resiliency Program (3RP). Psychosomatics. 2013;54(2):165-74.
43. Barnett JE, Baker EK, Elman NS, Schoener GR. In pursuit of wellness: the self-care imperative. Professional Psychology: Research and Practice. 2007;38(6):603-12.
44. Grafanaki S, Pearson D, Cini F, Godula D, Mckenzie B, Nason S, et al. Sources of renewal: a qualitative study on the experience and role of leisure in the life of counsellors and psychologists. Counselling Psychology Quarterly. 2005;18(1):31-40.
45. Harrison RL, Westwood MJ. Preventing vicarious traumatization of mental health therapists: identifying protective practices. Psychotherapy (Chic). 2009;46(2):203-19.
46. Benson H, Beary JF, Carol MP. The relaxation response. Psychiatry. 1974;37(1):37-46.
47. Yeung AS. Facing fear: resilience and post-traumatic stress. In: Fricchione GL, Ivkovic A, Yeung AS. The science of stress: living under pressure. Chicago; London: The University of Chicago Press; 2016. p. 146-57. Capítulo 9.
48. Sheinbein DH, Stein RI, Hayes JF, Brown ML, Balantekin KN, Conlon RPK, et al. Factors associated with depression and anxiety symptoms among children seeking treatment for obesity: a social-ecological approach. Pediatr Obes. 2019;14(8):e12518.
49. Huang CJ, Webb HE, Zourdos MC, Acevedo EO. Cardiovascular reactivity, stress, and physical activity. Front Physiol. 2013;4:314.
50. Takeda E, Terao J, Nakaya Y, Miyamoto K, Baba Y, Chuman H, et al. Stress control and human nutrition. J Med Invest. 2004;51(3-4):139-45.
51. Geiker NRW, Astrup A, Hjorth MF, Sjödin A, Pijls L, Markus CR. Does stress influence sleep patterns, food intake, weight gain, abdominal obesity and weight loss interventions and vice versa? Obes Rev. 2018;19(1):81-97.
52. Martire VL, Caruso D, Palagini L, Zoccoli G, Bastianini S. Stress & sleep: A relationship lasting a lifetime. Neurosci Biobehav Rev. 2020;117:65-77.
53. Yeung AS. Stress, health and the social experience. In: Fricchione GL, Ivkovic A, Yeung AS. The science of stress: living under pressure. Chicago; London: The University of Chicago Press; 2016. p.132-45. Capítulo 8.
54. Wilson LC. A systematic review of probable posttraumatic stress disorder in first responders following man-made mass violence. Psychiatry Res. 2015;229(1-2):21-6.
55. Fricchione GL. Stress and the brain. In: Fricchione GL, Ivkovic A, Yeung AS. The science of stress: living under pressure. Chicago; London: The University of Chicago Press; 2016. p. 28-49. Capítulo 2.
56. Dázio EMR, Zago MMF, Fava SMCL. Uso de álcool e outras drogas entre universitários do sexo masculino e seus significados. Rev Esc Enferm USP. 2016;50(5): 785-91.

2
Pilar sono

Gabriel Ferreira Rozin
Adriana Caetano da Rocha Lima
Clarice Bittencourt Seraphim
Gabriela Maria De Nicola Bechara
Shadia Fouad Sharaf El Din
Viviane Christina de Oliveira

INTRODUÇÃO

O sono é um dos pilares nos quais se fundamenta a medicina do estilo de vida (MEV). Já é sabido que o sono insuficiente ou de má qualidade afeta negativamente a percepção de bem-estar, contribui para o desenvolvimento de transtornos de memória e concentração, afeta o sistema imunológico e é fator de risco para o desenvolvimento ou agravo de doenças crônicas. A MEV utiliza mudanças nos hábitos e no ambiente para promover o sono saudável e auxiliar no tratamento dos possíveis distúrbios do sono.[1]

Neste capítulo, serão abordados os aspectos gerais da neurofisiologia do ciclo sono-vigília, a relação entre sono insuficiente e estilo de vida, a investigação e o diagnóstico dos principais distúrbios do sono, os fatores alimentares que interferem na qualidade do sono e por fim a relação entre o sono e as doenças crônicas não transmissíveis.

ASPECTOS GERAIS DA FISIOLOGIA DO CICLO SONO-VIGÍLIA

O movimento de rotação do planeta proporciona em 24 horas períodos de claridade e escuridão – em outras palavras, o dia e a noite. A vida na Terra evoluiu adaptada a essas mudanças cíclicas. O sono e a vigília são estados de consciência previsíveis que todos os seres humanos passam ao longo do tempo de vida e cuja regulação está vinculada ao ciclo claro/escuro.[2]

No controle desse mecanismo sofisticado e não completamente elucidado, existe um sistema temporal intrínseco, conhecido como relógio biológico, que depende de reguladores endógenos e exógenos. Diversos estudos já buscaram compreender as bases moleculares dos processos circadianos – do latim *circa diem*, cerca de um dia. A descoberta de genes do relógio biológico que regulam a expressão rítmica de proteínas envolvidas com o controle dos ciclos sono/vigília foi um avanço na elucidação desses processos.[3]

A espécie humana é considerada diurna por estar adaptada a dormir na fase escura e permanecer em alerta na fase clara.[4] Durante a vigília, diferentes regiões subcorticais atuam estimulando o córtex cerebral, que se traduz no traçado eletroencefalográfico em ondas dessincronizadas.

Dentre as principais regiões promotoras da vigília destacam-se: o sistema reticular ativador ascendente (SARA), localizado no tronco cerebral, composto pelo *locus ceruleus*, núcleos da rafe e área tegmental ventral, que produzem, respectivamente, noradrenalina, serotonina e dopamina; o prosencéfalo basal (PB) e o tegmento mesencefálico, que liberam glutamato e acetilcolina; o hipotálamo lateral, com a produção de orexina/hipocretina, e por fim o núcleo tuberomamilar no hipotálamo posterior, que secreta histamina.[2,5]

Hormônios produzidos nas glândulas adrenais, como o cortisol e a aldosterona, também estão envolvidos com o controle da vigília. O pico da secreção de cortisol está relacionado com o despertar. Assim como um aumento gradual da temperatura corporal central.

Ao contrário da vigília, que possui diversos sistemas neuroquímicos envolvidos em sua geração e manutenção, o início do sono parece estar relacionado à ativação de uma porção pequena do hipotálamo anterior: o núcleo pré-óptico ventrolateral (VLPO).[2]

Para que ocorra a transição entre os ciclos vigília/sono, fatores homeostáticos e circadianos devem atuar em conjunto de forma orquestrada.

REGULAÇÃO CIRCADIANA

Zeitgeber é um termo em alemão que significa "doador de tempo" e que se refere às informações do ambiente utilizadas pelo organismo para se manter localizado no espaço-tempo. Dentre essas informações, que também são chamadas de entradas, destacam-se a luz ambiental, a temperatura, o consumo de alimentos, a osmolaridade do plasma e as interações sociais.[3]

O relógio biológico é regulado majoritariamente pelo núcleo supraquiasmático do hipotálamo (NSQ), que atua como oscilador central, além de diversos órgãos/tecidos que funcionam como osciladores periféricos. A luz é um dos principais *Zeitgebers* e atua sobre o NSQ através da via retino-hipotalâmica. O NSQ durante o dia é influenciado pela luz ambiente e a noite pela melatonina secretada pela glândula pineal.[2] Esse mecanismo de temporização interna é complexo e conta com diversos componentes. A retina funciona como o principal sensor de luminosidade externa, o NSQ como oscilador central e a glândula pineal como órgão executor, secretando melatonina apenas na fase escura do ciclo.[6]

A luz é captada na retina por células ganglionares intrinsecamente fotossensíveis, não relacionadas com a formação de imagem. Essas células expressam em sua membrana um fotopigmento chamado melanopsina. O estímulo luminoso nessas células transmite ao NSQ a informação: "é dia". A ausência dessa informação permite a produção e a secreção de melatonina pela pineal, que sinaliza ao organismo (inclusive o próprio NSQ) a transição da fase clara para a escura.[2]

A melatonina é uma molécula encontrada em praticamente todos os seres vivos. A luz inibe sua liberação pela pineal humana. Por essa característica, é uma molécula sinalizadora do período escuro e sincroniza o meio interno com o ambiente externo.[7] Os humanos são considerados uma espécie diurna, e o sono é um comportamento esperado na fase escura. Assim, a melatonina é fundamental para a ativação dos mecanismos que iniciam o sono.

Existe uma variação esperada nos padrões de secreção de melatonina entre os indivíduos. São esperados diferentes cronotipos e diferentes necessidades de sono, assim como é conhecida a existência de dormidores curtos e longos. Além disso, outros fatores individuais, como o reflexo pupilar, as condições de transparência da córnea, a idade e até mutações em nucleotídeos relacionados aos genes do relógio biológico, podem interferir na sincronização do ciclo claro/escuro.[3]

A secreção de melatonina pela pineal depende do estímulo simpático originado no gânglio cervical superior (GCS). Durante o dia, o Sol pode emitir uma luminosidade de até 100k lux em dias claros. Conforme a noite chega, ocorre invariavelmente uma redução dessa intensidade luminosa. Dependendo da fase da lua, a luminosidade noturna varia de 1 lux – lua cheia – até 0,0001 lux em noites de lua nova. Além da intensidade, outras características da luz também são relevantes para a adequação do relógio biológico. A luz azul, por exemplo, é considerada "fria", o equivalente a 6.500 Kelvin de temperatura e cerca de 420 a 480 nm de comprimento de onda.[3]

As células ganglionares da retina que informam o NSQ são sensíveis principalmente a essa faixa de comprimento de onda. A chegada dessa informação luminosa ao NSQ inibe a região hipotalâmica vizinha, o núcleo paraventricular (NPV). Com a redução da informação luminosa, o NPV fica liberado da prévia inibição e ativa a liberação de melatonina, mediada pelo estímulo do GCS. A secreção de melatonina ocorre não só na circulação sanguínea como também no terceiro ventrículo, o que permite uma atuação rápida sobre o NSQ.

A ação da melatonina no NSQ tem sido implicada com o início e a manutenção do sono.[2] A exposição noturna à telas de LED e lâmpadas fluorescentes, que emitem raios de frequência azul, apresenta maior potencial de influenciar com ciclo circadiano, pela consequente redução da produção de melatonina, quando comparada a luz "quente" (2.500 Kelvin) de lâmpadas incandescentes e luz da chama de vela, por exemplo.[3]

REGULAÇÃO HOMEOSTÁTICA

Quanto maior o tempo passado em vigília, maior será a necessidade de dormir, tendo em vista a maior utilização de fontes energéticas. O catabolismo típico do período do dia gera acúmulo de substâncias hipnogênicas como o neuropeptídio Y, a glicina, a galanina, as citocinas, as prostaglandinas e a adenosina.[1] A adenosina se destaca como um dos principais agentes promotores do sono. Ela inibe regiões promotoras da vigília como o PB e o hipotálamo lateral, assim como desinibe o VLPO.[2,5]

O VLPO é uma região rica em neurônios inibitórios (gabaérgicos) que se projetam para as principais áreas cerebrais promotoras da vigília. Quando essa via está ativada, percebe-se uma supressão gradual de toda a atividade estimuladora do córtex cerebral, encontrado no estado de consciência reduzida típico do sono.[2]

A propensão ao sono aumenta conforme ocorre redução da temperatura corporal central. Para o início do sono, é preciso que ocorra um aumento da temperatura periférica e uma queda da temperatura central. A melatonina auxilia nesse processo de inversão do padrão da distribuição do calor no corpo, pois auxilia na vasodilatação periférica. O óxido nítrico também está envolvido nesse processo. Os níveis hormonais como estrogênio e as reservas cutâneas de tecido adiposo também são relevantes para a perda de calor.[3]

Conforme aumenta a secreção de melatonina, ocorre redução gradual da temperatura central do corpo, garantindo uma propensão ideal ao início e manutenção do sono.[3]

FASES DO SONO

O sono é entendido como uma condição fisiológica de atividade cerebral caracterizada por modificação do estado de consciência, alterações autônomas e redução da sensibilidade aos estímulos ambientais, acompanhados por características motoras e posturais próprias. Possui estágios bem definidos, sendo de maneira geral dividido em sono não REM (NREM) e sono REM. A nomenclatura REM se refere ao termo em inglês *rapid eye movement*, referente ao movimento rápido dos olhos típicos dessa fase.[2,6]

O sono se inicia na fase NREM, em que há uma progressiva lentificação da atividade cerebral conforme o sono se aprofunda. A cada 90 minutos aproximadamente ocorrem períodos de sono REM que se intercalam com o sono NREM.[6]

Na primeira metade da noite, os períodos de sono REM são mais curtos e há um predomínio do sono NREM de ondas lentas. Após o pico de melatonina e o nadir da temperatura corporal central, no período chamado de sono tardio, há uma tendência a aumentar o tempo de sono REM, na segunda metade da noite até o despertar.[3]

O estágio NREM tem 3 fases – N1, N2 e N3 –, de acordo com a profundidade do sono; a fase N3 corresponde ao sono profundo, conhecido por seu traçado eletroencefalográfico de ondas lentas sincronizadas. Nessa fase ocorre redução progressiva da atividade elétrica cortical e do tônus muscular.[6]

Com o progredir do sono NREM, os neurônios das vias talamocorticais se encontram em um estado hiperpolarizado, pois estão sob influência gabaérgica das vias do VLPO. A baixa atividade das vias talamocorticais hiperpolarizadas gera um padrão de descarga elétrica em surtos sincrônicos, caracterizando as ondas delta dessa fase do sono.[5]

Durante esse período ocorrem variações previsíveis de parâmetros cardiovasculares, como a gradativa diminuição da frequência cardíaca (FC), da pressão arterial (PA) e do débito cardíaco (DC). Essa queda fisiológica da PA é esperada em torno de 10% em relação à PA da vigília, conhecida como descenso noturno.[6]

É no estágio NREM que ocorre maior síntese e reparo do DNA. Além disso, há maior secreção de alguns hormônios, como o hormônio do crescimento (GH), que está relacionado a processos anabólicos e cujos pulsos se relacionam ao período de ondas lentas. Outros hormônios, como a aldosterona, aumentam nessa fase, concomitantemente à redução do tônus vascular. A prolactina também parece ter um aumento da fase NREM.[6]

Durante a vigília, existe um controle da respiração, tanto involuntário, proveniente do tronco cerebral, como voluntário, que tem origem na região cortical. Durante o sono, a respiração fica sob influência apenas do controle involuntário, que é responsivo à taxa do metabolismo, à concentração de oxigênio, de gás carbônico e ao pH sanguíneo. Notadamente, durante o sono NREM ocorre redução da frequência respiratória.[6] O sono NREM costuma apresentar microdespertares na fase N1 e parte da N2, nas quais é esperada alternância da frequência respiratória, com períodos de maior frequência, normalmente relacionada a um despertar. Conforme o sono se aprofunda, na fase tardia N2 e a N3, ele se torna mais estável e a frequência respiratória tende a ficar regular, mas mantendo uma frequência ainda reduzida em relação à vigília.[6]

O sono REM também é conhecido como sono paradoxal, pois nele ocorre baixo tônus muscular, o eletroencefalograma (EEG) apresenta um traçado dessincronizado que é típico da vigília, além do movimento rápido dos olhos. É esperado nessa fase aumento da FC e da PA, assim como o tônus vascular.[2,6]

Vias ativadoras do córtex que normalmente promovem a vigília estão muito ativas nessa fase do sono, principalmente as vias colinérgicas dos núcleos tegmentares do tronco cerebral e as vias glutamatérgicas do *sublocus ceruleus*, além de algumas células do hipotálamo. Em conjunto, essas vias ativadas geram as despolarizações responsáveis pelo aspecto dessincronizado do EEG. Os núcleos monoaminérgicos, como *locus ceruleus* e núcleos da rafe, estão inativos nessa fase. A ativação do *sublocus ceruleus*, além de contribuir para ativação cortical por via ascendente, emite projeções descendentes até os motoneurônios alfa da medula espinhal, causando atonia muscular, típica dessa fase.[2]

Na segunda metade da noite, ocorre um aumento progressivo da secreção hipofisária de ACTH e consequente aumento da concentração de cortisol, cujo pico se relaciona com o despertar nas horas iniciais da manhã.[6]

Por fim, é no sono REM que se costuma sonhar e lembrar. Essa fase do sono está relacionada a uma melhor consolidação de memória. Além disso, os sonhos parecem ter uma função nesse processo cognitivo, assim como sua presença parece estar relacionada a uma forma de lidar com traumas e situações emocionalmente difíceis.[8]

OUTRAS ALTERAÇÕES FISIOLÓGICAS NO SONO

O sistema gastrointestinal está de maneira global com sua atividade reduzida durante o sono, apesar de manter um movimento peristáltico mais estável quando comparado à vigília. Além disso, a salivação e a deglutição estão bem reduzidas, assim como o esvaziamento gástrico. O intestino grosso apresenta importante queda da função durante o sono, e o início de sua atividade se relaciona ao despertar.[6]

Existe uma relação entre sono e apetite que se dá principalmente pela ação das orexinas/hipocretinas, que, além de estimularem a vigília, aumentam a procura por alimento. Existe um número expressivo de pessoas que apresentam uma propensão maior ao sono após as refeições. Acredita-se que a distensão intestinal que ocorre no período pós-prandial possa funcionar como fator hipnogênico por estimulação mecânica do nervo vago.[6]

O metabolismo encontra-se globalmente diminuído durante o sono; no entanto, no sistema nervoso central (SNC), essa redução é de apenas 25%, demonstrando que o sono vai além de um período para conservação de energia. Um exemplo disso é o sistema glinfático, que atua majoritariamente durante o sono no SNC. Esse sistema recentemente foi descrito como um importante mecanismo de limpeza de substâncias potencialmente tóxicas provenientes do metabolismo oxidativo da vigília. Sua ação impede que tais substâncias relacionadas ao envelhecimento e desenvolvimento de doenças neurodegenerativas (como proteínas beta-amiloides) se acumulem no SNC.[9]

SONO REPARADOR, CICLO VIGÍLIA-SONO E SEUS TRANSTORNOS

Nesta seção dentro do estudo do sono serão abordados os principais tópicos a respeito do que caracteriza um sono reparador, seus benefícios e as consequências de seu prejuízo; os ritmos de sono; os principais distúrbios de ritmo e as ações que impactam na qualidade da rotina vigília-sono, relacionadas com o estilo de vida.

SONO REPARADOR E SEUS BENEFÍCIOS

O tempo total de sono diário e seu ritmo se apresentam com recorrências regulares, assim como diversos outros ritmos fisiológicos. Porém, eles variam entre os indivíduos, sendo influenciados, principalmente, por características genéticas e pela faixa etária. Um recém-nascido necessita em média de 14 a 17 horas de sono diárias, porém são fragmentadas. Já um adulto precisa de 7 a 9 horas de sono por dia, preferencialmente ocorridas em um único período.[10]

Quanto ao turno do principal período de vigília, é fisiologicamente esperado que adolescentes tenham tendência a um ritmo vigília-sono com perfil vespertino, enquanto um idoso tende a ser matutino. Assim, compreendendo as necessidades individuais e garantindo uma rotina vigília-sono regular, com tempo total de sono e qualidade desse período preservados, serão proporcionados os benefícios de um sono reparador, que são: otimização da disposição física e do estado de alerta, do bem-estar e do humor, da aparência, da libido, assim como melhoria da memória, da atenção, concentração e da capacidade de reação, do aprendizado, do raciocínio lógico e da criatividade. Além disso, são acrescidos benefícios nos sistemas cardiovascular, imunológico e endócrino.[11]

Em contrapartida, prejudicando o tempo total de sono diário ou a qualidade deste, especialmente se ocorrido de forma frequente, serão desencadeados sintomas como sonolência excessiva diurna e fadiga, e resultados adversos à saúde, incluindo depressão, ganho de peso e obesidade, diabetes, doenças cardiovasculares, como hipertensão arterial, acidente vascular cerebral, infarto do miocárdio e aumento do risco de morte. Em adição, haverá comprometimento da função imunológica, redução do limiar de dor, prejuízo no desempenho neuropsicomotor e aumento da chance de acidentes em operação de máquinas e veículos.[12]

RITMOS DO CICLO VIGÍLIA-SONO

Normalmente, o maior período de sono ocorre durante a noite ambiental, tornando-o mais consolidado, o que mostra o grande impacto do ambiente na regulação do ciclo vigília-sono. Porém, as sociedades atuais assumem comportamentos independentes do ciclo ambiental, e, para melhor compreensão do ciclo vigília-sono e o que o influencia, detalharemos dois importantes fatores que o regem: a pressão homeostática para o sono e o marca-passo circadiano.

A pressão homeostática se dá pelo acúmulo da adenosina, um produto do metabolismo energético celular, produzido durante a vigília e que atua no SNC como um neurotransmissor inibitório, promovendo o sono.[13] Em contrapartida, o período de sono reduz os níveis da adenosina. Por isso, quanto maior é a restrição de sono, caracterizada pela redução do tempo total de sono, maior será o tempo de vigília, intensificando a pressão homeostática. Já o marca-passo circadiano se traduz por um ritmo biológico que proporciona o ciclo vigília-sono com duração aproximada de 24 horas. Este é gerido pelo SNC, especificamente pelo núcleo supraquiasmático (NSQ), localizado no hipotálamo, e é regulado por diversos fatores que, em condições habituais, estão sincronizados e possuem um período de 24 horas.

Os fatores sincronizadores são divididos em três "relógios": o relógio endógeno, o relógio ambiental (ciclo dia e noite) e o relógio social.[14] O relógio ambiental, por meio da presença e ausência da luz, influencia com grande potência o relógio endógeno, manifestado pelos ciclos da temperatura corporal, do cortisol e da melatonina, que são regidos pelo NSQ. E o relógio endógeno também sofre influência, em menor potência, do relógio social, que se dá pelas atividades cotidianas, como a prática de atividades físicas e a rotina alimentar.[15]

Como citado anteriormente, sabe-se que o tempo diário de sono é individual e sofre influência da faixa etária, assim como ocorre a respeito do cronotipo. Os cronotipos são ritmos espontâneos que ditam os horários de adormecer e de despertar e são classificados como matutino, vespertino e intermediário. Os indivíduos matutinos, também conhecidos como cotovias, apresentam uma rotina de adormecimento no início da noite e com despertar no início da manhã, podendo se apresentar também como ultramatutinos. Já os vespertinos, também conhecidos como noctívagos e mochos, adormecem entre o final da noite e a manhã, com o despertar ocorrendo entre o final da manhã e o início da tarde. Por fim, os indivíduos com cronotipo intermediário se apresentam com perfil indiferente. Ao relacionar o cronotipo com a faixa etária, identifica-se maior frequência de crianças e idosos com perfil matutino, adolescentes vespertinos e adultos intermediários.[11]

PRINCIPAIS TRANSTORNOS DO RITMO CIRCADIANO VIGÍLIA-SONO

Apesar das diferenças individuais no ritmo vigília-sono, um indivíduo matutino é capaz de se adequar a uma rotina vespertina e vice-versa, readaptando seu relógio endógeno de acordo com o relógio social ou ambiental, desde que o faça de maneira adequada.

Os transtornos do ritmo circadiano vigília-sono (TRCS) ocorrem quando há predominantemente uma desordem intrínseca, no ritmo circadiano em si, ou quando surge um distúrbio extrínseco, como mudanças impostas abruptas, que excedem os limites da adaptação circadiana individual. As desordens intrínsecas sofrem influências dos fatores exógenos e vice- versa, e ambas geram um desalinhamento entre os "relógios", promovendo sintoma.[16] Esses transtornos são discriminados pela Classificação Internacional de Distúrbios do Sono (CIDS), que, em sua 3ª edição, traz:[17]

- Transtornos intrínsecos: são exemplos o transtorno da fase atrasada de sono-vigília e o transtorno da fase avançada de sono-vigília.
- Transtornos extrínsecos: transtorno de *jet-lag* (TJL) e desordem do trabalho de turno (DTT), os quais serão abordados com mais detalhes a seguir.

A comparação dos transtornos de fase atrasada e de fase avançada é muito bem demonstrada por Martinez et al., destacando o deslocamento da curva de secreção da melatonina de acordo com as condições de avanço e atraso de fase, conforme a Figura 1.[18]

Transtorno do *jet-lag*

Este se caracteriza pelo desalinhamento temporário e autolimitado do ritmo circadiano em relação ao ciclo dia-noite do destino, quando o indivíduo se expõe a viagens de longas distâncias, com diferença de pelo menos dois fusos horários, com rápida travessia, dificultando a ressincronização do ciclo vigília-sono. A intensidade do transtorno também será influenciada pela tolerância individual à mudança de fase; pela direção da cruzada, pois viagens para o leste geram avanço de fase no ritmo circadiano, sendo menos toleradas, e o contrário para o oeste, com atraso de fase; pela capacidade do indivíduo de dormir durante a viagem; e pela exposição aos sincronizadores ambientais e sociais, como a luz solar, atividade física, alimentação.[19]

Os sintomas geralmente se iniciam nos primeiros dois dias de deslocamento e cessam após uma semana, sendo os mais comuns: a sonolência diurna excessiva; a dificuldade para adormecer em horários não habituais; a redução do alerta e das funções cognitivas, aumentando a propensão aos erros; mal-estar e sintomas gastrointestinais.

O tratamento para TJL pode envolver o ajuste do horário de adormecer e despertar baseado no ciclo dia-noite do destino, aproximadamente 2 dias antes da partida. Em voos para o leste, ocorrerá o anoitecer e amanhecer relativamente precoces, podendo auxiliar na ressincronização a exposição à luz intensa, de

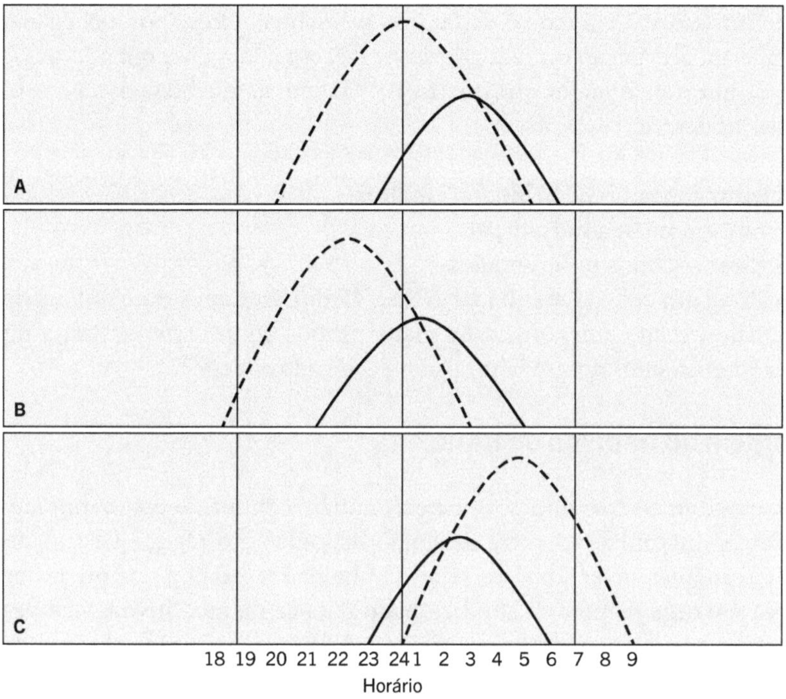

Figura 1 Curva de secreção da melatonina (linha tracejada) e sua relação com o período de sono (linha cheia). Em condições habituais de um indivíduo (a), a curva da melatonina se inicia ao anoitecer, com pico próximo das 24 horas, coincidindo com o adormecer sem dificuldades e tendo o despertar sem sonolência ocorrendo após a extinção da secreção de melatonina. Quando ocorre o avanço de fase do ciclo vigília-sono (b), o pico da melatonina se antecipa, próximo das 22 horas, causando importante sonolência. Consequentemente, o despertar será precoce, ocorrendo após a extinção da melatonina, próximo das 4 horas. Já nos indivíduos com atraso de fase do ciclo vigília-sono (c), haverá dificuldade para o adormecer no horário habitual, pois o início da secreção da melatonina encontra-se atrasado, próximo das 24 horas, e, consequentemente, o despertar no horário habitual estará associado à importante sonolência pela coincidência com o pico da melatonina.[18]

preferência ao ar livre, próximo do novo horário de despertar, assim como ao final da tarde, e mínima exposição ao anoitecer, amenizando o estado de avanço de fase.[18] Quanto à alimentação, realizar o desjejum aproximadamente 30 minutos antes do novo horário para o despertar pode ser útil, assim como o uso de melatonina 1 hora antes do novo horário ideal de sono.[20]

Em contrapartida, os voos para o oeste geram anoitecer e amanhecer relativamente tardios, podendo ser amenizados pela manutenção da vigília durante o dia, evitando ao máximo o adormecer antes do anoitecer. Nesse caso, o uso da melatonina entre 2 e 5 mg ao deitar, nas primeiras noites após a chegada, pode ser eficaz na prevenção ou redução do *jet lag*, especialmente quando a diferença de fusos horários é maior que quatro.[18,21] Quanto às medidas não farmacológicas, elas podem ser:

- Evitar o consumo de bebidas alcoólicas.
- Garantir uma boa hidratação.
- Realizar cochilos programados.
- Realizar um café da manhã farto 30 a 45 minutos após o novo horário ideal para despertar e um jantar com maior proporção de carboidratos complexos 2 a 3 horas antes do novo horário ideal de adormecer.[20]

Desordem do trabalho de turno

O distúrbio do trabalho por turnos, também conhecido como *shift lag*, ocorre pela dessincronização entre o relógio biológico e o regime de trabalho, em fases circadianas invertidas, ou seja, o trabalhador passa a dormir no período em que seu organismo está condicionado para se manter ativo e vice-versa.[18,19] Também pode se aplicar a horários que exigem um despertar precoce do sono noturno. Essa dessincronização leva a restrição e a privação crônica de sono, provendo agravos à condição de saúde desse indivíduo e suas relações sociais, impactando negativamente em seu bem-estar e condição física.[19] Dessa forma, justifica-se a inclusão da desordem do trabalho de turno (DTT) na Classificação Internacional dos Distúrbios de Sono.[17]

A dessincronização ocorrida no DTT gera reduções do tempo total de sono (TTS) e da eficiência do sono (ES), definida como a porcentagem de horas dormidas em relação à oportunidade de sono, consequentemente causando significativo aumento da sonolência no momento de trabalho. Estudos de Santos et al. e Pires et al., que analisaram motoristas de ônibus de escalas de trabalho diurnas e noturnas, identificaram que o TTS e a ES são significativamente menores no grupo dos trabalhadores que dormem de dia em relação aos que dormem à noite, independentemente da idade.[22,23] Tal quadro é agravado com a associação de outros distúrbios do sono, como insônia, distúrbios respiratórios e ronco. Destes, os distúrbios com maior prevalência nos trabalhadores de turno são os respiratórios, especialmente a síndrome da apneia obstrutiva do sono (SAOS).[24-27]

Somado aos efeitos deletérios dos distúrbios de sono associados, a sonolência excessiva durante o trabalho é fator causal de acidentes, colocando a vida do trabalhador e dos demais envolvidos em risco.[28-30] Diversos outros estudos demonstram correlação de outros agravos à saúde nessa população: fadiga crônica, hipertensão arterial sistêmica, acidente vascular cerebral, colites, úlceras pépticas, obesidade, dislipidemia, resistência insulínica, diabetes tipo 2 e câncer.[30-35] Além do mais, maus hábitos associados intensificam o agravo à qualidade de vida, como sedentarismo, consumo de bebidas alcoólicas, tabagismo e uso de drogas estimulantes do SNC.

O trabalho de turno se torna um grande desafio também pelos fatores emocionais. O indivíduo passa a lidar com o conflito de desejar manter suas atividades habituais no período em que deveria estar dormindo, assim como conflitos familiares, dificuldade de adaptação social, diminuição das atividades de lazer, somado ao estresse psicológico inerente ao trabalho, como em setores de emergências médicas, e relativos à jornada de trabalho, como turnos rotativos e grandes cargas horárias. Consequentemente, o estresse emocional prejudicará o bem-estar, o desempenho no trabalho e favorece o surgimento de distúrbios, como depressão e ansiedade.[36-40]

A eliminação do trabalho por turnos não é plausível, dada grande importância de sua existência para a manutenção dos serviços essenciais, porém os trabalhadores e suas empresas devem atentar para a qualidade de vida dessa população, proporcionando medidas que minimizam e previnam os efeitos deletérios e os riscos do trabalho inerentes ao regime de turnos. As ações devem envolver medidas que garantam a integridade física, mental e social dos trabalhadores.

A adaptação circadiana ao regime de trabalho por turno é variável, e, de acordo com Sack et al., existem medidas que evidenciam a facilitação dessa adaptação, minimizando seus efeitos deletérios. São elas:[19]

- Determinar uma rotina de vigília-sono, fixando os horários de adormecer e despertar de acordo com o turno de trabalho.
- Atraso progressivo do horário de dormir, 1 a 2 horas por dia, até atingir o horário ideal.
- Realizar cochilos planejados antes ou durante o trabalho, com duração de 20 a 60 minutos, para neutralizar a sonolência.
- Evitar a exposição solar ou à luz intensa no contraturno, usando óculos escuros durante o trajeto matinal, dormindo em quarto com bloqueio da luz e som.
- Expor-se à luz intensa durante o trabalho, por 20 a 30 minutos, e nos períodos de manutenção da vigília.
- Fazer uso de melatonina ou agonistas de melatonina pode beneficiar o sono diurno e a ressincronização, na dose de 0,5 a 6 mg/dia.
- Evitar o uso de drogas hipnóticas, pois envolve questões complexas em relação ao desempenho e segurança.
- Avaliar o uso de modafinil, que pode melhorar o estado de alerta noturno em trabalhadores de turno, porém seu uso deve ser prescrito e acompanhado pelo médico assistente.

- Consumir cafeína, que demonstrou melhorar o estado de alerta.
- Avaliar a existência de outros distúrbios que comprometam a qualidade do sono e o estabelecimento da rotina vigília-sono, corrigindo-os.

O diagnóstico dos TRCS demanda uma anamnese detalhada, sendo beneficiado por registros de diários de sono; actigrafia, que registra por aparelho portátil a atividade muscular por longos períodos, auxiliando o estudo do sono e do ritmo circadiano; e uso do questionário Matutinidade-Vespertinidade de Horne & Östberg.[41,42] Além disso, é necessário excluir a presença de outros distúrbios primários do sono que possam justificar melhor o quadro, pois uma queixa de sonolência excessiva em um trabalhador de turno não deve ignorar a possibilidade, por exemplo, de AOS ou outro distúrbio. E, se o tempo total de sono for congruente com o tempo do seu ritmo circadiano, ausente de sintomas ou deficiências, não haverá critérios para se diagnosticar como um TRCS.[19]

Embora existam diferenças entre os TRCS, o tratamento destes exige basicamente as seguintes intervenções:

- Estabelecimento de rotina para o ciclo vigília-sono, para a prática de atividades físicas e exercícios.
- Exposição temporizada à luz e proteção contra esta de forma estratégica.
- Uso adequado de medicações para auxílio na mudança de fase e/ou para a promoção do sono e manutenção da vigília.
- Restrição do consumo de substâncias estimulantes nos horários apropriados para o adormecer.
- Intervenções alternativas que impactem fisiologicamente a promoção do sono e da vigília, com atividades relaxantes e estimulantes, respectivamente.[16]

ESTILO DE VIDA X SONO INSUFICIENTE

Os hábitos cotidianos influenciam significativamente a maioria dos distúrbios do sono, apresentando-se como fatores desencadeantes ou agravantes dessas doenças. Porém, a promoção de um estilo de vida benéfico é capaz de atuar no tratamento e na prevenção desses distúrbios.

Sabendo das consequências benéficas promovidas pelo sono reparador e o contrário, os significantes prejuízos físicos, emocionais, cognitivos e sociais atrelados ao prejuízo da qualidade de sono, torna-se importante ressaltar a necessidade de manter as medidas de higiene do sono na rotina cotidiana, em prol da otimização da qualidade de vida. Essas medidas são:[43]

- Respeitar o ritmo vigília-sono individual, considerando o cronotipo e a necessidade de horas de sono, criando regularidade nos horários de adormecer e despertar, evitando oscilações maiores que 2 horas, mesmo nos finais de semana.
- Ir para a cama com sono, evitando o tempo excessivo na cama, incluindo a sesta, não ultrapassando 7,5 horas.
- Promover um ambiente relaxante para o período de sono, com controle sonoro e luminoso, evitando especialmente luz branca e azul, utilizando "tapa-olhos" e "tapa-ouvidos", se necessário, e com controle da temperatura ambiente, que devendo estar entre 17 e 27°C.
- Evitar a prática de atividades inibitórias ao sono ou perturbadoras próximos do horário de deitar-se, como alimentação pesada, exercícios físicos, atividades estimulantes ou que necessitem de alta concentração.
- Evitar o consumo de substâncias estimulantes do SNC antes de deitar-se, como álcool, tabaco, cocaína e cafeína.

INVESTIGAÇÃO E DIAGNÓSTICOS DE DISTÚRBIOS DO SONO

O sono deve ser considerado como sinal vital. É importante que o profissional de saúde avalie sintomas de falta de sono e barreiras para o sono saudável. Faz parte da avaliação educar os pacientes sobre o impacto negativo da falta de sono e sua relação com doenças crônicas e distúrbios psiquiátricos. E se necessário prescrições de mudanças no estilo de vida visando à melhoria do sono.

São frequentes os subdiagnósticos de distúrbios do sono. Por isso é fundamental a anamnese detalhada, especialmente com auxílio do cônjuge ou parceiro. Segundo o ICSD3 (*Internacional Classification of Sleep Disorders*), da *American Academy of Sleep Medicine*, existem: 2 insônias, 19 distúrbios respiratórios do sono, 8 hipersonias, 7 distúrbios do ritmo circadiano, 7 parassonias e 8 distúrbios do movimento relacionados ao sono.[17]

Insônia e distúrbios respiratórios do sono são os mais comuns, e a combinação dos dois é o mais difícil de tratar. A seguir, serão abordados alguns dos principais distúrbios do sono.

SÍNDROME DO SONO INSUFICIENTE INDUZIDA PELO COMPORTAMENTO

É caracterizada por um sono inadequado para o desempenho funcional. Ocorre uma restrição voluntária do tempo de sono, sendo que normalmente a maior duração é nos finais de semana. Disparidade entre sono necessário e sono obtido. É preciso ter de 7 a 14 dias disponíveis para regular o sono, ou seja, dormir sem despertador, para depois avaliar e dar o diagnóstico de síndrome do sono insuficiente.[17]

Ocorre em 7,3 a 20% da população em geral e está associada a idade mais jovem (30 a 39 anos), abuso de álcool, horas de trabalho mais longas, estresse e depressão.

INSÔNIA

Pode existir uma pequena confusão, pois o nome insônia é comumente usado tanto para se referir a um sintoma de algum outro quadro como ao transtorno insônia. Entretanto, a maioria dos autores concorda que tanto a insônia que é secundária (proveniente, por exemplo, de um quadro psiquiátrico, disfunção vascular, deficiência visual ou disfunção renina-angiotensina) quanto a primária merecem serem olhadas como uma condição que necessita de atenção e tratamento.[44]

Definida como a dificuldade em iniciar o sono (o normal é que se inicie em até 30 minutos), ou de manter o sono, ou o despertar precoce, ou ainda um ou mais destes juntos. Em curso por pelo menos 3 meses e ocorrendo, pelo menos, 3 vezes por semana. Pode ser considerada aguda ou crônica. É um distúrbio multifatorial ligado à ordem comportamental, sendo necessária avaliação criteriosa para excluir outros diagnósticos.

É uma doença do sono bastante incidente na população em geral. Cerca de um terço dos adultos relatam queixas de insônia, cuja prevalência é de 6 a 10%. É mais comum em mulheres e pessoas mais velhas. Gera grande impacto social, sendo causa de absenteísmo e perda de produtividade. Além disso, é fator de risco para doenças psiquiátricas, neurológicas e cardiovasculares.

A insônia está associada a fatores neurobiológicos e comportamentais, fadiga, mal-estar e sonolência, comprometimento da concentração/memória, motivação diminuída, perturbações do humor/irritabilidade, erros ou acidentes de trabalho/condução, sintomas físicos (dor de cabeça/distúrbios gastrointestinais) e preocupação persistente com o sono. Nesta última, pode-se criar um ciclo vicioso entre estado de hipervigilância – noite maldormida –, crenças e cognições erradas – estado de hipervigilância.

Para o tratamento, pode ser necessária a combinação de medidas farmacológicas com não farmacológicas, sendo que as não farmacológicas são as medidas de primeira escolha. Entender antes o contexto do paciente é fundamental para as diretrizes do tratamento.

Quanto à higiene do sono, é interessante que os profissionais de saúde estejam aptos a abordar medidas que vão favorecer a qualidade do sono dos pacientes.

Uma medida considerada padrão-ouro no tratamento da insônia é a terapia cognitivo-comportamental (TCC). Ela aumenta o tempo de remissão e a resposta à medicação, a eficiência do sono. Também combate vínculos e crenças negativas e a frustração/ansiedade por não conseguir dormir. Tem eficácia comparável com medicação em curto prazo e efeito de longo prazo (mais que 6 meses), o que não ocorre com medicação.

É importante encaminhar para um especialista, existindo algumas abordagens de tratamento ou a combinação delas, tais como: terapia cognitivo comportamental para insônia (TCC-I); terapia da aceitação e compromisso; aromaterapia; acupuntura; atividade física, meditação e mindfulness; higiene do sono e por fim, medicação como coadjuvante.

APNEIA E HIPOPNEIA OBSTRUTIVA DO SONO

Apneia é considerada a parada do fluxo de ar, seguida por despertar e a hipopneia como a redução de 30 a 50%, com ou sem despertar. Ambas são eventos recorrentes durante o sono.

Geralmente são classificadas de acordo com o índice de apneia-hipopneia (IAH), com base na polissonografia, que é um exame para análise do sono, por meio de registros durante uma noite inteira de seus principais eventos fisiológicos, por meio de eletrodos e sensores especiais. É considerada síndrome da apneia e hipopneia obstrutiva do sono (SAHOS) quando ocorrem 5 ou mais eventos por hora de sono.[45]

A classificação segundo o IAH considera a apneia:

- Leve – de 5 a 15 eventos/hora.
- Moderada – de 15 a 30 eventos/hora.
- Grave – acima de 30 eventos/hora.

Em relação à prevalência, é provavelmente o mais frequente dos distúrbios, ocorrendo em 26% da população geral, e 80% não é diagnosticado. Esse distúrbio está associado ao sobrepeso ou obesidade, ao aumento da circunferência do pescoço, à síndrome metabólica, ao ronco alto, intenso e intermitente, entrecortado por paradas respiratórias, à sonolência excessiva diurna, à hipertensão arterial e a déficit cognitivo.

Há algumas modalidades de tratamento para Sahos, e algumas vezes é melhor que sejam usadas em conjunto, dependendo do diagnóstico da condição basal. O tratamento clínico pode incluir medidas comportamentais, tais como perda de peso, melhora da higiene do sono e alteração ou retirada de alguns medicamentos, do álcool ou de determinados hábitos.

Pode ser indicado o uso de aparelhos de pressão positiva, como o CPAP e o BIPAP, ou aparelhos intraorais. Há também as modalidades cirúrgicas de tratamento. Antes de qualquer tratamento, duas causas endócrinas devem ser excluídas: hipotireoidismo e acromegalia. Como é um distúrbio multifatorial, deve-se considerar uma abordagem multidisciplinar, com encaminhamento para especialistas, como médico do sono, otorrinolaringologista e dentista.

SÍNDROMES DAS PERNAS INQUIETAS E BRUXISMO

A síndrome das pernas inquietas (SPI) é um tipo de distúrbio de movimento relacionado ao sono, tido como sensação ou necessidade de mover as pernas ou sensação de desconforto nas pernas quando se repousa (sentado ou deitado). É pior à noite quando comparado ao dia. O movimento ajuda a aliviar a sensação de desconforto.[17] Esses sintomas não têm origem em outras causas médicas primárias.

Em relação à prevalência, ocorre em torno de 5 a 15% da população. Está associada a movimentos periódicos do sono (ocorrem em 85% dos pacientes com SPI), interrupções do sono, fadiga e movimentos periódicos involuntários/espasmódicos dos membros enquanto acordado ou em repouso.

Outro distúrbio do movimento que pode atrapalhar o sono e causar várias complicações, como dores faciais, de cabeça e desgastes dentais, é o bruxismo. Considerado um tipo de parassonia, pois é uma desordem, uma parafunção, que pode se manifestar durante o sono, sendo caracterizado pelo ato de apertar e/ou ranger os dentes, com hiperatividade não fisiológica da musculatura mastigatória.[45]

FATORES ALIMENTARES QUE INTERFEREM NA QUALIDADE DO SONO

Acredita-se que a nutrição tenha um grande impacto no sono. No entanto, a relação entre componentes nutricionais varia de acordo com diferentes padrões alimentares e depende significativamente das funções digestivas e metabólicas de cada indivíduo.[46]

Estudos têm proposto uma relação entre a duração do sono e a obesidade.[47] A privação do sono diminui a sensibilidade à insulina, aumenta a secreção da grelina e diminui a da leptina, levando ao aumento da fome e à diminuição da saciedade. As escolhas alimentares também podem se alterar para alimentos mais calóricos e palatáveis. Em contrapartida, ocorre diminuição da atividade física e do gasto calórico, criando um ambiente propício ao ganho de peso.[48]

Hábitos como pular o café da manhã, grandes intervalos entre as refeições com posterior hiperfagia, perfil beliscador e preferência por alimentos não saudáveis também estão relacionados à má qualidade do sono.[47]

A incorporação diária de alimentos que promovem o sono como leite, peixes gordurosos, cerejas e kiwi, tem sido estudada por seus potenciais benefícios para a melhoria imediata e aguda do sono.[47]

Evidências crescentes indicam que o consumo suficiente de nutrientes é importante para o sono. Um grande estudo descobriu que a falta de nutrientes essenciais, como cálcio, magnésio e vitaminas A, C, D, E e K, está associada a problemas de sono.[48] Embora essa pesquisa não prove causa e efeito, ela apoia a probabilidade de que a dieta afete as vias hormonais envolvidas no sono.[49]

A seguir, serão apresentados alguns nutrientes e sua interação com a qualidade do sono.[46,47,50-52]

Carboidratos

Dieta de alto índice glicêmico causa rápido aumento do nível de glicose no sangue, resultando em aumento de insulina compensatória.[46] Uma tendência significativa para a pior qualidade do sono com aumento da ingestão de carboidrato foi encontrada, entretanto a qualidade do carboidrato parece ser mais importante do que sua quantidade. Além disso, o consumo frequente de bebidas energéticas e bebidas adoçadas com açúcar foi associado à má qualidade do sono.[47]

Proteínas

Estudos indicam que a baixa ingesta de proteínas está associada à má qualidade do sono e à dificuldade de iniciar o sono, enquanto a alta ingesta de proteínas está associado à dificuldade de manter o sono.[47]

Ácidos graxos

- Ácidos graxos saturados: estudos sobre seu papel relacionado ao sono são limitados, porém parece que o consumo de ácidos graxos saturados diminui o bem-estar do sono.[46]
- Ômega 3 Pufa: a dieta deficiente em ômega 3 Pufa perturbou o sono noturno, pois afeta o ritmo de melatonina e as funções do relógio circadiano.[46]
- Ômega 6 Pufa: comparado com o consenso geral sobre o papel benéfico da gordura ômega 3 Pufa no sono, os papéis do ômega 6 Pufa não são tão claros.[46]

Aminoácidos

- Triptofano: é um substrato da serotonina, que é um importante mediador do sono. A suplementação com triptofano produz aumento da sonolência subjetiva e diminuição do tempo para dormir, especialmente em indivíduos com insônia leve.[46] Alimentos contendo triptofano melhoraram os índices de sono. Os mecanismos subjacentes às observações supracitadas referem-se à relação entre o esgotamento do triptofano e a função serotonérgica. Reduzir a disponibilidade de triptofano impede a síntese da serotonina e, posteriormente, reduz a qualidade do sono.[50]

- Ácido gama-aminobutírico e glutamina: estudos mostram que alimentos contendo Gaba e glutamina diminuem a latência do sono e aumentam sua eficácia, porém efeitos beneficiários sobre sua suplementação ainda precisam de confirmação científica.[46]

Vitaminas

Vitamina D: estudos concluíram que a deficiência de vitamina D está associada a maior risco de distúrbios do sono, incluindo má qualidade do sono, curta duração do sono e sonolência. Além disso, há associação entre os níveis de vitamina D sérica e a SAOS.[46]

Alguns tipos de dietas podem ter relação direta com a qualidade do sono:

- Dietas restritivas: a restrição calórica influencia na arquitetura do sono. Deficiências de proteínas e carboidratos também foram associadas a menor duração do sono.[47]
- Dietas ricas em carboidratos com altos índices glicêmicos também podem afetar o nível de energia e a qualidade do sono. Está bem estabelecido que refeições ricas em carboidratos muitas vezes podem levar a sonolência e prejudicar a qualidade do sono. Foi demonstrado que a ingestão elevada de carboidratos aumenta o número de despertares noturnos e reduz a quantidade de sono profundo.[51]
- A dieta do Mediterrâneo, que é baseada em vegetais, ao mesmo tempo que incorpora carnes magras e alimentos ricos em fibras, demonstrou melhorar a qualidade do sono.[51]
- A dieta DASH (*dietary approaches to stop hypertension*) com redução do sódio e gorduras saturadas e aumento da ingesta de alimentos integrais com altos níveis de fibra, potássio e magnésio reduz a pressão arterial. Pesquisas descobriram que as pessoas que a seguem tendem a relatar um sono melhor.[52]
- O gerenciamento da dieta é uma estratégia possível, conveniente e barata para melhorar o sono. Reconhecer as conexões entre sono e nutrição cria oportunidades para otimizar ambos, a fim de ter um sono reparador e viver uma vida mais saudável.[47]

TRATAMENTO NÃO FARMACOLÓGICO DA INSÔNIA

Medidas não farmacológicas também podem ser usadas para ajudar na qualidade do sono.[53] Na prática clínica, as terapias podem ser realizadas individualmente ou em grupo, sendo geralmente prescritas de acordo com os sintomas do paciente. Para que elas sejam consideradas efetivas, devem diminuir a latência do sono, aumentar o tempo total do sono e melhorar a funcionalidade diurna dos pacientes.[54] Segundo Ringdahl et al., esse aumento no tempo total do sono deve ser superior a 30 minutos e a latência do sono deve ser reduzida para um tempo inferior a 30 minutos.[55]

As terapias mais estudadas e utilizadas são descritas a seguir.[8,53,54]

- Terapia do controle de estímulos: a terapia do controle de estímulos é baseada na premissa de que a insônia é uma resposta condicionada aos fatores temporais (tempo despendido na cama) e ambientais (quarto de dormir/cama) relacionados com o sono. Assim, seu principal objetivo é treinar o insone a reassociar o quarto de dormir e a cama com um rápido início do sono. Para isso, deve-se abreviar as atividades incompatíveis com o sono (observáveis e camufladas) utilizadas como dicas para permanecer acordado, além de planejar um consistente ciclo vigília-sono.[54]
- Terapia de restrição do sono: o paciente é aconselhado a limitar o tempo na cama para o número de horas que ele realmente passa dormindo.[53]
- TCC para insônia: o objetivo da terapia cognitiva é eliminar as crenças e as atitudes errôneas relacionadas ao sono.[8] Alguns sintomas e queixas de sono são alvos da terapia cognitiva, entre eles:
  - Uma falsa expectativa do tempo necessário de sono ("Eu não consigo dormir as oito horas de sono que são necessárias para o meu bem-estar...").
  - Uma concepção inadequada das causas da insônia ("Minha insônia é a consequência de um desequilíbrio químico...").
  - A amplificação das suas consequências ("Eu não consigo fazer nada após uma noite de sono ruim...").[54]
- Terapia de relaxamento: as intervenções baseadas no relaxamento foram estabelecidas a partir da observação de que, frequentemente, os pacientes com insônia relatam um alto estado de alerta (fisiológico e cognitivo), tanto durante a noite como durante o dia. Os tipos de relaxamento mais comuns são o relaxamento muscular progressivo e o *biofeedback*. O primeiro consiste em tencionar e relaxar diferentes grupos musculares de todo o corpo, visando a uma diminuição do alerta fisiológico (tensão muscular); já o segundo é uma técnica que utiliza estímulos visuais (imagens confortáveis ou neutras) e/ou auditivos (músicas) para desfocar a atenção do paciente.[54]

- Terapia multicomponente: combina o controle de estímulos, treinamento de relaxamento e/ou educação sobre higiene do sono.[53]
- Intenção paradoxal: é um método cognitivo em que os pacientes são ensinados a confrontar seu medo de ficar acordado e reduzir a ansiedade ao aceitar o estado de vigília silenciosa até o início do sono.[53]
- Higiene do sono: a higiene do sono é um método que visa educar os hábitos relacionados à saúde (p. ex., a dieta, o exercício físico e o uso de substâncias de abuso) e ao comportamento (p. ex., a luz, os barulhos, a temperatura e o colchão) que sejam benéficos ou prejudiciais ao sono. As recomendações da higiene do sono incluem:
  - Usar o quarto e a cama somente para dormir e praticar atividade sexual.
  - Evitar o barulho (com tampão de ouvido), a luz (cortinas nas janelas) e a temperatura excessiva (cobertor/ar-condicionado) durante o período do sono.
  - Evitar, entre outras, a cafeína, a nicotina e as bebidas alcoólicas nas últimas 4 a 6 horas que antecedem o sono.[54]

RECOMENDAÇÕES DA MEDICINA DO ESTILO DE VIDA PARA O SONO[56]

1. Definir o horário de sono: ter um horário definido do sono como parte essencial do dia deixa o cérebro e o corpo programados a obter toda a quantidade de sono necessário.
   - Ter um horário fixo de despertar: um horário irregular impede um ritmo de sono consistente.
   - Priorizar o sono: definir um horário fixo para dormir todas as noites.
   - Fazer ajustes graduais: realizar ajustes aos poucos de até 1 ou 2 horas por vez, assim estabelecendo um novo cronograma de sono.
   - Não cochilar: cochilos podem ser uma maneira útil de recarregar as energias durante o dia, mas prejudicam o sono noturno. Se necessário, realizar cochilos curtos e limitados ao início da tarde.
2. Seguir uma rotina noturna:
   - Manter uma rotina consistente todas as noites;
   - Separar 30 minutos pré-sono: aproveitar esse tempo para entrar em estado de calma, escutar músicas relaxantes, alongamento leve, leitura suave, exercícios de relaxamento.
   - Diminuir as luzes: luzes intensas podem dificultar a produção de melatonina.
   - Desconectar de equipamentos eletrônicos.

- Não insistir em ficar na cama: se após 20 minutos na cama o paciente não tiver sono, oriente-o a se levantar, esticar, se acalmar e tentar dormir novamente.

3. Cultivar hábitos diários saudáveis: incorporar rotinas positivas durante o dia, apoiando o ritmo circadiano e limitando interrupções no sono.
   - Obter exposição à luz do dia: a luz solar é um dos principais impulsionadores do ciclo circadiano, que pode incentivar um sono de qualidade.
   - Ser fisicamente ativo: exercícios regulares podem facilitar o sono à noite.
   - Não fumar: a nicotina estimula o corpo de maneiras prejudiciais ao sono.
   - Reduzir o consumo de álcool: o álcool pode facilitar o sono, mas o efeito passa, interrompendo o sono no final da noite.
   - Cortar a cafeína durante a tarde e noite: a cafeína tem um efeito estimulante sobre o corpo.
   - Não se alimentar tarde: não realizar refeições tarde da noite, pesadas ou picantes, pois o corpo ainda estará em processo de digestão no momento de dormir.
   - Restringir atividades da cama: para construir um elo entre dormir e estar na cama, utilizá-la apenas para dormir ou para o sexo.

SONO E DOENÇAS CRÔNICAS NÃO TRANSMISSÍVEIS

O sono saudável está ligado diretamente a benefícios da saúde como um todo. Há reparo muscular e no DNA, diminuição de cortisol, com ação anti-inflamatória, melhora no metabolismo dos lipídios, diminuição à resistência insulínica, diminuição da grelina, aumento de leptina, melhora de sinapses e da memória, melhora do humor, julgamentos e emoções.[57]

Por esses fatores, distúrbios do sono estão associados a diversas doenças crônicas não transmissíveis, como: ansiedade, artrose, câncer, depressão, demência, diabetes *mellitus* tipo 2, dislipidemia, distúrbios da memória, doenças cardiovasculares, dor crônica, dor lombar, fadiga crônica, hipertensão arterial, obesidade, osteoporose, osteoartrite, além do uso abusivo de álcool, tabaco, drogas e açúcar.[58] Alguns desses males são destacados a seguir.[58-61]

Obesidade

O sono de má qualidade está diretamente relacionado ao sobrepeso e à obesidade pela diminuição do hormônio de crescimento, diminuição da sensibilidade à insulina na captação de glicose, aumento nas concentrações dos níveis de colesterol matinais, alteração no controle da fome e apetite, fadiga e desmotivação para realização de exercício físico.[59]

Doenças cardiovasculares

A privação do sono a longo prazo está diretamente relacionada a fatores de risco para doença cardiovascular como dislipidemia, hipertrigliceridemia, hipertensão arterial e aumento de substâncias inflamatórias séricas.[58]

Apneia obstrutiva do sono

Gera prejuízo significativo na qualidade do sono. Há elevação do risco de evento cardiovascular pelos baixos níveis de oxigênio e alto de dióxido de carbono, elevação do tônus adrenérgico, elevação da pressão arterial e frequência cardíaca, aumentando a chance de infarto agudo do miocárdio, falência cardíaca, acidente vascular cerebral e arritmias cardíacas.

Apneia obstrutiva do sono também está associada ao ganho de peso, em especial o aumento de gordura visceral, que reconhecidamente está associado a distúrbios metabólicos como diabetes, dislipidemia, esteatose hepática e síndrome metabólica.[60]

Câncer

Além de fatores citados previamente, como obesidade, síndrome metabólica, inflamação sistêmica e estresse crônico, existe uma relação independente entre distúrbios do sono e câncer. Como a reparação do DNA ocorre predominantemente durante o sono, distúrbios do sono podem aumentar o risco de diversos tipos de câncer. Além disso, distúrbios do sono podem afetar a progressão do câncer já instalado e a eficácia do tratamento.

Para tipos específicos de câncer, a curta duração do sono foi associada a maior risco de transformação maligna de pólipos do cólon. Há também maior probabilidade de câncer de estômago, linfoma não Hodgkin, tireoide, bexiga, cabeça e pescoço.

Há ainda a associação de longa duração do sono, definida como dormir mais de nove horas por noite, com risco potencial de desenvolvimento de câncer. A longa duração do sono tem sido associada ao aumento de risco de câncer primário de fígado e mama, em particular o subtipo em que o crescimento é impulsionado pelo estrogênio.

Os sintomas do câncer ou os efeitos colaterais do tratamento podem gerar problemas no sono, reduzindo a qualidade de vida do doente. O câncer também pode levar a mudanças físicas e mentais duradouras que prejudicam o sono, incluindo em sobreviventes do câncer que completaram o tratamento por muito tempo. Saber sobre as relações complexas entre o câncer e o sono cria oportunidades para melhorar a saúde.[60]

Doenças mentais

A privação do sono crônica está diretamente ligada a doenças mentais como depressão, demência, ansiedade, entre outros. Em situações de provação de sono há maior propensão em desenvolver depressão e transtorno de ansiedade. A depressão pode gerar desestruturação do sono. Insônia é fator de risco para depressão. Um pode predizer o risco do outro, para melhora ou piora, pois ambos têm alterações neuroquímicas semelhantes.[61]

Demência

A perda do sono pode contribuir para exacerbar a gravidade de sintomas de demência. O padrão do sono se modifica pela demência à medida em que há mudanças no ritmo circadiano. O sono de ondas lentas e o sono REM são partes essenciais para a saúde mental. Pessoas com demência passam menos tempo no sono de ondas lentas e no sono REM e mais tempo nos estágios iniciais do sono. Essa redução do sono profundo e do sono REM pode piorar à medida que a demência progride.

REFERÊNCIAS

1. Colégio Brasileiro de Medicina do Estilo de Vida. Disponível em: https://cbmev.org.br. Acesso em: 8 agosto 2024.
2. Gomes MM, Quinhones MS, Engelhardt E. Neurophysiology of sleep and pharmacotherapeutic aspects of their disorders. Rev Bras Neurol. 2010;46(1):5-15.
3. Kelly J, Shull J. Foundations of lifestyle medicine: the Lifestyle Medicine Board Review manual. 2.ed. Capítulo 2.
4. Martinez D, Lenz MCS, Barreto LM. Diagnóstico dos transtornos do sono relacionados ao ritmo circadiano. J Bras Pneumo. 2008;34(3).
5. Araujo P, Andersen ML, Katsumasa H. Gênese neural do sono. In: Paiva T, Andersen ML, Tufik S. O sono e a medicina do sono. Barueri: Manole; 2014. p.55-63.
6. Neto JC. Controle neural do metabolismo da glândula pineal [tese]. ICB-USP, 1996.
7. Andersen ML, Alvarenga TA, Pires GN. Fisiologia do sono: regulação das atividades corporais. In: Paiva T, Andersen ML, Tufik S. O sono e a medicina do sono. Barueri: Manole; 2014. p.64-75.
8. Ribeiro, S. Oráculo da noite. São Paulo: Companhia das Letras; 2019.
9. Jessen AN, Munk ASF, Lundgaard I, Nedergaard M. The glymphatic system: a beginner's guide. Neurochem Res. 2015.
10. Hirshkowitz M, Whiton K, Albert SM, Alessi C, Bruni O, DonCarlos L, et al. National Sleep Foundation's sleep time duration recommendations: methodology and results summary. Sleep Health. 2015;1(1):40-3.
11. Silva F. Funções do sono. In: Paiva T, Andersen ML, Tufik S. O sono e a medicina do sono. Barueri: Manole; 2014. p.5-17.
12. Watson NF, Badr MS, Belenky G, Bliwise DL, Buxton OM, Buysse D, et al. Recommended amount of sleep for a healthy adult: a joint consensus statement of the American Academy of Sleep Medicine and Sleep Research Society. J Clin Sleep Med. 2015;11(6):591-2.
13. Porkka-Heiskanen T, Alanko L, Kalinchuk A, Stenberg D. Adenosine and sleep. Sleep Med Rev. 2002;6(4):321-32.

14. Czeisler CA, Duffy JF, Shanahan TL, Brown EN, Mitchell JF, Rimmer DW, et al. Stability, precision, and near-24-hour period of the human circadian pacemaker. Science. 1999;284(5423):2177-81.
15. Benedito-Silva AA. Cronobiologia do ciclo vigília-sono. In: Tufik S. Medicina e biologia do sono. Barueri: Manole; 2008. p.24-33.
16. Auger RR, Burgess HJ, Emens JS, Deriy LV, Thomas SM, Sharkey KM. Clinical practice guideline for the treatment of intrinsic circadian rhythm sleep-wake disorders: advanced sleep-wake phase disorder (ASWPD), delayed sleep-wake phase disorder (DSWPD), non-24-hour sleep-wake rhythm disorder (N24SWD), and irregular sleep-wake rhythm disorder (ISWRD). An update for 2015. J Clin Sleep Med. 2015;11(10):1199-236.
17. American Academy of Sleep Medicine. International Classification of Sleep Disorders. 3.ed. Darien, IL: American Academy of Sleep Medicine; 2014.
18. Martinez D, Lenz MCS, Menna-Barreto L. Diagnóstico dos transtornos do sono relacionados ao ritmo circadiano. J Bras Pneumol. 2008;34(3):173-80.
19. Sack RL, Auckley D, Auger RR, Carskadon MA, Wright KP, Vitiello MV, et al. Circadian rhythm sleep disorders: Part I, basic principles, shift work and jet lag disorders. Sleep. 2007;30(11):1460-83.
20. Kelly J, Shull J. Foundations of lifestyle medicine: the Lifestyle Medicine Board Review manual. 2.ed. Capítulo 2.
21. Herxheimer A, Petrie K. Melatonin for the prevention and treatment of jet lag. Cochrane Database Syst. 2002;2:CD001520.
22. Santos EHR, De Mello MT, Pradella-Hallinan M, Luchesi L, Pires MLN, Tufik S. Sleep and sleepiness among Brazilian shift-working bus drivers. Chronobiol Int. 2004;21:881-8.
23. Pires MLN, Teixeira CW, Esteves AM, Bittencourt LRA, Silva RS, Santos RF, et al. Sleep, ageing and night work. Braz J Med Biol Res. 2009;42:839-43.
24. Mello MT, Santana MG, Souza LM, Oliveira PCS, Ventura ML, Stampi C, et al. Sleep patterns and sleep-related complaints of Brazilian interstate bus drivers. Braz J Med Biol Res. 200;33:71-7.
25. Howard ME, Desai AV, Grunstein RR, Hukins C, Armstrong, JG, Joffe D, et al. Sleepiness, sleep-disordered breathing and accident risk factors in commercial vehicle drivers. Am J Respir Crit Care Med. 2004;170:1014-21.
26. Moreno CRC, Louzada FM, Teixeira LR, Borges F, Lorenzi-Filho G. Short sleep is associated with obesity among truck drivers. Chronobiol Int. 2006;23:1295-303.
27. Nena E, Tsara V, Steiropoulos P, Constantinidis T, Katsarou Z, Christaki P, et al. Sleep disordered breathing and quality of life or railway drivers in Greece. Chest. 2008;134:79-86.
28. Philip P. Sleepiness of occupational drivers. Ind Health. 2005;43:30-3.
29. Pandi-Perumall SR, Verster JC, Kayumov L, Lowe AD, Santana MG, Pires MLN, et al. Sleep disorders, sleepiness and traffic safety: a public health menace. Braz J Med Biol Res. 2006;39:863-71.
30. Pack AL. Advances in sleep-disordered breathing. Am J Resp Crit Care Med. 2006;173:7-15.
31. Buysse DJ, Grunstein R, Horne J, Lavie P. Can an improvement in sleep positively impact on health? Sleep Med Rev. 2010;14(6):405-10.
32. Costa G. Shift work an occupational medicine: an overview. Occup Med. 2003;53:83-8.
33. Knutson A. Health disorders of shift workers. Occup Med. 2003;53:103-8.
34. Fritschi L, Glass DC, Heyworth JS, Aronson K, Girschik J, Boyle T, et al. Hypotheses for mechanisms linking shift-work and cancer. Med Hypotheses. 2011;77(3):430-6.
35. Erren TC, Falaturi P, Morfeld P, Knauth P, Reiter RJ, Piekarski C. Shift work and cancer: the evidence and the challenge. Dtsch Arztebl Int. 2010;107(38):657-62.
36. Costa G. Shift work and health: current problems and preventive actions. Saf Health Work. 2010;1(2):112-23.
37. Demerouti E, Geurts SAE, Bakker AB, Euwema M. The impact of shiftwork on work: home conflict, job attitudes and health. Ergonomics. 2004;9:987-1002.
38. Knauth P. The design of shift systems. Ergonomics. 1993;36(1-3):15-28.
39. Geiger-Brown J, Muntaner C, Lipscomb J, Trinkoff A. Demanding work schedules and mental health in nursing assistants working in nursing homes. Work & Stress. 2004;18:292-304.

40. Elovainio M, Kuusio H, Aalto A, Sinervo T, Heponiemi R. Insecurity and shift work as characteristics of a negative work environment: psychosocial and behavioral mediators. J Advanc Nurs. 2009;66:1080-91.
41. Morgenthaler T, Alessi C, Friedman L, Owens J, Kapur V, Boehlecke B, et al. Practice parameters for the use of actigraphy in the assessment of sleep and sleep disorders: an update for 2007. Sleep. 2007;30(4):519-29.
42. Benedito-Silva AA, Menna-Barreto L, Marques N, Tenreiro S. A self-assessment questionnaire for the determination of morningness-eveningness types in Brazil. Prog Clin Biol Res. 1990;341B:89-98.
43. Semana do Sono – Associação Brasileira do Sono, Associação Brasileira de Medicina do Sono e Associação Brasileira de Odontologia do Sono [homepage da internet]. Cartilha Semana do Sono 2020. Disponível em: http://semanadosono.com.br/wp-content/uploads/2021/01/cartilha_semana_sono_2020.pdf. Acesso em: 20 fev. 2024.
44. Kelly J, Shull J. Foundations of Lifestyle medicine: the Lifestyle Medicine Board Review manual. 2.ed. Capítulo 2.
45. Alencar JR. Oclusão, dores orofaciais e cefaleia. Editora Santos. Capítulo 3.
46. Zhao M, Tuo H, Wang S, Zhao L. The effects of dietary nutrition on sleep and sleep disorders. Mediators of Inflammation. 2020; p.1-7.
47. St-Onge MP, Mikic A, Pietrolungo CE. Effects of diet on sleep quality. Adv Nutr. 2016;7(5):938-49.
48. Ikonte CJ, Mun JG, Reider CA, Grant RW, Mitmesser SH. micronutrient inadequacy in short sleep: analysis of the NHANES 2005-2016. Nutrients. 2019;11(10):2335.
49. Frank S, Gonzalez K, Lee-Ang L, Young MC, Tamez M, Mattei J. Diet and sleep physiology: public health and clinical implications. Front Neurol. 2017;8:393.
50. Binks H, Vincent Ge, Gupta C, Irwin C, Khalesi S. Effects of diet on sleep: a narrative review. Nutrients. 2020;12:936.
51. Muscogiuri G, Barrea L, Aprano S, Framondi L, Di Matteo R, Laudisio D, et al. On behalf of the Opera Prevention Project. Sleep quality in obesity: does adherence to the Mediterranean Diet Matter? Nutrients. 2020;12(5):1364.
52. Liang H, Beydoun HA, Hossain S, Maldonado A, Zonderman AB, Fanelli-Kuczmarski MT, et al. Dietary approaches to stop hypertension (DASH) score and its association with sleep quality in a national survey of middle-aged and older men and women. Nutrients. 2020;12(5):1510.
53. Maness DL, Khan M. Nonpharmacologic management of chronic insomnia. Am Fam Physician. 2015;92(12):1058-64.
54. Passos GL, Tufik S, Santana MG, Poyares D, Mello MT. Tratamento não farmacológico para a insônia crônica. Rev Bras Psiquiatr. 2007;29(3):279-82.
55. Ringdahl EN, Pereira SL, Delzell JE Jr. Treatment of primary insomnia. J Am Board Fam Pract. 2004;17(3):212-9.
56. Suni E. Sleep hygiene for SleepFoundation.org: what is sleep hygiene? Aug 2020. Disponível em: https://www.sleepfoundation.org/sleep-hygiene. Acesso em: 30 jun. 2024.
57. World Sleep Society [homepage de internet]. Disponível em: http://https://worldsleepsociety.org/. Acesso em: 30 jun. 2024.
58. Drager LF, Lorenzi-Filho G, Cintra FD, Pedrosa RP, Bittencourt LRA, Poyares D, et al. 1º Posicionamento Brasileiro sobre o Impacto dos Distúrbios de Sono nas Doenças Cardiovasculares da Sociedade Brasileira de Cardiologia. Arq Bras Cardiol. 2018;111(2):290-340.
59. Harvard [homepage de internet]. Disponível em: https://https://www.health.harvard.edu/staying-healthy/improving-sleep-a-guide-to-a-good-nights-rest. Acesso em: 20 jan. 2021.
60. Sleep Foundation [homepage de iternet]. Disponível em: https://www.sleepfoundation.org/physical-health/cancer-and-sleep. Acesso em: 30 jun. 2024.
61. Sleep Foundation [homepage de internet]. Disponível em: https://www.sleepfoundation.org/mental-health. Acesso em: 30 jun. 2024.
62. Li L, Wu C, Gan Y, Qu X, Lu Z. Insomnia and the risk of depression: a meta-analysis of prospective cohort studies. BMC Psychiatry. 2016;16(1):375.

3
Pilar alimentação

Carolina Pimentel
Annie Bello
Carlos Eduardo Teixeira Fernandez
Carolina Tchakrian Gueogjian
Fernanda Dalphorno Manente
Isadora Lino Reis
Maria Cecilia Duailibe de Barros Pascoal
Melissa Ganan Antoun Guedes
Paula Andrea Junqueira de Freitas
Sergio Maia Jr.
Sley Tanigawa Guimarães

Prato do dia

*Se a vida não fosse tão insubstituível talvez ousássemos utilizá-la.
Porém arrumamo-la na prateleira como um jogo de pratos
que são bonitos de se ver, mas não para uso diário.
Assim, continuamos por aí sentados numa expectativa faminta.*

Carlos Eduardo T. Fernandez

INTRODUÇÃO

Os últimos 60 anos vêm sendo marcados por um processo de mudança nos hábitos de saúde e alimentação em todo o mundo num fenômeno conhecido como transição epidemiológica, sendo observada diminuição da prevalência de doenças infectoparasitárias para um aumento de doenças crônicas não transmissíveis, como hipertensão, diabetes e cânceres. Inserido nesse processo, há o processo de transição nutricional, com a redução da prevalência de doenças carenciais como a desnutrição e hipovitaminoses para doenças relacionadas ao excesso como a obesidade.

No Brasil, de acordo com a pesquisa Vigilância de Fatores de Risco e Proteção para Doenças Crônicas por Inquérito Telefônico – Vigitel –, divulgado em 2018, a prevalência de obesidade na população adulta brasileira aumentou de 11,8 para

19,8% em 12 anos. O excesso de peso, de acordo com o mesmo estudo, compreendido pelo índice de massa corporal (IMC) acima de 25 kg/m², atinge 55,7% da população, sendo a prevalência em 2006 de 42,6%, de acordo com o mesmo estudo.[1]

Em trabalho publicado por Louzada, Martins et al.,[2] foi constatada a alta participação do consumo de alimentos processados e ultraprocessados, que por sua vez estão associados a aumento da densidade calórica consumida, maior consumo de gorduras saturadas e gorduras trans e menor consumo de fibras, aumentando o risco para ganho excessivo de peso, diabetes e doenças cardiovasculares. Nesse estudo foi observado um consumo médio de proteínas de 17,5% do total calórico médio consumido, acima portanto das recomendações propostas pela Organização Mundial da Saúde (OMS), que estabelece uma faixa entre 10 e 15% do valor energético total para adultos.

No Brasil e no mundo, são relatados baixo consumo de frutas, verduras, legumes, grãos integrais e consumo além do recomendado de carne vermelha, carne processada, bebidas açucaradas, gordura trans e sódio. Tal padrão, além de ligado ao aumento da prevalência de doenças crônicas supracitadas, relaciona-se com desfechos negativos, com maior perda de anos de vida ajustado a incapacidade[3] e altos custos ao sistema de saúde pública.[4]

O consumo de grãos integrais, cereais, frutas, vegetais, nozes e sementes terá que duplicar e o consumo de carne vermelha (rica em gordura saturada) e açúcar terá que ser reduzido até o ano 2050 de maneira a prevenir 11 milhões de mortes anuais, o que corresponde a 19 a 24% do total de mortes de adultos.[5]

Também existe a necessidade da mudança no padrão alimentar global justificada pelas questões ambientais, pois pequenos aumentos na produção de carne e laticínios tornariam mais difícil a redução da emissão de dióxido de carbono, intensificando as mudanças climáticas, o que traria consigo consequências catastróficas para a produção de alimentos para a humanidade, sendo necessárias estratégias de consumo consciente a fim de evitar os alimentos processados e ultraprocessados, além de redução do desperdício. Assim, um padrão alimentar baseado em alimentos naturais, sem o protagonismo do consumo de proteínas de origem animal e alimentos processados e ultraprocessados, é preconizado.[5]

Estratégias de mudança em relação à alimentação são complexas, dada sua natureza multidimensional, influenciada por diversos fatores biológicos, sociais, culturais, econômicos e psicológicos que podem se influenciar mutuamente.[6] Rotinas devem ser incorporadas de forma duradoura, exigindo uma nova mentalidade e atitude dos profissionais de saúde.[7]

Diante do contexto exposto, este capítulo propõe estratégias alimentares focadas no consumo de alimentos de origem vegetal e pontos de atenção que o profissional da área de medicina de estilo de vida deve ter ao acompanhar os pacientes sob os aspectos clínico e nutricional, sempre tendo em mente que a alimentação não se restringe ao que se come, mas também ao contexto, às memórias afetivas, ao ambiente, às companhias e ao estado emocional dos indivíduos.

O QUE SÃO DIETAS *PLANT-BASED*?

Dentro do contexto epidemiológico-nutricional, a dieta *whole-food plant-based*, ou simplesmente *plant-based*, é proposta por Willett e Rockstrom[5] como aquela que consiste em grande variedade de alimentos à base de plantas, baixas quantidades de alimentos de origem animal, predomínio de gorduras insaturadas às saturadas e quantidades limitadas de grãos refinados, alimentos altamente processados e açúcares de adição. Alimentos de origem animal podem ser incluídos no contexto de uma dieta *plant-based*, porém são recomendadas quantidades pequenas, não sendo o destaque da alimentação. Estimula-se o consumo de comida natural minimamente processada, sendo esse o elemento central do pilar da alimentação na medicina do estilo de vida.[8]

São reconhecidamente incluídas na categoria de dietas à base de plantas a dieta mediterrânea (consumida pelos habitantes dos países banhados pelo mar Mediterrâneo, com grande oferta de verduras, legumes e frutas, baixo consumo de carne vermelha e açúcares de adição, maior oferta de peixes e aves como proteínas de origem animal e utilização de azeite de como fonte de gorduras insaturadas) e a dieta DASH, criada nos EUA com a finalidade de reduzir os índices de hipertensão, com características similares à dieta mediterrânea, porém focada na redução do consumo de sódio e de gorduras totais, enquanto na dieta mediterrânea é dada grande atenção ao consumo de gorduras insaturadas.

A dieta do Mediterrâneo, caracterizada pelo elevado consumo de frutas, vegetais e ácidos graxos monoinsaturados, provenientes do azeite de oliva, é associada negativamente aos níveis pressóricos arteriais, sendo relacionada com a substituição do excesso de carboidratos por gordura insaturada.[9] A dieta DASH prioriza menor consumo de gorduras totais, variando de 22 a 30% do valor calórico total. Ambas recomendam maior consumo de peixes e aves e menor consumo de carne vermelha. Além do menor consumo de bebidas açucaradas e doces, orientam preferência ao consumo de verduras, legumes, frutas e cereais integrais em comparação com os processados, possuindo grau de recomendação I e nível de evidência A para o controle de hipertensão, de acordo com a Sociedade Brasileira de Hipertensão, em sua atualização de diretrizes.[10]

As dietas vegetarianas também são incluídas no grupo das dietas *plant-based*, e de maneira geral excluem o consumo de produtos animais (carne vermelha,

Quadro 1 Classificação das principais dietas vegetarianas

Classificação	Alimentos utilizados
Vegetariano	Exclui o consumo de carne vermelha, aves, peixes e seus derivados
Ovolactovegetariano	Dieta vegetariana que inclui ovos, leite e laticínios
Lactovegetariano	Dieta vegetariana que utiliza leite e laticínios em sua alimentação, mas não utiliza ovos
Ovovegetariano	Dieta vegetariana que consome ovos e não utiliza laticínios
Vegetariano estrito/vegano	Não utiliza nenhum derivado animal

Fonte: Segovia-Spiaco.[11]

aves, peixes e seus derivados), podendo ou não utilizar laticínios ou ovos. A dieta vegana exclui totalmente o consumo de produtos de origem animal.[11,12] O Quadro 1 apresenta suas classificações.

Perfil nutricional de dietas vegetarianas

Dietas vegetarianas e veganas, quando planejadas, podem proporcionar benefícios à saúde, na prevenção e no tratamento de doenças como aterosclerose, diabetes tipo 2, diversos tipos de câncer e obesidade e são apropriadas a todas as fases da vida, incluindo gestação, lactação, infância, adolescência, atletas e pessoas idosas quando planejadas de maneira adequada.[13,14]

Recomenda-se que a dieta seja planejada baseando-se no consumo de leguminosas, cereais integrais, legumes, frutas e oleaginosas, evitando o consumo de alimentos processados/ultraprocessados, frituras, alto consumo de refinados, álcool, açúcar e bebidas açucaradas, os quais são relacionados a maiores risco à saúde. As recomendações conforme as *Dietary Reference Intakes* (DRI) para percentual dos macronutrientes estão descritas a seguir.[15]

As recomendações de macronutrientes para indivíduos adultos e idosos de ambos os sexos são de 0,8 g/kg de peso ao dia. Lipídios não devem ultrapassar 130 g ao dia e carboidratos devem corresponder a mais da metade das calorias totais.[15] A Sociedade Brasileira de Alimentação e Nutrição (SBAN) recomenda 1 g/kg de peso ao dia, 20 a 25% do total energético proveniente de lipídios e 60 a 70% do total calórico a partir de carboidratos. Atualmente, recomenda-se a utilização das DRI, porém cautela é necessária ao fazer o planejamento dietético.[16]

O alto consumo de frutas, grãos, legumes, vegetais e produtos de soja, oleaginosas, e sementes garante maior consumo de fibras,[17] que por sua vez estimulam os microrganismos benéficos da microbiota intestinal.[17,18] São recomendados para crianças 19 g diários de fibras para crianças entre 1 e 3 a anos, 25 g para crianças entre 4 e 8 anos. Gestantes e lactantes têm recomendação de consumo de 28 e 29 g, respectivamente. Para indivíduos do sexo masculino as recomendações para indivíduos entre 9 e 13 anos, 14 e 50 anos são respectivamente de 31 e 38 g e acima de 51 anos de 30 g ao dia. Para mulheres entre 9 e 18 anos, 19 a 50 anos e acima de 51 anos as recomendações são de 26, 25 e 28 g respectivamente, sendo reportados benefícios adicionais com maiores ingestões.[15]

O estudo de Epic-Oxford observou na dieta vegetariana o menor consumo de calorias de gorduras saturadas e colesterol e alto consumo de fibras e magnésio.[16] As dietas que não incluem peixes, ovos ou generosas quantidades de algas geralmente têm baixos níveis de ácido eicosapentaenoico (EPA) e ácido docosa-hexaenoico (DHA),[19,21] que possuem ação anti-inflamatória importante.

Embora os benefícios da dieta sejam reportados, atenção deve ser dada a possíveis carências nutricionais, que serão abordadas mais adiante neste capítulo.

DIETAS VEGETARIANAS E DESFECHOS NA SAÚDE

Em revisão sistemática publicada por David Katz, intitulada "Can we say what diet is best for health? ("Podemos dizer qual dieta é melhor para a saúde?"), foram avaliados diversos padrões alimentares, como dieta *low-carb, low-fat*, vegetariana, vegana, baixo índice glicêmico, mediterrânea, dieta mista, balanceada e paleolítica. Como ponto em comum, houve ênfase em alimentos vegetais, bem como uma limitação no consumo de carboidratos refinados, açúcares adicionados e alimentos processados, recomendações decisivamente associadas à promoção de saúde e prevenção de doenças.[20] Conclui-se que o padrão alimentar saudável presente em todas essas dietas seguia o que Michael Pollan descreveu em seu livro *In defense of food: an eater's manifesto* com a citação: "*Eat real food, not too much, mostly plants*" ("Coma comida de verdade, não muito e principalmente plantas").

Em trabalho de atualização realizado em 2013, concluiu-se que dietas baseadas em plantas são intervenções econômicas, de baixo risco que podem ser recomendadas pelos médicos e profissionais da saúde como padrão alimentar para todos os pacientes, com eficácia para redução de IMC, pressão arterial, hemoglobina glicada e colesterol, proporcionando redução do número de medicamentos necessários para tratar doenças crônicas e diminuir taxas de mortalidade por doenças cardiovasculares.[22]

No trabalho "Lifestyle heart trial", realizado por Dean Ornish, 82% dos pacientes que aderiram à dieta baseada em plantas apresentaram regressão expressiva da doença arterial coronariana.[23] Entre os participantes do estudo realizado por Esselstyn dentre pacientes aderentes a uma dieta baseada em vegetais, apenas 0,6% tiveram recorrência de eventos cardiovasculares, enquanto os não aderentes à exclusão de produtos de origem animal tiveram 62% de recorrências.[24] Outro indica a liberação do óxido de trimetilamina (TMAO), um subproduto da carne vermelha, como um indicador ainda mais forte de doenças cardíacas do que o próprio colesterol.

Estudos mostraram reduções significativas do conteúdo de lipídios séricos por meio de dieta baseada em vegetais e exercicios,[24] evidenciando também expressiva melhora de marcadores de risco cardiovascular.[25] Revisão realizada por Fraser (2009) mostrou que vegetarianos possuem taxas mais baixas de doença coronariana, em grande parte justificado pelo LDL-c baixo, além de prevalência menor de hipertensão, diabetes e obesidade.[26] Kwok, em trabalho de metanálise observou risco 29% menor de doenças cardiovasculares entre vegetarianos.[27]

Diversos estudos analisaram a relação entre padrões de dietas com diabetes tipo 2, sobrepeso e obesidade. Estudo com pacientes com diabetes tipo 2 separados em um grupo recebendo dieta vegetariana e o outro uma dieta diabética convencional, ambas com restrição calórica e associadas a atividade física, apontou que 43% dos pacientes do grupo vegetariano reduziram o uso de medicações para diabetes, enquanto apenas 5% do grupo convencional teve o mesmo resultado. Em trabalho de metanálise de ensaios clínicos controlados de dietas vegetarianas foi observada diminuição de 0,39 ponto de hemoglobina glicada em relação aos controles, sendo o efeito potencializado para 0,9 ponto com a utilização de hipoglicemiantes.[25]

Em estudo de 12 semanas realizado com pacientes sul-coreanos com idades entre 30 e 70 anos onde estes foram orientados a consumir dieta vegana, sem restrição de quantidade de alimentos, divididos entre aqueles que consumiriam cereais e grãos integrais *versus* o que consumiriam cereais refinados, com menor quantidade de fibras, foi observada diminuição de 0,5 ponto de hemoglobina glicada no grupo integral, enquanto o outro grupo apresentou redução de 0,2 ponto.[28] O peso corporal diminui mais na dieta vegetariana, além de maior capacidade de melhora da sensibilidade à insulina, maior perda de gordura visceral e diminuição de marcadores de estresse oxidativo.[29]

Diversos estudos analisaram a relação entre os padrões de dieta e sobrepeso/obesidade em adultos. Dados do *European Prospective Investigation into Cancer and Nutrition* (Epic-Oxford) apontaram que em dietas veganas o ganho de peso foi menor comparado a dietas onívoras, com o estudo contemplando 21.966 participantes de ambos os sexos com idades entre 20 e 69 anos em um período de 5 anos. Dietas veganas foram relacionadas a menor ganho de peso anual em homens e mulheres (respectivamente, 284 e 303 g $p < 0,05$), e em participantes onívoros o ganho respectivo de peso foi de 389 e 398 g.[30]

O estudo Epic-Panacea, trabalho derivado da referência anterior, associou o consumo total de carne e ganho de peso ajustado ao consumo calórico. Aumento de 250 g no consumo de carne levou a um aumento de 2 kg após 5 anos.[31] Em relação a trabalhos de intervenção, foram realizados dois trabalhos de metanálise com a revisão respectiva de 15 e 12 estudos em que foi oferecida dieta *plant-based*.[26,32] O primeiro autor observou perda média entre 3 e 4 kg, em intervenções sem a realização de controle de consumo energética, enquanto no segundo, em seis dos trabalhos analisados, foi realizado controle de consumo energético, sendo neste encontrada maior perda de peso em relação aos que não tiveram dieta com restrição energética (2,2 kg x 1,6 kg).[32]

O *World Cancer Research Fund* recomenda como medidas para prevenção do câncer, a manutenção do peso dentro de uma faixa saudável, evitando o ganho de peso durante a vida adulta, dieta rica em cereais integrais, legumes, frutas e leguminosas, limitar o consumo de alimentos ricos em gorduras, amidos ou açúcares, carne vermelha e processada, bebidas açucaradas e bebidas alcoólicas.[33] Em geral, vegetarianos possuem taxas moderadamente mais baixas de câncer do que outros vivendo na mesma comunidade, com expectativa de vida maior.[27] O consumo de embutidos, carne vermelha, aditivos químicos, açúcares, sal, gorduras saturadas e bebida alcoólica em excesso e baixo consumo de fibras são associados a diversas formas de câncer, sendo a análise dos padrões alimentares uma estratégia nova e promissora para investigar possíveis relações com câncer em relação a estudos relacionados a ingredientes ou nutrientes em específico.[34]

MECANISMOS FISIOLÓGICOS DAS DIETAS *PLANT-BASED*

Em revisão publicada pelo *American Journal of Lifestyle Medicine* mencionando as características primordiais das regiões do planeta onde vivem as populações mais longevas, foram identificados cinco locais caracterizados como "*Blue Zones*", a saber: Okinawa (Japão), Sardenha (Itália), Loma Linda (Califórnia), Ikaria (Grécia) e Nicoya (Costa Rica). Entre tantas características, como o fato de a população centenária dessas regiões se mover naturalmente diariamente, praticando caminhada e jardinagem, ou o fato de pertencerem a alguma comunidade social ou religiosa, enriquecendo seus dias com períodos de calma, descanso e oração em comum, esses centenários têm uma dieta com um padrão mais anti-inflamatório e mais próxima do padrão mediterrâneo, que é composto por alimentos com alta densidade nutricional, como vegetais, legumes, frutas, nozes, grãos integrais e azeite de oliva e baixo consumo de carne, em especial vermelha. Grande importância é dada ao papel das fibras na alimentação *plant-based*.

Destacam-se dois mecanismos hipocolesterolêmicos das fibras solúveis, como as pectinas, gomas e hemiceluloses em relação ao colesterol LDL. O primeiro indica a ligação das fibras aos ácidos biliares, reduzindo a concentração do colesterol sérico, conforme satura as reservas de ácidos biliares e por meio da produção de acetato, propionato e butirato, que inibem a síntese de colesterol, e reduzindo a produção de citocinas pró-inflamatórias.[35] Destaca-se ainda a capacidade dos polifenóis e fibras presentes na alimentação *plant-based* de mudar a microbiota intestinal, estimulando o crescimento e a reprodução de bactérias com ações benéficas para o organismo, enquanto o consumo de açúcares e de alimentos processados aumenta a proliferação de bactérias patogênicas e a permeabilidade intestinal, contribuindo para a absorção de substâncias nocivas e gerando uma inflamação sistêmica.[36]

Segundo uma metanálise publicada, substituir a carne vermelha por fontes proteicas de origem vegetal leva a mudanças favoráveis nos lipídios e lipoproteínas no sangue. Padrões dietéticos de baixo carboidrato, favorecendo fontes de proteína e gordura vegetais, como vegetais, nozes, manteiga de amendoim e pães integrais, foram associados com mortalidade mais baixa, sugerindo associação entre menor consumo de carboidratos e alimentação baseada em plantas com menor mortalidade.[37]

Em metanálise publicada pela revista *Nutrition Research*, a microbiota intestinal é um dos determinantes para a obesidade, uma vez que estimula a produção de hormônios que regulam o apetite, como o GLP-1. A biodiversidade da microbiota é menor em indivíduos obesos, anoréxicos e depressivos. Uma dieta pobre em vegetais e inflamatória causa comprometimento do hipocampo, e uma das consequências disso é o controle do apetite deficiente, causando prejuízo ao sistema de controle do apetite.[38]

Os polifenóis também têm a capacidade de modificar a composição da microbiota intestinal, uma vez que são esses inibidores da NF-KB, fator chave de transcrição para a resposta inflamatória, sendo também explorados por serem eficazes igualmente na preservação de alguns aspectos da função cognitiva, apresentando propriedades anti-inflamatórias e antioxidantes e ativando vias de sinalização que resultam em neuroproteção e neurogênese. Em um ensaio clínico randomizado, 22 homens e 15 mulheres consumiram morango liofilizado (24 g por dia) ou placebo por 90 dias. Os participantes que consumiram morangos tiveram melhor reconhecimento de palavras e melhor aprendizagem espacial e memória em relação aos controles.[39]

A dieta *plant-based* é fundamental para a saúde do cérebro e para a *performance* cognitiva, pois fornece o magnésio, por exemplo, que está relacionado à síntese de neurotransmissores. O ômega 3 é um componente estrutural da membrana que envolve nossos neurônios, além de ser anti-inflamatório. Uma nutrição adequada B12 e ácido fólico estão envolvidos no neurodesenvolvimento. Indivíduos depressivos têm níveis aumentados de marcadores inflamatórios, como citocinas pró-inflamatórias, TNF-alfa, homocisteína. A suplementação de ômega 3 se destaca e é benéfica para esses pacientes, principalmente a maior porcentagem de EPA em relação ao DHA. O DHA é componente estrutural da bainha de mielina, que envolve nossos neurônios. EPA é mais eficiente em diminuir a inflamação, principalmente por inibição de NF-kappa-beta.[39]

ALIMENTAÇÃO *PLANT-BASED* NA PRÁTICA DE SAÚDE

De maneira complementar, destaca-se a atenção a ser dada ao processo de mudança de comportamento, ao indicar e orientar a dieta *plant-based*. O processo de mudança de um comportamento alimentar é complexo, e são necessários conhecimentos sobre o comportamento humano, que é entendido como um conjunto de reações individuais dadas circunstancialmente. Delas resultarão hábitos e atitudes, sendo os primeiros definidos como comportamentos aprendidos e repetidos de forma automática e não instintiva, enquanto as atitudes resultam em ações conscientes resultantes de crenças, pensamentos, sentimentos e relacionamentos. É grande a dificuldade de mudar hábitos, como abrir a geladeira, sendo necessário muitas vezes que alguém aponte para obtermos consciência do motivo de fazer isso. Os hábitos dependem do que se aprende por meio das experiências socioculturais e afetivas, integrados ao condicionamento. Assim, mudar hábitos e atitudes exige atenção e energia.[40]

Grande atenção também deve ser dada ao processo de comunicação, o ato de tornar comum, partilhar, dividir ideias e conhecimentos, o que se dá por diferentes formas, seja por meios audiovisuais, através de comunicação pessoa a pessoa, através de mídias e redes sociais transmitindo mitos e informações falsas e sem fundamentação científica. Soluções rápidas, sensacionalismo, alegações que parecem boas demais para serem verdade, conclusões simplistas para estudos complexos, recomendações feitas de maneira a vender um produto, alegações de produtos bons ou ruins, citações que ignoram as diferenças individuais ou de um grupo podem ser levadas no momento de atendimento, e, se o profissional não estiver preparado, o sucesso de uma orientação, tratamento e mudança de estilo de vida pode ser comprometido.[40] O ideal é trabalhar com o cliente opções de como promover a inclusão de uma dieta *plant-based* dentro de sua realidade tais como as tarefas diárias, a análise de obstáculos como informações conflitantes, resistência, ambivalência e históricos pregressos de insucesso.[41,42]

Ter atenção à forma como o profissional se comunica é indispensável. Somente 7% dos pensamentos são transmitidos por palavras, 38% por sinais paralinguísticos como o tom de voz e 55% por meio de sinais corporais como os gestos e o olhar, exteriorização de sentimentos muitas vezes não verbalizados. Assim, a postura e a apresentação diante do paciente são indispensáveis ao sucesso do acompanhamento e mudança de hábitos e atitudes. Postura autoritária e impositiva pode despertar medo e desmotivar o paciente. Assim, o uso de ferramentas de comunicação não violenta e de entrevista motivacional, escuta ativa e empatia, encorajando o paciente por meio de mensagens positivas, simples, realistas, dentro de metas específicas, personalizadas e flexíveis, é de crucial importância, e maior detalhamento é dado no Capítulo 7, "*Coaching* de saúde e bem-estar".

As dicas a seguir visam melhorar o processo de comunicação entre profissional e paciente e alcançar mudanças comportamentais em mudanças de hábitos alimentares:[40]

- Levar em consideração a cultura e linguagem do público. A educação em saúde é um processo de mão dupla cujo objetivo deve ser a compreensão compartilhada entre profissional de saúde e público. A linguagem deve ser clara, pois se deve assumir que nem todos entenderão a mensagem da mesma forma.
- Conhecer o público e o ambiente, programando tempo para aprofundar o entendimento e desenvolver materiais direcionados à realidade e necessidade e ao acesso e uso de serviços, programas e materiais.
- Envolver o público-alvo no processo, pois, quando a audiência participa do desenvolvimento e do teste de estratégias de comunicação, o resultado tende a ser mais bem-sucedido.
- Mencionar fontes e recursos para aprendizado adicional.
- Desenvolver parcerias com aqueles que conhecem a audiência que possam ajudar a disseminar mensagens.
- Colocar em agenda o desenvolvimento de habilidades de comunicação.
- Não investigar somente a habilidade de leitura. Avaliar também se o público é capaz de explicar com suas palavras a mensagem transmitida e se é capaz de aplicar e utilizar as informações de maneira prática.
- Incentivo e participação em atividades práticas em aulas de preparo dos alimentos são ferramentas valiosas na transmissão e avaliação de habilidades de implementação dos conhecimentos de forma prática e transmitem confiança aos pacientes.[40]

Orientação na transição

A relação a seguir ajudará a informar o paciente e o profissional de saúde no processo de transição para uma dieta *plant-based.*[43]

Priorize o consumo de vegetais

- Monte pratos coloridos: alimentos de coloração variada oferecem diferentes fitonutrientes. Verduras e legumes crus apresentam maiores quantidades de vitaminas e minerais.

- Pesquise receitas de vegetais de preparo simples e que possam ser reutilizados e/ou congelados: vegetais assados no forno, sopas.

Inclua grãos integrais na rotina alimentar

- Utilize frutas frescas acrescidas de grãos integrais como aveia, sementes ou linhaça.
- Grãos integrais são ricos em fibras solúveis, que atuam de forma favorável no controle glicêmico, e sua capacidade de formar géis permite reduzir a concentração do colesterol LDL no organismo. São também ricos em fibras insolúveis, que favorecem o funcionamento adequado do intestino. Há que lembrar que as fibras de forma geral favorecem o desenvolvimento de uma microbiota intestinal com ações benéficas ao organismo.

Construa refeições que tenham como base saladas

- Forre recipientes com saladas em folhas e adicione outros vegetais preferencialmente crus. Acrescente proteínas vegetais como feijões, grão-de-bico, lentilha, ervilha, tofu, e finalize acrescentando ervas frescas, cogumelos, frutas frescas, sementes, lascas de amêndoas, azeite de oliva, azeitonas, pimentão de cores diversas.
- Verduras e legumes crus são fontes importantes de vitaminas e minerais.

Consuma frutas como sobremesa

- Frutas frescas, assadas ou grelhadas, podendo-se acrescentar especiarias. Prefira consumi-las em vez de doces.
- Prefira comer a fruta em vez de consumir sucos, mesmo que sem adição de açúcar.

Mude sua forma de pensar sobre carne

- Compre carne em menor quantidade. Use-a como adereço no prato, e não como peça principal.
- Experimente um dia da semana sem carne ("segunda sem carne").
- Leguminosas, tais como feijão, lentilha, grão-de-bico, fava, ervilha e soja, são alimentos ricos em proteínas, além de conterem fibras, que auxiliam o controle dos lipídios sanguíneos, além de favorecerem o funcionamento adequado do intestino.

O Quadro 2 apresenta, para efeito de comparação, a quantidade de proteína contida em leguminosas e em carnes.

Quadro 2 Equivalência de substituição proteína de origem vegetal e animal considerando aproximadamente 14 g de proteína por porção

Alimento	Quantidade de proteína (g)	Medida caseira (g)
Feijão-carioca cozido	13,4	2 conchas médias cheias (280 g)
Feijão-preto cozido	12,6	2 conchas médias cheias (280 g)
Ervilha seca cozida	12	15 colheres de sopa (225 g)
Lentilha cozida	11,3	10 colheres de sopa (180 g)
Grão de soja cozida	15,9	4 colheres de sopa (96 g)
Grão-de-bico cozido	13,3	8 colheres de sopa (176 g)
Tofu	12,2	3 fatias grandes (150 g)
Bife bovino grelhado	16,2	1 bife pequeno (50 g)
Filé de frango grelhado	12,3	1 bife pequeno (45 g)
Filé de peixe grelhado	14,4	1 filé médio (47,5 g)
Filé suíno grelhado	16,1	1 bife pequeno (50 g)
Ovo de galinha inteiro cozido	12	2 unidades médias (90 g)

Fonte: Slywitch.[12]

Mantenha-se hidratado

A Organização Mundial da Saúde recomenda a ingestão de 35 mL de água por quilograma de peso do indivíduo. Mas essa quantidade pode se alterar de acordo com fatores como clima e intensidade de atividade física.

Para a hidratação rotineira, é importante ressaltar que seja dada preferência à água potável pura ou em infusões de ervas sem adição de açúcar, mel ou adoçantes artificiais.

Sucos fornecem grande quantidade de calorias em curto espaço de tempo e, ao serem coados, perdem fibras e outros elementos da fruta. Bebidas industrializadas adoçadas fornecem muitas calorias e aditivos químicos prejudiciais à saúde.

O consumo de produtos light e diet pode não ser benéfico para todos, pois frequentemente contêm adoçantes artificiais e aditivos que podem causar efeitos adversos, como problemas digestivos e metabólicos.[44,45] Além disso, a percepção de que esses produtos são mais saudáveis pode levar ao consumo excessivo, comprometendo o controle de peso.[46] Produtos light também podem ter menos nutrientes essenciais, como vitaminas lipossolúveis.[47] Ademais, o uso regular de adoçantes artificiais pode alterar a percepção do paladar e afetar o metabolismo e a resposta à insulina.[48,49] Portanto, a alimentação baseada em alimentos frescos e minimamente processados é geralmente mais saudável.

Observe como suas emoções interferem em sua alimentação

- Situações de estresse, ansiedade, preocupação, cansaço ou frustração podem alterar o comportamento alimentar.
- Ao sentir um desconforto, a pessoa pode buscar aliviá-lo com um alimento hiperpalatável (ou drogas, compras, sexo, redes sociais, jogos de azar). O breve alívio vem, mas o desconforto logo retorna e volta ao comportamento indulgente. Ao repetir esse ciclo, cria-se um hábito ruim, levando a problemas de saúde física e mental.
- Observar os níveis de fome e saciedade e identificar possíveis gatilhos para o comer emocional são estratégias importantes para uma alimentação mais consciente, assim como mastigar bem os alimentos, soltar os talheres enquanto mastiga e prestar atenção ao sabor e à textura dos alimentos.
- Evitar dietas restritivas e o terrorismo nutricional. Não há alimentos proibidos, mas é importante estar atento às quantidades e à qualidade do que se come.
- Dietas restritivas podem desencadear transtornos alimentares.

Limite a ingestão de óleos, açúcar e sal de adição

No Anexo, ao final deste capítulo, são sugeridas três opções de preparações que podem ser incluídas nas refeições diárias, sem o uso de técnicas culinárias refinadas. Como cada plano alimentar deve ser individualizado e desenvolvido conforme a realidade e objetivos específicos, optou-se por não desenvolver um cardápio-modelo.

Além dessas dicas, sugerimos consultar a safra de legumes, verduras e legumes, o que permite a escolha de produtos com melhor aspecto, sabor e preços mais acessíveis. Temperos naturais podem ser usados conforme o gosto e são alternativas ao uso do açúcar, sal, e realçadores de sabor ricos em sódio. Aipo, açafrão, alho, anis, azeitona, baunilha, canela, cascas de limão, cebola, cebolinha, coentro, cravo, cúrcuma, estragão, gengibre, hortelã, gergelim, louro, manjericão, noz-moscada, mostarda, orégano, páprica e salsinha são algumas das opções de especiarias a serem usadas.[50]

Gaps nutricionais: carências nos principais grupos

Os principais micronutrientes que devem ser observados e avaliados nas dietas vegetarianas e veganas, em função do risco de deficiência de consumo, são: aminoácidos essenciais, ferro, zinco, cálcio, vitamina B12 e vitamina D.[51] Outros nutrientes, como ácido fólico, magnésio, iodo, selênio, vitamina A e vitamina C, devem ser avaliados.

Proteínas

Embora os vegetais proporcionem menor oferta proteica em relação aos alimentos de origem animal, as dietas vegetarianas são adequadas e o consumo de proteína pelos vegetarianos e veganos é menor comparado aos onívoros.[51] Embora seja constatada a ausência de alguns aminoácidos essenciais em determinadas proteínas de origem vegetal, isso não constitui limitação à adequação de dietas vegetarianas, visto que sendo planejada, com alimentos variados, e atingindo o valor calórico diário calculado, fornece todos os aminoácidos essenciais.[17,19-21]

Vitamina B12 (cianocobalamina)

Embora possa levar anos, os vegetarianos estritos podem desenvolver sintomas de deficiência se não houver suplementação. Os resultados do estudo Epic-Oxford revelaram deficiência de vitamina B12 em 52% dos veganos, 7% dos vegetarianos e 1% dos onívoros.[50] A vitamina B12 (cobalamina) é sintetizada por microrganismos e é encontrada exclusivamente em alimentos de origem animal. Apenas algumas variedades de algas e cogumelos possuem vitamina B12 análoga, assim a ingestão em vegetarianos é insuficiente.[18,20] É o único nutriente que pode estar ausente na dieta vegetariana estrita, sendo necessária a suplementação em vegetarianos como um todo.[12,18,21]

Alimentos como fungos, algas marinhas e vegetais fermentados não são considerados seguros, confiáveis e suficientes para suprir as necessidades e evitar estados carenciais, sendo também responsabilizados por fornecer formas inativas, que interferem na absorção e no metabolismo das formas ativas. É recomendado o consumo regular de fonte ativa de vitamina B12, por meio de alimentos fortificados ou de suplemento alimentar para todos os vegetarianos e, em particular, para os veganos e para as vegetarianas grávidas ou lactantes.[51,52]

Ferro

O ferro não heme, encontrado em vegetais como legumes e grãos integrais, apresenta menor biodisponibilidade em relação ao ferro-heme, obtido a partir de alimentos de origem animal.[51] Apesar das limitações na biodisponibilidade do ferro de origem vegetal, o estoque do íon no organismo constitui fator determinante na regulação fisiológica da absorção e da excreção.[51] Para otimizar a absorção de alguns micronutrientes, principalmente ferro, cálcio e zinco, recomenda-se deixar as leguminosas e os cereais integrais de molho em água durante 8 a 12 horas e trocar água ao cozinhar para reduzir a quantidade de fitatos, conhecidos agentes que tornam a biodisponibilidade de nutrientes menor.[14,18,21]

O ácido ascórbico é o principal potencializador para a absorção de ferro não heme, enquanto os fitatos, polifenóis e o cálcio são inibidores.[15,53] Pela baixa biodisponibilidade de ferro na dieta vegetariana, recomenda-se a ingestão de 1,8 a 2 a mais de ferro do que na dieta onívora.[20,53]

Zinco

Em geral, as dietas vegetarianas não são ricas em zinco que possa ser encontrado com facilidade em vários alimentos de origem vegetal, como nozes, castanhas e grãos integrais.[12] De forma similar ao mecanismo descrito para o ferro, o estoque de zinco do organismo constitui fator determinante na regulação fisiológica da absorção e excreção do íon, adaptando o indivíduo às variações de ingestão ou à presença de eventuais substâncias, como os fitatos, que dificultem a absorção intestinal.[51] As necessidades de zinco para um adulto são de 11 mg/dia, e o alcance através da alimentação sem suplementação pode ficar comprometido.[15] A biodisponibilidade de zinco nos vegetais é menor pela presença de ácido fítico. A absorção pode ser estimulada pela presença de vitamina C e pelas proteínas.

Vitamina D

Estudos recentes sugerem que a deficiência de vitamina D constitui grande desafio para a saúde pública mundial, não apenas para a população de vegetarianos ou veganos,[54] e seu papel não se limita mais à saúde óssea, sendo a deficiência associada a neoplasias, doenças cardiovasculares, doenças reumáticas, doenças degenerativas e depressão.[51,54] As principais fontes são o leite e produtos lácteos e ovos; assim, em especial para pacientes veganos, as fontes ficam restritas a alguns alimentos fortificados e aos suplementos alimentares, devendo o *status* nutricional ser acompanhado de maneira cuidadosa e também com os indivíduos com baixa exposição ao raios ultravioleta do sol, responsável pela conversão de vitamina D2 em sua forma ativa no organismo.

Cálcio

Os veganos tendem a consumir menor quantidade de cálcio se comparados a outros grupos de vegetarianos, com a ingestão podendo ser cerca de 25% da dos onívoros. Por isso é recomendado o consumo de alimentos suplementados.[18] O excesso de proteína animal, o sódio e a cafeína aumentam a excreção de cálcio.[51] Há evidências de que esse baixo aporte de cálcio e vitamina D pode estar relacionado com maior taxa de fraturas ósseas, e, a depender do tipo da dieta escolhida, os locais de fraturas podem divergir. Isso está ligado à taxa de densidade mineral óssea de cada indivíduo. Já existe uma comprovação científica de que veganos e vegetarianos apresentam essa taxa ligeiramente menor, por isso sofrem um aumento no risco de fraturas, principalmente no quadril.[53,55]

Ômega 3

Os ácidos graxos ômega 3 apresentam papel essencial para a saúde do sistema cardiovascular, para a regulação de processos inflamatórios e para o desenvolvimento e funcionamento do sistema nervoso, sendo as principais fontes de ômega 3 peixes, em especial de águas profundas e frias, os frutos do mar, as sementes de chia e linhaça, nozes, os produtos de soja e, em menor quantidade, as folhas verdes.[51]

As fontes vegetais contêm, predominantemente, o ácido linolênico (ALA), que precisa ser convertido para derivados ativos, como os ácidos docosa-hexaenoico (DHA) e eicosapentaenoico (EPA). Certas populações podem apresentar maior vulnerabilidade à deficiência de ômega 3 (mulheres grávidas ou amamentando, diabéticos, idosos, prematuros) e podem se beneficiar de suplementos de DHA ou consumir alimentos fortificados, como ovos enriquecidos com DHA de microalgas.[56] O ômega 3, para desenvolver suas funções, precisa ser transformado em EPA e DHA. Essa conversão é baixa: 5 a 10% do ômega 3 é convertido em EPA e apenas 2 a 5% em DHA. Os indivíduos que consomem peixes e frutos do mar ingerem diretamente EPA e DHA, enquanto os vegetarianos consomem maior quantidade de ômega 3 e pouco ou nenhum EPA e DHA.[12] O ômega 6 é transformado em ácido araquidônico (AA). Os vegetarianos usualmente ingerem maior quantidade de ômega 6 do que os onívoros. O balanço entre ômega 6 e ômega 3 deve manter a proporção 2-4:1, pois é utilizada a mesma enzima para a conversão de formas ativas.[12,14,18]

Cuidados clínicos

A dieta *plant-based* é a dieta considerada mais saudável e com mais benefícios para a saúde nos dias de hoje, devendo ser a dieta de escolha. Preferencialmente, porém, atenção deve ser dada às deficiências de vitaminas e minerais conforme.

Baixo aporte de vitamina D, cálcio e vitamina B12 pode resultar em deficiência, com necessidade de correção farmacológica quando a suplementação da alimentação oral for ausente ou insuficiente. Em relação à vitamina D, caso seja necessária a suplementação, 400 a 500 UI consumidos via oral podem ser ingeridas diariamente ou calculando a dose semanal. Os níveis ideais devem estar entre 30 e 100 ng/mL. Níveis acima de 150 ng/mL estão associados a quadros de intoxicação com desenvolvimento de sintomas como cefaleia, tontura e até mesmo crises convulsivas. Recomenda-se também a exposição solar. Para uma pessoa de pele clara, uma exposição diária de 20 minutos, de mãos e rosto, é suficiente para realizar a síntese da vitamina D em quantidade adequada. Para peles mais escuras, recomenda-se até 1 hora de exposição diária para que se produza o estímulo desejado. Esse tempo de exposição estimula o corpo a produzir em torno de 5 a 10 mcg da vitamina D3.

A quantidade sérica ideal de cálcio no sangue varia de 8,5 a 10,2 mmol/L. Após análise laboratorial, identificada alguma deficiência de cálcio que se mantenha após orientações alimentares específicas, pode-se fazer a suplementação com carbonato de cálcio 1 g ao dia divido em duas tomadas.

A dose diária recomendada de cianocobalamina varia entre 2,4 e 2,8 mcg, no entanto alguns pesquisadores apontam uma necessidade maior, de 6 a 10 mcg diários.[50] Períodos de estresse e doença aumentam a demanda diária do nutriente. Para detectar se existe déficit, alguns sinais clínicos podem auxiliar, como fadiga, depressão, dormência frequente nos dedos das mãos e dos pés, dificuldade com a memória e a atenção. O exame laboratorial fecha o diagnóstico e determina a suplementação. Não há um esquema único de tratamento preconizado para reposição de vitamina B12. Ingestão via oral costuma ser efetiva na correção da anemia e de sintomas neurológicos em pacientes com boa adesão, apesar de ter custo maior, e pode ser usada em pacientes assintomáticos com deficiência leve a moderada. Aplicação intramuscular de 1.000 mcg de vitamina B12, 1 vez por semana, até que a deficiência seja corrigida (em geral 6 a 8 semanas). Em casos com indicação de reposição por toda a vida, por exemplo, em pacientes gastrectomizados, a dose oral de 1.000 mcg, 1 vez ao dia, é igualmente efetiva.

A escolha da dieta envolve o acompanhamento de um profissional da saúde habilitado, para que se possa verificar se há alguma deficiência nutricional e, se necessário, realizar a reposição adequada. Além disso, de forma complementar, é preciso solicitar e interpretar exames para triagem, diagnóstico e monitorização de doenças relacionados ao estilo de vida.

Destaca-se a necessidade de realizar o exame clínico incluindo os "sinais vitais" do estilo de vida, como consumo de tabaco e álcool, atividade-física, nível de estresse e bem-estar emocional, além da dieta, avaliando também as predisposições sociais, biológicas e psicológicas. Deve-se colaborar com os pacientes e familiares em planos de ação baseados em evidências, alcançáveis, específicos, focados na autoeficácia do paciente, que funcionam como prescrições de estilo de vida. Desenvolve-se uma relação de parceria entre o profissional de saúde e o paciente com o objetivo de transformar de forma positiva o estilo de vida e a saúde.

Atenção também deve ser dada à habilidade de trabalhar em uma abordagem interdisciplinar, visando dar suporte a uma relação interprofissional integrada e centrada no paciente para mensurar processos e resultados para melhorar a qualidade das intervenções no estilo de vida e em grupos de pacientes.[8]

Ainda sobre a abordagem centrada no paciente, é importante avaliar se o ele tem acesso aos alimentos frescos e se sabe como prepará-los. Compreender suas preferências e recusas alimentares e seu histórico com a alimentação. Para além dos nutrientes, o pilar da alimentação deve ter como objetivo maior auxiliar o paciente a engajar nas recomendações ricas em alimentos frescos, variados como um arco-íris e que estejam associados a uma experiência de prazer.

REFERÊNCIAS

1. Vigitel. Vigilância de fatores de risco e proteção para doenças crônicas por inquérito telefônico. Brasília, DF, Ministério da Saúde, 2019.
2. Louzada MLC, Martins APB, Canella DS, Baraldi LG, Levy-Costa RB, Claro RM, et al. Alimentos ultraprocessados e perfil nutricional da dieta no Brasil. Rev Saúde Pública. 2015;49(38):1-11.
3. GBD Diet Collaborators. Health effects of dietary risks in 195 countries, 1990-2017: a systematic analysis for the Global Burden of Disease Study 2017. Lancet. 2019;393(10184):1958-72.
4. Wang G, Yan L, Ayala C, George MG. Hypertension-associated expenditures for medication among US adults. Am J Hypertens. 2013;26:1295-302.
5. Willett W, Rockstrom J. Alimento, Planeta, Saúde. Dietas saudáveis a partir de Sistemas Alimentares Saudáveis. Relatório Sumário da Comissão EAT-Lancet. 2020.
6. Matarese LE, Pories WJ. Adult weight loss diets: metabolic effects and outcomes. Nutrition in Clinical Practice 2014;29(6,):759-67.
7. Dayan PH, Sforzo G, Boisseau N, Pereira-Lancha LO, Lancha Jr AH. A new clinical perspective: treating obesity with nutritional coaching v. energy-restricted diets. Nutrition. 2019;60(4):147-51.
8. Colégio Brasileiro de Medicina do Estilo de Vida (CBMEV). Medicina do estilo de vida. Disponível em: https://cbmev.org.br/sobre-mev/. Acesso em: 18 fev. 2024.
9. Pergola G, D'Alessandro A. Influence of Mediterranean diet on blood pressure. Nutrients. 2018;10(1700):1-6.
10. Barroso WKS, et al. Diretrizes brasileiras de hipertensão arterial – 2020. Arq Bras Cardiol. 2020.
11. Segovia-Siapco G, Sabaté J. Health and sustainability outcomes of vegetarian dietary patterns: a revisit of the Epic-Oxford and the Adventist Health Study-2 cohorts. Eur J Clin Nutr. 2019;72(Suppl 1):60-70.
12. Slywitch, E. Guia alimentar de dietas vegetarianas para adultos. São Paulo: Sociedade Brasileira Vegetariana, 2012.
13. Thomas DT, Erdman KA, Burke LM. Position of the Academy of Nutrition and Dietetics, Dietitians of Canada, and the American College of Sports Medicine: nutrition and athletic performance. J Acad Nutr Diet. 2016;116(3):501-28.
14. Melina V, Craig W, Levin S. Position of the Academy of Nutrition and Dietetics: vegetarian diets. J Acad Nutr Diet. 2016;116(12):1970-80.
15. Institute of Medicine (IoM): Dietary Reference Intakes for energy, carbohydrate, fiber, fat, fatty acids, cholesterol, protein, and amino acids. National Academy Press, 2020.
16. Sociedade Brasileira de Alimentação e Nutrição (SBAN). Aplicações das recomendações nutricionais adaptadas à população brasileira. São Paulo: Legis Suma; 1990.
17. Davey GK, Spencer EA, Appleby PN, Allen NE, Knox KH, Key TJ. Epic-Oxford: lifestyle characteristics and nutrient intakes in a cohort of 33 883 meat-eaters and 31 546 non-meat-eaters in the UK. Public Health Nutr. 2003;6(3):259-69.
18. García Maldonado E, Gallego-Narbón A, Vaquero MP. Are vegetarian diets nutritionally adequate? A revision of the scientific evidence. Nutricion Hospitalaria. 2019;36(4):950-61.
19. Bowman SA. A vegetarian-style dietary pattern is associated with lower energy, saturated fat, and sodium intakes; and higher whole grains, legumes, nuts, and soy intakes by adults: National Health and Nutrition Examination Surveys 2013-2016. Nutrients. 2020;12(9):2668.
20. American Dietetic Association. Position of the American Dietetic Association and Dietitians of Canada: vegetarian diets. Journal of the Academy of Nutrition and Dietetics. 2003;103(6):745-65.
21. Craig WJ, Mangels AR; American Dietetic Association. Position of the American Dietetic Association: vegetarian diets. J Am Diet Assoc. 2009;109(7):1266-82.

22. Katz DL, Meller S. Can we say what diet is best for health? Annu Rev Publ Health. 2014;35:83-103.
23. Ornish D, Scherwitz LW, Billings JH, et al. Intensive lifestyle changes for reversal of coronary heart disease. JAMA. 1998;23(280):2001-8.
24. Esselstyn CB. Resolving the coronary heart disease epidemic through plant-based nutrition. Prev Cardiol. 2001;4(4):171-7.
25. Jenkins DJ, Kendall CW, Marchie A, et al. Effects of a dietary portfolio of cholesterol-lowering foods vs lovastatin on serum lipids and C-reactive protein. JAMA. 2003;290(4):502-10.
26. Fraser GE. Vegetarian diets: what do we know of their effects on common chronic diseases? Am J Clin Nutr. 2009;89(5):1607S-1612S.
27. Kwok CS, Umar S, Mynt PK, Mamas MA, Loke YK. Vegetarian diet, Seventh Day Adventists and risk of cardiovascular mortality: a systematic review and meta-analysis. Int J Cardiol. 2014;176: 680-6.
28. Song M, Fung TT, Hu FB, Willet WC, Longo WD, Chan AT, et al. Association of animal and plant protein intake with all-cause and cause-specific mortality. JAMA Intern Med. 2016;176:1453.
29. Kahleova H, Matoulek M, Malinska H, Olyiarnik O, Kazdova L, Neskudla T, et al. Vegetarian diet improves insulin resistance and oxidative stress markers more than conventional diet in subjects with type 2 diabetes. Diabetic Medicine. 2011;28(5):549-59.
30. Rosell M, Appleby P, Spencer E, Key T. Weight gain over 5 years in 21,966 meat-eating, fish-eating, vegetarian, and vegan men and women in Epic-Oxford. Int J Obes (Lond) 2006;30:1389-96.
31. Vergnaud AC, Norat T, Romaguera D, et al. Meat consumption and prospective weight change in participants of the Epic-Panacea study. Am J Clin Nutr. 2010;92:398-407.
32. Huang R-Y, Huang C-C, Hu F, et al. Vegetarian diets and weight reduction: a meta-analysis of randomized controlled trials. J Gen Intern Med. 2015:1-8.
33. World Cancer Research Fund, American Institute for Cancer Research. Diet, Nutrition, physical activity and cancer: a global perspective. Continuous update project expert report 2018. Disponível em: https://www.wcrf.org/dietandcancer/cancer-prevention-recommendations. Acesso em: 9 fev. 2024.
34. Leoncio BVC, Silva LCA, Izeppe MJM. A importância da alimentação na prevenção do câncer. In: Piovacari SMF, Barreré APN. Nutrição clínica na oncologia. São Paulo: Atheneu; 2019.
35. Pfeffer GIK, Levine A. Dietary clues to the patho-genesis of Crohn's disease. Digestive Diseases. 2014;32(4):389-94.
36. Molendjik A, Van der Marel S, Maliaars PWJ. Towards a food pharmacy: immunologic modulation through diet. Nutrients. 2019:11(6):1-11.
37. Guasch-Ferré M, et al. Meta-Analysis of Randomized Controlled Trials of Red Meat Consumption in Comparison with Various Comparison Diets on Cardiovascular Risk factor. Circulation 2019;139(15):1828-45.
38. Stevenson RJ, Francis HM, Attuquayefio T, Gupta D, Yeomans MR, Oaten MJ, et al. Hippocampal-dependent appetitive control is impaired by experimental exposure to a Western-style diet. R Soc Open Sci. 2020;7:191338.
39. Miller MG, Thangthaneg N, Rutledge GA, Scott TM, Shukitt-Hale B. Dietary strawberry improves cognition in a randomized, double-blind, placebo-controlled trial in older adults. Br J Nutr. 2021;20:1-36.
40. Antonaccio C, Godoy C, Figueiredo M, Macedo S. Nutrição comportamental para uma comunicação responsável em saúde e nutrição. In: Alvarenga M, Figueiredo M, Timerman F, Antonaccio C (orgs.). Nutrição comportamental. 2.ed. São Paulo: Manole; 2018.
41. Lancha LOP, Lancha Jr AHB. Manual de coaching e bem-estar em saúde. São Paulo: Manole; 2017.
42. Lancha LOP, Kallas D, Dayan PH, Lancha-Junior AH. Técnicas de coaching de bem-estar na mudança de estilo de vida no sistema público de saúde. Estudos Avançados. 2019;33(95):235-42.

43. Kiecolt-Glaser JK, Belury MA, Porter K, Beversdorf DQ, Lemeshow S, Glaser R. Depressive symptoms, omega-6:omega-3 fatty acids, and inflammation in older adults. Psychosom Med. 2007;69(3):217-24.
44. Sylvetsky AC, Rother KI. Trends in the consumption of low-calorie sweeteners. Physiol Behav. 2018;193:173-80.
45. Swithers SE. Artificial sweeteners produce the counterintuitive effect of inducing metabolic derangements. Trends Endocrinol Metab. 2013;24(9):431-41.
46. Brown RJ, De Banate MA, Rother KI. Artificial sweeteners: a systematic review of metabolic effects in youth. Int J Pediatr Obes. 2010;5(4):305-12.
47. Tirosh O, Calabrò M, Erel O, Tirosh M. Artificial sweeteners: a mini review of recent research findings. Front Nutr. 2018;5:8.
48. Pepino MY. Metabolic effects of non-nutritive sweeteners. Physiol Behav. 2015;152(Pt B):450-5.
49. Fowler SPG. Low-calorie sweetener use and energy balance: Results from experimental studies in animals, and large-scale prospective studies in humans. Physiol Behav. 2016;164(Pt B):517-523.
50. Japur CC, Viera MNCM. Dietética aplicada na produção de refeições. Rio de Janeiro: Guanabara-Koogan; 2012.
51. Baena RC. Dieta vegetariana: riscos e benefícios. Diagn Tratamento. 2015;20(2):56-64.
52. Gilsing AM, Crowe FL, Lloyd-Wright Z, Sanders TAB, Appleby PN, Allen NE, et al. Serum concentrations of vitamin B12 and folate in British male omnivores, vegetarians and vegans: results from a cross-sectional analysis of the Epic-Oxford cohort study. Eur J Clin Nutr. 2010;64(9):933-9.
53. Berg J, Seyedsadjadi N, Grant, R. Increased consumption of plant foods is associated with increased bone mineral density. J Notre Health Aging. 2020;24:388-97.
54. Raiten DJ, Picciano MF. Vitamin D and health in the 21st century: bone and beyond. Executive summary. Am J Clin Nutr. 2004;80(6 Suppl):1673S-7S.
55. Papier K, Tong TY, Appleby PN, Bradlury KE, Fensom GK, Knuppel A, et al. Comparison of major protein-source foods and other food groups in meat-eaters and non-meat-eaters in the Epic-Oxford cohort. Nutrients. 2019; 11;11(4):824.
56. Tong TWM, et al. Vegetarian and vegan diets and risks of total and site-specific fractures: results from the prospective Epic-Oxford study. BMC Medicine. 2020;18:353.
57. Barnard ND, Levin SM, Yokoyama Y. A systematic review and meta-analysis of changes in body weight in clinical trials of vegetarian diets. J Acad Nutr Diet. 2015;115:954-69.
58. McManus KD. What is a plant-based diet and why should you try it? Disponível em: https://www.health.harvard.edu/blog/what-is-a-plant-based-diet-and-why-should-you-try-it-2018092614760#:~:text=Plant%2Dbased%20or%20plant%2Dforward,never%20eat%20meat%20or%20dairy. Acesso em: 2 jul. 2024.
59. Newby PK, Tucker KL, Wolk A. Risk of overweight and obesity among semivegetarian, lacto-vegetarian, and vegan women. Am J Clin Nutr. 2005;81(6):1267-74.
60. Tuso PJ, Ismail MH, Ha BP, Bartolotto C. Nutritional update for physicians: plant-based diets. Perm J. 2013;17(2):61-6.
61. Yashodhara BM, Umakanth S, Pappachan JM, Bath SK, Kamath R, Choo BH. Omega-3 fatty acids: a comprehensive review of their role in health and disease. Postgrad Med J. 2009;85(1000):84-90.

Anexo

Proposta de alimentos e preparações *plant based*

Refeição	Alimentos e quantidades	Refeição	Alimentos e quantidades
Café da manhã	**Opção 1:** Banana prata – 1 unidade grande (55 g) Morango – 5 unidades médias (60 g) Semente de linhaça – 2 colheres de sopa cheias (30 g) Pasta de amendoim – 2 colheres de sopa (32 g) **Opção 2:** (*Bowl* de frutas vermelhas) Leite de coco em pó – 2 colheres de sopa (30 g) *Mix* de frutas vermelhas (mirtilo, amora, framboesa e morango) – 1 xícara de chá (135 g) Semente de abóbora torrada – 1 colher sobremesa rasa (10 g) **Opção 3:** (Tofu com azeite e cúrcuma) Tofu – 2 fatias médias (100 g) Cúrcuma em pó – 1 colher de sobremesa (2 g) Azeite de oliva extravirgem – 0,5 colher de sopa (4 mL) Banana da terra cozida – 0,5 unidade grande (60 g) Semente de chia – 1 colher de sopa cheia (15 g)	Lanche da manhã	**Opção 1:** Noz crua – 4 unidades (20 g) **Opção 2:** Semente de abóbora – 1 colher de sopa rasa (30 g) Morango – 5 unidades (80 g) **Opção 3:** Castanha do Brasil/Pará crua 4 unidades (16 g)

(*continua*)

Anexo

Proposta de alimentos e preparações *plant based* (*continuação*)

Refeição	Alimentos e quantidades	Refeição	Alimentos e quantidades
Almoço	**Opção 1:** Arroz integral cozido – 2 colheres de sopa (50 g) Grão-de-bico cozido – 6 colheres de sopa (132 g) *Shitake* cozido – 2 colheres de sopa (40 g) Almeirão cru – 4 folhas (48 g) Semente de gergelim – 1 colher sopa rasa (15 g) **Opção 2:** Mandioca/aipim cozido – 3 colheres de sopa (75 g) Feijão-carioca, grão – 2 conchas médias cheias (280 g) Brócolis cozido – 1 xícara (90 g) Pepino – 1/2 unidade (100 g) Tomate salada – 3 fatias (80 g) Azeite de oliva extravirgem – 0,5 colher de sopa (4 mL) **Opção 3:** Batata-doce cozida – 2 fatias pequenas (80 g) Grão de soja cozido – 4 colheres de sopa (96 g) Couve refogada – 2 colheres de sopa (50 g) Broto de alfafa – 2 colheres de arroz (28 g)	Lanche da tarde	**Opção 1:** (Suco verde) Couve – 2 folhas médias (40 g) Salsinha – 1 colher de sopa cheia (4 g) Melão – 2 fatias médias (180 g) Água de coco – 1 xícara chá (200 mL) Semente de linhaça – 1 colher de sobremesa cheia (10 g) Spirulina em pó – 1 colheres de café (2 g) **Opção 2:** (Tapioca com chia recheada com pasta de gergelim) Goma de tapioca – 2 colheres de sopa cheias (40 g) Semente de chia – 1 colher de sopa cheia (15 g) Pasta de gergelim – 2 colheres de sopa (40 g) **Opção 3:** Tofu – 2 fatias médias (100 g) Tomate cereja – 1/2 xícara de chá (100 g) Azeitona preta em conserva – 4 unidades médias (12 g) Nozes 10 g
Jantar	**Opção 1:** Sopa de legumes – 3 conchas médias cheias (390 g) **Opção 2:** Grão-de-bico cozido – 6 colheres de sopa (132 g) Tomate cereja – 1/2 xícara de chá (100 g) **Opção 3:** Sopa de lentilha – 2 conchas médias cheias (280 g)	Ceia	**Opção 1:** Chá infusão (*mix* de camomila, melissa, mulungu e erva-cidreira) – 1 xícara (180 mL) **Opção 2:** Maçã – 1 unidade pequena (90 g) Cardamomo em pó – 1 pitada **Opção 3:** Tâmara desidratada – 1 unidade média (20 g)

4
Pilar movimento

Bruno P. C. Smirmaul
Juliana Schulze Burti
Paula Caldeira Brant
Valdirene Canhestro

INTRODUÇÃO

História do movimento ao longo da evolução humana

Desde o estágio embrionário e fetal, percorrendo a infância, a adolescência, a vida adulta e chegando até o envelhecimento, o movimento é um fenômeno onipresente e vital para a sobrevivência dos seres humanos. Em uma análise evolutiva do movimento ao longo da história humana, é possível identificar seu papel essencial para a sobrevivência. Desde seu papel entre os caçadores-coletores há cerca de 2 milhões de anos, para atividades essenciais como deslocamentos, coleta de água e alimentos, caça, fuga etc.

Mesmo passando pela revolução da agricultura, há 10 mil anos, e pela Revolução Industrial, há 200 anos, que resultaram em alterações nos padrões de movimento do ser humano, os altos níveis e a frequência de movimento no cotidiano ainda se mantinham. A partir de meados do século passado, com a mecanização e a revolução digital (há cerca de 60 e 30 anos, respectivamente), a necessidade de movimento no dia a dia sofreu brusca redução.

Desde então, o esforço e o movimento corporal para a realização das atividades rotineiras têm sido, cada vez mais, substituídos pelo simples apertar de um botão em atividades sedentárias, no conforto de uma cadeira ou um sofá: eletrodomésticos, controles remotos, computadores, *tablets*, celulares *smartphones* etc.

Em uma perspectiva ilustrativa e pedagógica da cronologia da atividade física ao longo da evolução humana, Smirmaul[1] demonstra que os seres humanos sofrem pressões evolutivas em um ambiente com altos e frequentes níveis de movimento por 2 milhões de anos, cerca de 71.400 gerações, representando 99,997% da evolução. Surpreendentemente, a transição de uma vida ativa para uma vida com baixos níveis de movimento ocorreu apenas há 30 a 60 anos, cerca de uma ou duas gerações atrás, e representando apenas 0,0003% da evolução humana (Figura 1).

Como elegantemente colocado por Eaton et al. (1988),[2] "Do ponto de vista genético, nós somos caçadores-coletores da Idade da Pedra deslocados no tempo para um mundo que difere daquele para o qual nossa composição genética foi selecionada". A análise desse contexto evolutivo e das transições do movimento ao longo da história pavimenta o caminho para melhor compreendermos a relação intrínseca e fundamental do movimento com todos os processos psicofisiológicos e patológicos dos sistemas corporais do ser humano.

Ao longo deste capítulo serão abordados conteúdos teóricos e práticos sobre o papel imprescindível do movimento para a saúde humana, que o torna um dos pilares fundamentais da medicina do estilo de vida.

CONCEITOS PRINCIPAIS

Benefícios da atividade física em um contexto global

Atividade física é definida como "qualquer movimento corporal produzido pelos músculos esqueléticos que requerem gasto de energia". O exercício físico, por sua vez, é definido como "uma subcategoria da atividade física que é planejada, estruturada, repetitiva e intencional, no sentido de melhorar e/ou manter um ou mais componentes da aptidão física e da saúde".[3] Vale ressaltar que ambas as manifestações de movimento – atividade física e exercício físico – apresentam efeitos na prevenção, tratamento e até reversão de doenças. A literatura científica nos traz inúmeras evidências sobre os benefícios de termos um estilo de vida ativo.

Em 2015, um artigo publicado no *Journal of the American Medical Association* (JAMA)[4] reforçou a ideia de que a atividade física e a melhora no condicionamento físico são fundamentais para a promoção da saúde: "Não há tratamento medicamentoso que possa influenciar de maneira positiva tantos sistemas orgânicos como pode a atividade física".

Como descrito anteriormente, percebe-se que o mundo moderno vem nos levando a hábitos progressivamente mais sedentários e um estilo de vida inativo. Do ponto de vista de prevalência, alcance global e impactos na saúde, a inatividade física pode ser considerada uma pandemia, conforme apontado por uma série especial de artigos sobre o tema publicada em 2012 pela revista *The Lancet*, que ressalta, inclusive, os impactos econômicos, sociais e ambientais dessa "pandemia silenciosa". Ainda, a inatividade física tem sido caracterizada como "o maior problema de saúde do século XXI".[5,6]

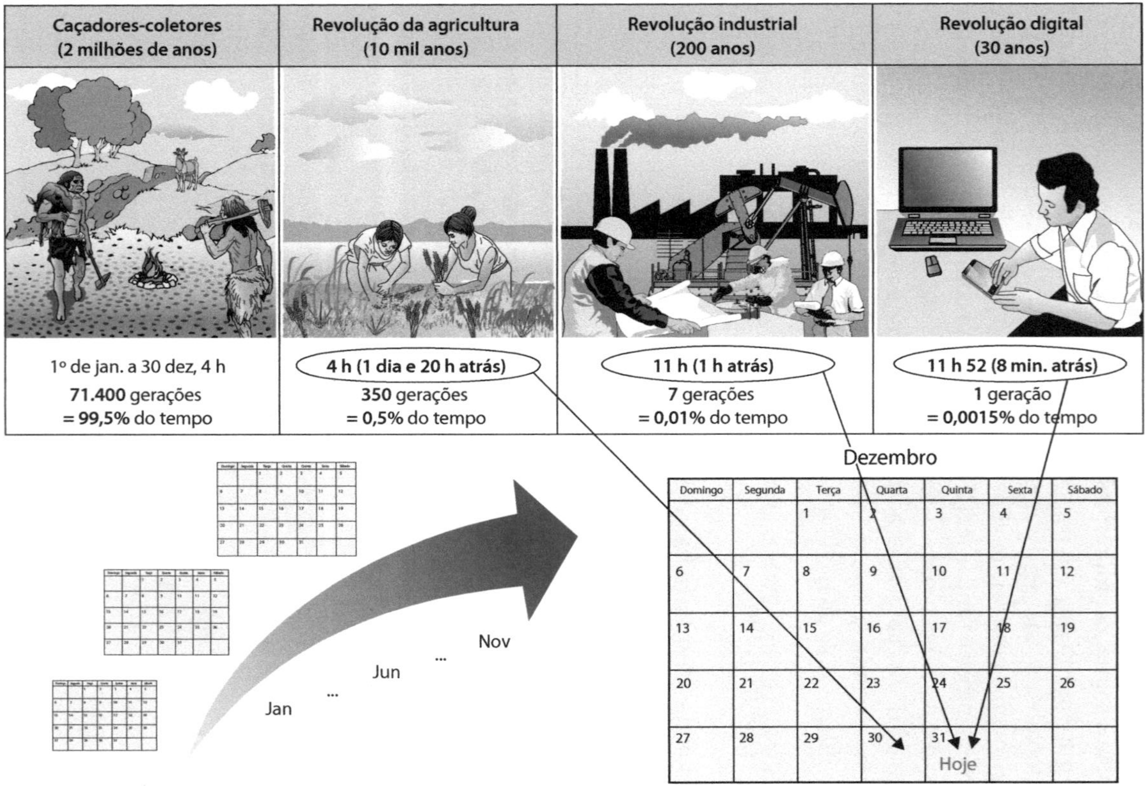

Figura 1 Calendário da atividade física.
Fonte: tradução livre de Smirmaul,[1] com permissão do autor.

Enquanto a inatividade física é a causa de uma a cada 10 mortes prematuras no mundo, uma diminuição de 25% da inatividade física mundial evitaria 1,3 milhão de mortes/ano.[5]

A prevalência de inatividade física é, pelo menos, o dobro da prevalência do tabagismo, da hipertensão e da hiperlipidemia. Os efeitos benéficos da atividade física vêm sendo amplamente estudados e até comparados aos efeitos de medicações.

Uma metanálise realizada em 2015[7] comparou a eficácia relativa de fármacos com intervenções envolvendo atividades físicas, demonstrando que sua prática regular é tão eficaz quanto os medicamentos rotineiramente prescritos para prevenção secundária de doenças cardíacas, prevenção de diabetes e até mais eficaz do que a medicação na reabilitação de pacientes após acidente vascular encefálico.[7]

Em 2018, o US Physical Activity Guidelines Advisory Committee divulgou um relatório científico como referência para a segunda edição das diretrizes americanas de atividade física. Esse relatório resumiu as evidências científicas que mostram os benefícios de um estilo de vida ativo, do ponto de vista da saúde física e da saúde mental. Os dados foram baseados nos 10 anos antecedentes, mostrando a contribuição e a efetividade da atividade física e dos exercícios na saúde geral, na qualidade de vida e na prevenção específica de doenças. As informações estão no Quadro 1.[8]

Quadro 1 Benefícios da atividade física para a saúde da população geral e em grupos específicos

Idade	Benefícios da atividade física regular
	Crianças
3 a 6 anos	Desenvolvimento da saúde óssea e manejo de peso
6 a 17 anos	Melhor desenvolvimento cognitivo; melhor condicionamento muscular e cardiorrespiratório; melhor saúde óssea; menor risco cardiorrespiratório; melhor controle de peso e obesidade; menor índice de depressão
	Adultos de todas as idades
Causas de mortalidade	
Cardiometabólicas	Menor incidência e menor mortalidade cardiovascular; menor incidência de hipertensão; menor incidência de diabetes tipo 2
Câncer	Menor incidência de câncer de bexiga, mama, cólon, endométrio, esôfago, rins, estômago e pulmões
Saúde cerebral	Menor risco de demência; melhor função cognitiva e melhor função cognitiva relacionada à atividade aeróbica; melhor qualidade de vida; melhor sono; menos ansiedade e depressão em pessoas saudáveis e também naquelas com síndromes preexistentes; menor incidência de depressão

(continua)

Quadro 1 Benefícios da atividade física para a saúde da população geral e em grupos específicos (*continuação*)

Idade	Benefícios da atividade física regular
Peso corporal	Menor risco de ganho excessivo de peso; perda de peso e prevenção de ganho de peso após redução inicial quando uma dose suficiente de exercício moderado a vigoroso é aplicada; efeito positivo para perda de peso quando combinado a uma restrição dietética moderada
	Idosos
Quedas	Menor incidência de quedas; menor incidência de lesões relacionadas a quedas
Funcionalidade	Ganho de funcionalidade em idosos com ou sem fragilidade
	Indivíduos com condições preexistentes
Câncer de mama	Redução de risco de todas as causas; redução da mortalidade por câncer de mama
Câncer colorretal	Redução de risco de todas as causas; redução da mortalidade por câncer colorretal
Câncer de próstata	Redução da mortalidade por câncer de próstata
Osteoartrite	Diminuição da dor; melhora da função e qualidade de vida
Hipertensão arterial	Redução do risco de progressão de distúrbio cardiovascular e redução do risco de aumento da pressão arterial ao longo do tempo
Diabetes tipo 2	Redução do risco de mortalidade cardiovascular; redução da progressão dos indicadores da doença (hemoglobina A1C, hipertensão, lipídios e IMC)
Esclerose múltipla	Melhora da marcha; melhora no condicionamento físico
Demência	Melhora na cognição
Condições com comprometimento da função executiva	Melhora na cognição

IMC: índice de massa corporal.
Fonte: adaptado de Thompson et al.[8]

Inatividade física x comportamento sedentário

Apesar de serem termos muito populares e utilizados muitas vezes de formas intercambiáveis, o que os termos "inatividade física" e "comportamento sedentário" significam exatamente? Quais parâmetros devem ser utilizados para classificar um indivíduo como fisicamente ativo/inativo e/ou sedentário?

Em 2020, a Organização Mundial da Saúde (OMS) lançou a mais recente diretriz a respeito de atividade física e comportamento sedentário. O documento oferece recomendações sobre atividade física baseadas em evidências, para crianças, adolescentes, adultos e idosos.[3] Em resumo, têm-se as seguintes definições:

- Inatividade física: nível de atividade física insuficiente para atingir as recomendações mínimas (150 minutos por semana).
- Comportamento sedentário: qualquer comportamento, ao estar acordado, caracterizado por um gasto energético de 1,5 MET (equivalentes metabólicos de energia) ou inferior, estando sentado, reclinado ou deitado.

Essa nova diretriz abordou profundamente, pela primeira vez, o comportamento sedentário. Este é mensurado durante as horas em que o indivíduo pratica atividades que não aumentem substancialmente o gasto energético, assim considerado qualquer comportamento que consuma até 1,5 MET ou menos, por exemplo, sentar-se, deitar e ficar encostado. O MET é um equivalente metabólico associado ao consumo de oxigênio por minuto em qualquer atividade.

Exemplos de comportamentos sedentários são as atividades ocupacionais/educacionais do tipo escritório/sala de aula, para as quais as pessoas ficam em mesas ou bancadas trabalhando sentadas; a permanência em um automóvel, como motorista ou passageiro, no trânsito dirigindo e o tempo despendido olhando para telas de TV, *smartphones, tablets* e computadores. A diretriz inclui também as pessoas impossibilitadas de ficar em pé, como os usuários de cadeiras de rodas, por exemplo. Nessa versão mais atual das diretrizes[3] foi incluído como comportamento sedentário, também, o autorrelato de pouco movimento (tanto no lazer como durante o trabalho), tempo em telas e baixa movimentação medida por equipamentos específicos, como relógios e *smartphones* que monitoram o tempo de movimento e o número de passos, por exemplo.

É muito importante estar ciente dessas diferenças na avaliação e na abordagem do tema da inatividade física e comportamento sedentário, pois pode ser possível que uma pessoa seja fisicamente ativa (atinja ou supere as recomendações de atividade física), porém também seja sedentária (apresentando altos níveis de comportamento sedentário).

Hoje em dia, grande parte das pessoas que são fisicamente ativas apresenta, ao mesmo tempo, altos níveis de comportamento sedentário em seu cotidiano. Também já existem evidências científicas de que ambos apresentam efeitos parcialmente independentes, sendo importante que os profissionais de saúde avaliem isso de forma correta para maximizar as oportunidades de intervenção. Por exemplo, um paciente pode não precisar necessariamente aumentar os níveis de atividade física, mas sim reduzir o tempo sedentário. Ainda, o profissional de saúde pode tornar suas intervenções mais efetivas ao identificar qual dos fatores traria mais benefícios, em potencial, se aprimorado. Em complemento, uma ótima estratégia de abordagem seria decidir, em conjunto e em parceria com o paciente, qual estratégia é a mais viável naquele momento para ele.

Estar "sentado" é um fator de risco independentemente da realização de atividade física em tempo livre, com determinantes específicos que aumentam o risco de enfermidades. Um estudo publicado em 2012 no *Archives of Internal Medicine* avaliou o tempo sentado e a mortalidade por todas as causas em mais de 200 mil adultos australianos com idade de 45 anos ou mais, durante aproximadamente 3 anos, e os resultados demonstraram que 6,9% da mortalidade por todas as causas era atribuída à posição sentada. Estar em pé 2 horas por dia diminui em 10% o risco de mortalidade por todas as causas.[9]

Moore et al.,[10] em estudo publicado pela revista *PloS Med*, verificaram a relação entre a prática de atividade física e o aumento nos anos de vida, comparando grupos de adultos com mais de 40 anos, sendo um grupo sedentário e outro praticante de atividade física. Os achados estão apresentados na Tabela 1.

Tabela 1 Relação entre tempo de caminhada e aumento de expectativa de vida[10]

Tempo de caminhada rápida (minutos/semana)	Aumento da expectativa de vida (anos)
75	1,8
90-150	2,5
200	3
400	4
500	4,5

Ser ativo é parte importante para se manter saudável. Qualquer quantidade de atividade física é melhor do que nenhuma. Não há quantidade ou "limiar" a partir do qual a atividade física começa a ser benéfica.[3] Fazer do movimento e da atividade física parte do estilo de vida diário traz benefícios para a saúde, mesmo que não faça parte de um plano de exercícios estruturado. A Figura 1 ilustra algumas ideias práticas e simples para aumentar a atividade no dia a dia.[11]

Movimento como forma de prevenção de doenças crônicas não transmissíveis

Doenças crônicas não transmissíveis (DCNT) são doenças não contagiosas, geralmente de longa duração, que progridem lentamente e muitas vezes resultam de fatores genéticos, ambientais ou de estilo de vida não saudável. Elas são responsáveis por cerca de 72% das mortes em todo o mundo. Mesmo com o consistente aumento da expectativa de vida nos últimos dois séculos, as estimativas atuais apontam um declínio em potencial para as gerações futuras, pelo aumento de várias doenças crônicas, como doenças respiratórias, obesidade,

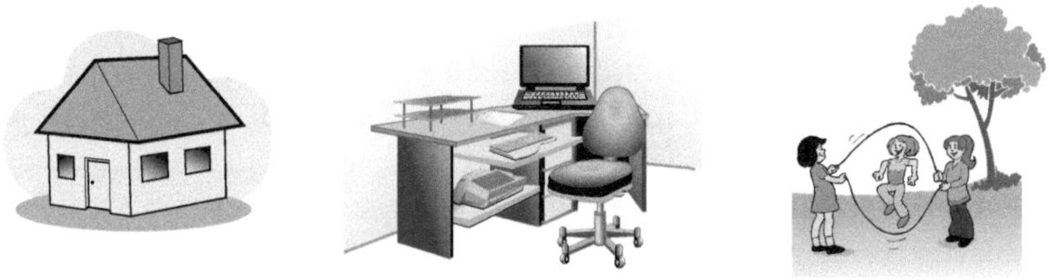

Em casa	No trabalho	Fora de casa
• Passear com o cachorro • Cuidar do jardim • Limpar a casa • Levantar pesos, marchar no lugar ou andar pela sala enquanto assiste à TV	• Caminhar no almoço • Exercitar-se na cadeira • Usar as escadas • Ficar em pé quando estiver ao telefone, lendo ou comendo • Conversar pessoalmente com os colegas	• Dançar • Fazer *Tai Chi* • Fazer caminhada após o jantar • Parar o carro mais distante • Usar um pedômetro

Figura 2 Ideias simples para tornar-se mais ativo.
Fonte: Association of Diabetes Care & Education Specialists (ADCES).[11]

câncer, doença cardiovascular (DCV), diabetes e acidente vascular cerebral (AVC). Muitas evidências científicas já comprovam os benefícios da atividade física como prevenção e tratamento de DCNT.

Atualmente, a literatura sustenta que, se a atividade física diária e os exercícios praticados habitualmente fizerem parte do estilo de vida, poderão reduzir de forma importante o risco de doenças crônicas e de mortalidade. Além da prevenção, os exercícios poderão também ser considerados uma forma de tratamento para essas doenças, devendo ser prescritos pelos profissionais de saúde. Seja para prevenção ou para tratamento de doenças, a atividade física e os exercícios regulares fornecem maior qualidade de vida e maior longevidade. A prática regular de exercícios promove melhora e manutenção da aptidão física, melhora do funcionamento dos sistemas corporais, e parece estar associada à manutenção da saúde do cérebro e desempenho cognitivo.[12] A literatura demonstra cada vez mais os benefícios dos exercícios também para a saúde mental das pessoas. Ensaio clínico randomizado e controlado, feito em 2022, com 140 indivíduos com síndrome metabólica demonstrou mudanças na qualidade de vida relacionada à saúde e à redução nos níveis de ansiedade e depressão após oito semanas de treinamento aeróbico individualizado.[32]

Outro estudo publicado em 2024 com 314 jovens universitários demonstrou que a substituição de 30 minutos de comportamento sedentário por atividades de baixa a alta intensidade na rotina pode ser excelente estratégia de diminuição de sintomas de depressão e ansiedade.[33]

Exercícios de intensidade moderada podem ser uma alternativa eficaz para reduzir o nível de inflamação sistêmica e diminuir o declínio cognitivo. Os efeitos benéficos foram observados independentemente do tipo de doença clínica e do tipo, frequência e intensidade do exercício.[13] Estudo de Stevens et al. para o *Global Health Risks Report* (2009) demonstrou que a inatividade física é o quarto fator de risco de mortalidade em escala mundial, aumentando em 6% o risco de enfermidades coronarianas, 7% o risco de diabetes *mellitus* tipo 2, 10% o risco de câncer de mama e 10% o risco de câncer de cólon.[14]

Assim, a atividade física pode reduzir de forma substancial vários desfechos relacionados às DCNT. O Quadro 2 traz dados da literatura referentes a algumas dessas doenças.

Quadro 2 Benefícios da atividade física para doenças crônicas não transmissíveis (DNCT)

DCNT	Benefício da atividade física	Referência
Diabetes	Níveis de glicose e insulina no sangue são melhores em pessoas que fazem movimentos ao longo do dia comparadas com as que permanecem sentadas.	Diabetes Care. 2012.[15]
Cardiopatias coronarianas primárias	Redução de 20-30% do risco em homens e mulheres ativos, em comparação com os inativos.	Curr Cardiovasc Risk. 2013.[16]
Câncer de mama e cólon	Quanto maior a quantidade de atividade física, menores os riscos. Câncer de cólon diminui 17-30% e câncer de mama 25%; prevenção de recorrência e menor probabilidade de mortalidade.	• Ca Cancer J Clin. 2012.[17] • Br J Cancer. 2019.[18] • JAMA. 2005.[19]
Câncer de bexiga, endométrio, esôfago, rins, pulmões e estômago	Redução do risco; melhora o estado físico, os sintomas e a qualidade de vida durante o tratamento dos acometidos; aumento de sobrevida.	
Declínio cognitivo, demência geral, demência vascular e doença de Alzheimer	Pessoas fisicamente ativas parecem ter menor probabilidade de desenvolver alterações cognitivas quando comparadas com pessoas inativas. Níveis mais elevados de exercício físico parecem ser mais protetores.	*Risk reduction of cognitive decline and dementia WHO guideline.*[3]

A atividade física deve ser um componente fundamental e integral a todas as estratégias de controle e manejo do sobrepeso e obesidade, condição comumente associada a hipertensão, hipercolesterolemia, hipertrigliceridemia e resistência à insulina.[20] A atividade física regular induz uma série de benefícios para a saúde, independentemente da categoria de índice de massa corporal (IMC), mesmo na ausência da perda de peso. A prática de cerca de 30 a 60 minutos de atividade física aeróbia moderada-vigorosa por semana, em combinação com o treinamento resistido, está associada a:

- Pequenas reduções de peso corporal e perda de gordura.
- Reduções na gordura visceral abdominal e ectópica, mesmo na ausência da perda de peso.
- Manutenção da perda de peso, após sua redução.
- Manutenção da massa magra durante a perda de peso.
- Aumento da aptidão cardiorrespiratória.

De maneira geral, as recomendações de atividades físicas para prevenção e tratamento das DCNT referidas nas principais diretrizes são:

- 150 a 300 minutos/semanais de atividade aeróbica de intensidade moderada ou 75 minutos de intensidade vigorosa.
- Treinamento resistido 2 a 3 vezes na semana, em dias consecutivos.
- Exercícios de equilíbrio.
- Redução do tempo gasto em comportamentos sedentários, com interrupção da permanência na postura sentada a cada 30 minutos.

Recomendações para tipo, frequência e intensidade dos exercícios

Para facilitar a prescrição de exercícios o American College of Sports Medicine e o American College of Lifestyle Medicine (2017) usam o termo FITT, um programa adaptado individualmente que inclui a especificação de frequência (F), intensidade (I), tempo, (T), tipo, (T), volume (V) e progressão (P) do exercício a ser realizado.[22]

A composição exata do FITT-VP irá variar dependendo dos objetivos do indivíduo e será revisada de acordo com a resposta, limitação e adaptações ao exercício, bem como a evolução das metas e objetivos. O Quadro 3 resume o FITT-VP para as recomendações de atividade aeróbica e resistência muscular, respectivamente.

Quadro 3 Recomendação de frequência, intensidade, tempo, tipo, volume e progressão do exercício (FITT-VP) para atividade aeróbica

FITT-VP	Recomendação baseada em evidência para atividade aeróbica
Frequência	• Recomendam-se ≥ 5 dias/semana de exercícios moderados, ou ≥ 3 dias/semana de exercícios vigorosos, ou a combinação dos dois ≥ 3 -5 dias/semana.

(continua)

Quadro 3 Recomendação de frequência, intensidade, tempo, tipo, volume e progressão do exercício (FITT-VP) para atividade aeróbica (*continuação*)

Intensidade	Intensidade moderada e/ou vigorosa é recomendada para a maioria dos adultos. • Exercícios de intensidade leve a moderada podem ser indicados para indivíduos sedentários.
Tempo	• 30-60 minutos/dia de exercício moderado ou 20-60 minutos/dia de exercício vigoroso. A combinação moderado/vigoroso por dia é recomendada para a maioria dos adultos. • < 20 minutos de exercício por dia podem ser benéficos para indivíduos sedentários.
Tipo	Exercícios regulares que envolvem os principais grupos musculares
Volume	• Recomenda-se um alvo de ≥ 500 – 1.000 MET/min/sem. • Aumentar os passos em ≥ 2.000 passos/dia para atingir ≥ 7.000 passos/dia. • Qualquer volume é benéfico para pessoas que não podem ou não querem atingir essa quantidade de exercício.
Padrão	• Sessão de exercício contínuo ou com intervalo, ou em sessões de ≥ 10 minutos para atingir a duração e o volume desejados, por dia. • Séries de exercícios de < 10 minutos podem produzir adaptações favoráveis em indivíduos muito sedentários.
Progressão	• Progressão gradual do volume ajustando duração, frequência e intensidade do exercício. • A abordagem "comece e vá devagar" melhora a adesão e reduz os riscos cardíacos e lesões musculoesqueléticas.
FITT-VP	**Recomendações baseadas em evidência para exercícios de resistência**
Frequência	Cada grupo muscular principal deve ser treinado 2-3 dias/semana.
Intensidade	• 60-70% 1RM (intensidade moderada a vigorosa) para melhorar a força em indivíduos iniciantes e intermediários. • Indivíduos condicionados podem aumentar gradualmente para 80% 1-RM (intensidade vigorosa para mais) para melhorar a força. • 40-50% 1RM (intensidade leve a leve) pode ser benéfico para melhorar a força em indivíduos sedentários. • < 50% 1RM (intensidade leve a moderada) para melhorar a resistência muscular. • 20-50% 1RM em adultos mais velhos para melhorar a potência.
Tempo	Nenhuma duração específica e eficaz de treinamento foi identificada.
Tipo	• Exercícios de resistência envolvendo grupos musculares principais. • Exercícios multiarticulares que afetam mais de um grupo muscular. • Exercícios uniarticulares dos principais grupos musculares podem ser incluídos no treinamento de resistência após a realização de exercícios multiarticulares daquele grupo específico. • Equipamentos e/ou peso corporal podem ser usados para realizar os exercícios.

(continua)

Quadro 3 Recomendação de frequência, intensidade, tempo, tipo, volume e progressão do exercício (FITT-VP) para atividade aeróbica (*continuação*)

Repetições	• 8-12 repetições para melhorar a força e a potência nos adultos. • 10-15 repetições para melhorar a força em indivíduos iniciantes de meia-idade e mais velhos. • 15-25 repetições para melhorar a resistência muscular.
Séries	• 2-4 séries para melhorar a força e a potência na maioria dos adultos. • Um único conjunto de exercícios de resistência pode ser eficaz, especialmente entre os mais velhos e iniciantes. • < 2 séries são eficazes para melhorar a resistência muscular.
Padrão	• Intervalos de descanso de 2-3 minutos entre cada série de repetições. • Um descanso de 48 horas entre as sessões para qualquer grupo muscular.
Progressão	Recomenda-se uma progressão gradual na resistência e/ou mais repetições por série e/ou aumento da frequência.

1RM: 1 repetição máxima.
Fonte: adaptado de Kenney, 1995.[30]

O Quadro 4 apresenta as recomendações de frequência, intensidade, tipo e duração dos exercícios, por faixa etária, pelo US *Physical activity guidelines* 2018:[24]

Quadro 4 Recomendação para exercícios por faixa etária

Aeróbicos	Força/resistidos	Flexibilidade	Equilíbrio
• Crianças de 3-5 anos: atividade livre, ativos o dia todo. • Adolescentes até 17 anos: 60 minutos de atividade moderada diariamente ou 3 vezes por semana, de intensidade vigorosa. • Adultos 18-64 anos: 150 minutos de atividade moderada ou 75 minutos de atividade vigorosa semanais. • 65 anos ou mais: igual aos adultos ou dependendo das condições físicas. • Grávidas e pós-parto: 150 minutos de atividade moderada (intensa somente se já realizava antes da gravidez).	• 6-17 anos: impacto na saúde dos ossos: 60 minutos, 3 vezes por semana. • 18-64 anos: 60 minutos, 3 vezes por semana. • 65 anos ou mais: 60 minutos, 2 vezes por semana. • Pessoas com enfermidades crônicas: 60 minutos, 2 vezes por semana. • Repetições: • 8-12 repetições para adultos saudáveis. • 10-15 repetições para pessoas frágeis.	• Todos os dias, pelo menos 10 minutos, ou 2-3 vezes por semana. • 10-30 segundos cada alongamento. 2-4 repetições.	• 20-30 minutos de exercício de equilíbrio diários, para adultos saudáveis. • Idosos com 65 anos ou mais, 3 vezes por semana, ajudando a prevenir quedas.

Fonte: ODDHP, 2018.[24]

O Quadro 5, baseado no *American College of Sports Medicine*, 2017, detalha o processo de progressão da atividade física de acordo com o *status* da atividade:[25]

Quadro 5 Progressão da atividade física de acordo com a atividade

***Status* da atividade**	**Foco no treinamento aeróbico**	**Foco no treinamento de resistência**
Iniciante (inativo com nenhuma ou mínima atividade física)	• Nenhuma atividade anterior: o foco é nas atividades de nível leve a moderado por 20-30 minutos ao longo do dia. • Acumular tempo de atividade de 10 minutos é uma opção. No geral, a meta é de 60-100 minutos por semana. • Alguma atividade anterior (isto é, já atingiu o nível-alvo de 60-100 minutos por semana): o foco são atividades de nível leve a moderado por 30-45 minutos por dia. O acúmulo de tempo de 10 minutos é uma opção. No geral, sua meta é de 100-150 minutos por semana.	Selecione 6 exercícios (visando a cada um dos seguintes grupos musculares: quadris e pernas, tórax, costas, ombros, lombar e músculos abdominais). Comece com uma série de 10-15 repetições 2 vezes por semana. Conforme você avança, sua meta é 1 ou 2 séries de 8 a 12 repetições feitas, 2 a 3 dias por semana. (Obs.: para adultos de meia-idade e idosos com experiência limitada em treinamento de resistência, recomendam-se 10-15 repetições por série.)
Intermediário (um pouco ativo, moderadamente condicionado)	Aptidão moderada a média: o foco são atividades moderadas por 30-60 minutos por dia. No geral, sua meta é de 150-250 minutos por semana.	Selecione 10 exercícios (visando a cada um dos seguintes grupos musculares: quadris e pernas, quadríceps, isquiostibiais, tórax, costas, ombros, bíceps, tríceps, lombar e músculos abdominais). Sua meta são 2 séries de 8-12 repetições, 2-3 dias por semana. (Obs.: para adultos de meia-idade e mais velhos com experiência limitada em treinamento de resistência, recomendam-se 10-15 repetições por série.)
Estabelecido (prática regularmente, exercícios de moderados a vigorosos)	Exercitador regular (moderado a vigoroso): o foco são atividades de intensidade moderada a vigorosa por 30-90 minutos por dia. No geral, sua meta é de 150-300 minutos por semana (a duração depende da intensidade).	Você pode continuar com o plano intermediário (e simplesmente adicionar mais peso à medida que se adapta), ou pode considerar dividir seu treino e se concentrar mais em grupos musculares específicos em um determinado dia.

Fonte: American College of Sports Medicine.[25]

NA PRÁTICA

Instrumentos para avaliação

Embora atividades físicas e exercícios em geral sejam seguros para a maioria das pessoas, emergências médicas como, por exemplo, morte súbita e infarto agudo do miocárdio podem ocorrer nos locais onde há prática de atividade física, como academias, clubes e parques. Um estudo recente descobriu que 35% dos locais de práticas de exercícios registraram pelo menos uma emergência cardiovascular nos últimos 5 anos. Já está estabelecido que os benefícios do exercício superam os riscos, mas é importante perceber que os riscos existem e que podem levar a eventos indesejáveis. A realização de uma triagem adequada pode ajudar a minimizar esses riscos.[26] Existem alguns pontos a serem considerados antes de prescrever o início de uma prática de exercício ou mesmo antes de aumentar sua intensidade:[27]

- Nível de atividade atual.
- Sinais e sintomas de certas doenças.
- Intensidade planejada dos exercícios.

Uma triagem, ou avaliação pré-participação, pode ser facilmente aplicada pelos profissionais de saúde no intuito de verificar o estado geral do paciente/aluno e se ele está apto à prática de atividade física. O algoritmo de triagem pré-participação da ACSM 2017[27] é um instrumento projetado para identificar indivíduos em risco de complicações cardiovasculares durante ou imediatamente após o exercício aeróbio. Ele começa classificando os indivíduos que fazem ou não exercícios regulares. Os indivíduos praticantes devem ter um histórico de exercícios com intensidade moderada, de, no mínimo, 30 minutos, 3 ou mais dias da semana, durante 3 meses.

O próximo nível de classificação envolve a identificação de indivíduos com doenças cardiovasculares, metabólicas ou renais, ou aquelas com sinais ou sintomas sugestivos de doenças cardíacas, vasculares periféricas ou cerebrovasculares, diabetes *mellitus* tipos 1 e 2 e doenças renais. Durante o processo de triagem pré-participação, os indivíduos devem ser questionados se um médico ou outro profissional de saúde qualificado já os diagnosticou com qualquer uma dessas condições.

A intensidade de exercício desejada é o componente final do algoritmo de triagem pré- participação. O exercício de intensidade vigorosa tem maior probabilidade de desencadear eventos cardiovasculares agudos em relação ao de intensidade leve a moderada. É importante, portanto, identificar a intensidade na qual um indivíduo pretende se exercitar.

- Atividade física moderada é uma atividade que causa aumento perceptível na frequência cardíaca e na respiração.
- Atividade física vigorosa é uma atividade que causa aumento substancial na frequência cardíaca e na respiração.

Utilizando a frequência cardíaca máxima (FC máx), pode-se classificar a intensidade da atividade física:[26]

- Leve: < 57% a < 64% FC máx.
- Moderada: 64 a 76% FC máx.
- Vigorosa: 76 a 96% FC máx.
- Máxima: ≥ 96% FC máx.

Em 2017, foi publicado um algoritmo de triagem pré-participação pelo *American College of Sports Medicine* (ACSM),[27,31] um formulário preenchível pelo aluno/paciente, projetado para ser um guia profissional (Figura 3). Após um novo aluno/paciente preencher o formulário, um profissional de saúde interpreta os dados para determinar se a autorização médica é necessária.[26]

As informações obtidas a partir de testes adicionais de aptidão física relacionados à saúde, combinadas com o histórico médico e de exercícios do indivíduo, são úteis para:

- Coletar dados de referência e educar os participantes sobre seu estado atual de saúde/condicionamento físico em relação aos padrões saudáveis e às normas de idade e sexo correspondentes.
- Fornecer dados úteis de saúde e condicionamento físico para as prescrições de exercícios individualizados.
- Coletar dados para acompanhamento que permitem a avaliação do progresso.
- Motivar os participantes estabelecendo metas de saúde e condicionamento físico razoáveis e atingíveis.

Exemplos de testes:

- Medidas de composição corporal.
- Testes de aptidão cardiorrespiratória.
- Testes de aptidão muscular.
- Testes de flexibilidade.

Um ponto importante a ressaltar é que cada estado brasileiro pode ter alguma legislação própria sobre requisitos ou obrigatoriedade de apresentar atestado médico para a prática de atividade física.

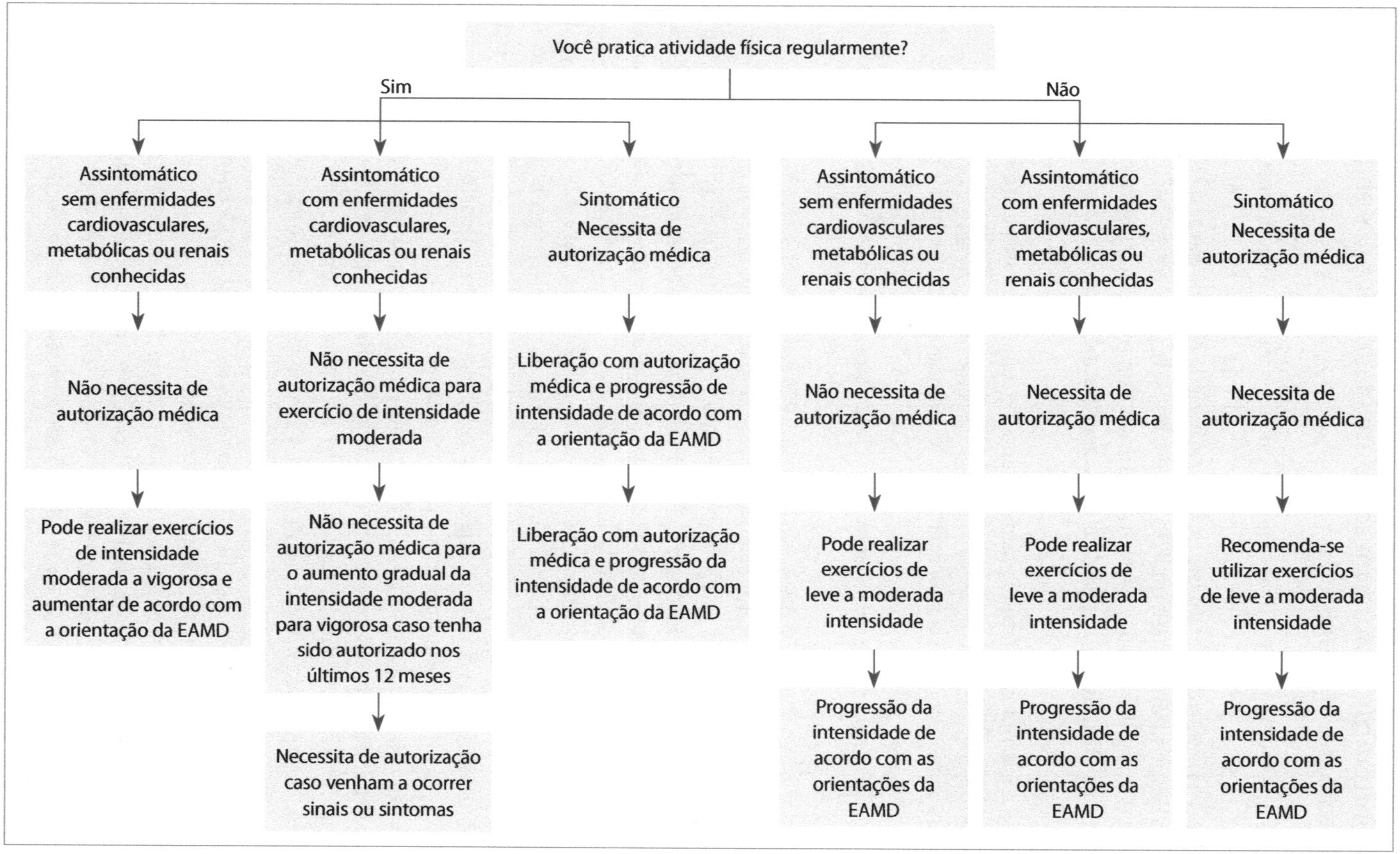
Você pratica atividade física regularmente?
Sim
Não
Assintomático sem enfermidades cardiovasculares, metabólicas ou renais conhecidas
Não necessita de autorização médica
Pode realizar exercícios de intensidade moderada a vigorosa e aumentar de acordo com a orientação da EAMD
Assintomático com enfermidades cardiovasculares, metabólicas ou renais conhecidas
Não necessita de autorização médica para exercício de intensidade moderada
Não necessita de autorização médica para o aumento gradual da intensidade moderada para vigorosa caso tenha sido autorizado nos últimos 12 meses
Necessita de autorização caso venham a ocorrer sinais ou sintomas
Sintomático Necessita de autorização médica
Liberação com autorização médica e progressão de intensidade de acordo com a orientação da EAMD
Liberação com autorização médica e progressão da intensidade de acordo com a orientação da EAMD
Assintomático sem enfermidades cardiovasculares metabólicas ou renais conhecidas
Não necessita de autorização médica
Pode realizar exercícios de leve a moderada intensidade
Progressão da intensidade de acordo com as orientações da EAMD
Assintomático com enfermidades cardiovasculares, metabólicas ou renais conhecidas
Necessita de autorização médica
Pode realizar exercícios de leve a moderada intensidade
Progressão da intensidade de acordo com as orientações da EAMD
Sintomático Necessita de autorização médica
Necessita de autorização médica
Recomenda-se utilizar exercícios de leve a moderada intensidade
Progressão da intensidade de acordo com as orientações da EAMD

Figura 3 Triagem pré-participação do American College of Sports Medicine.
Fonte: Riebe et al., 2015.[31]

Como introduzir abordagem sobre atividade física nas entrevistas motivacionais/anamneses?

Não há dúvida sobre a importância do movimento e da atividade física para a manutenção e melhora da saúde e prevenção de doenças. Evidências científicas embasam a necessidade da prescrição de atividades físicas para os pacientes/clientes. Mas como abordar esse aspecto em entrevistas ou anamneses?

Essa é uma dificuldade na prática clínica dos profissionais de saúde. O Quadro 6 exemplifica duas formas de abordagem para essa área.

Quadro 6 Exemplos de estratégias de abordagem em entrevistas/anamnese

Estratégia A	Estratégia B
Você está sedentário, precisa fazer exercícios	Quais tipos de atividades você gosta de fazer?
Faça caminhada 3 vezes por semana	Como você acha que poderia começar?
Comece uma academia de musculação	Teria alguém com quem você poderia e gostaria de fazer atividade?

Pela observação da diferença entre as estratégias A e B, nota-se que o profissional A faz suas prescrições de modo impositivo, sem a participação do paciente. Já o profissional B usa uma abordagem centrada no paciente, permitindo que ele pense sobre si mesmo, reflita sobre suas próprias habilidades e possibilidades. Qual das estratégias tem maior probabilidade de resultar em mudança de comportamento?

A estratégia B provavelmente será muito mais eficaz para gerar mudança de comportamento. É uma abordagem embasada tanto em evidências quando na conversação centrada na pessoa, de forma colaborativa e sem julgamentos. Esse modelo permite que a pessoa fale e explore suas razões e possibilidades para a mudança, ao mesmo tempo que fortalece sua autoeficácia e confiança. O princípio dessa estratégia é a tomada de decisão compartilhada, que reconhece dois especialistas na sala: o profissional da saúde e o próprio paciente.

O profissional da saúde, dependendo da atuação, tem conhecimento sobre doenças, diagnósticos, tratamentos, efeitos colaterais de medicamentos, prescrição adequada de exercícios. Já o paciente conhece suas reações, prioridades, preocupações e preferências, já que é o especialista da própria vida.[28] Para facilitar a abordagem dos profissionais de saúde em suas anamneses/entrevistas, auxiliando-os a ter êxito nas tentativas de mudança de comportamento, o American College of Lifestyle Medicine publicou um guia com diretrizes para a condução das entrevistas motivacionais.[29] O guia sugere a aplicação da estratégia dos cinco "As" para auxílio na mudança de comportamento: avaliar, aconselhar, acordar, auxiliar, organizar.[29]

Avaliar

Avaliar crenças comportamentos, conhecimento. Exemplos:

1. O paciente está se exercitando?
2. Como o paciente se sente em relação ao exercício?

Aconselhar

Fornecer informações específicas sobre os benefícios da mudança para a saúde. O aconselhamento deve ser feito de acordo com a prontidão para alterações de comportamento que o indivíduo apresenta. Essa prontidão pode ser definida de acordo com o modelo transteórico, que nos mostra os estágios de mudança de forma prática. A seguir, relacionam-se os estágios e exemplos relacionados à atividade física:

1. Pré-contemplativo: sem pensar em se tornar ativo.
2. Contemplativo: pensando em se tornar ativo.
3. Preparação: já fez planos (p. ex., ingressou em uma academia, comprou vestimenta).
4. Ação: já começou a se exercitar.
5. Manutenção: já é um exercitador ativo.

Conhecendo os estágios fica mais fácil entender como abordar e quais estratégias utilizar. Em relação ao aconselhamento é importante também que as orientações sejam feitas de acordo com as condições de saúde daquela pessoa. Por exemplo:

A. Um indivíduo que atualmente apresenta obesidade deverá receber orientações para atividades que respeitem sua condição física, sem sobrecarga.
B. Se há problemas com o sono, cuidar para não fazer atividades intensas antes de dormir etc.

Acordar

Definir metas colaborativas com base no interesse do paciente e na confiança em sua capacidade de mudar o comportamento. Numa prescrição de exercícios, discutir sempre antes de recomendar, definir em conjunto com o paciente frequência, intensidade, tipo e tempo de exercício (sigla FIIT).

Para o estabelecimento dos acordos, algumas estratégias podem ser úteis. A ferramenta SMART pode auxiliar no estabelecimento de acordos para a prescrição de exercícios. A palavra SMART é uma sigla em inglês que se refere a uma prescrição que seja:

- *Specific* (específica).

- *Measurable* (mensurável).
- *Achievable* (alcançavel).
- *Realistic/relevant* (realista/relevante).
- *Time-bound* (com prazo definido).

Exemplo: no combinado, o paciente define com o profissional que vai caminhar 3 quilômetros, 2 vezes por semana, às terças e quintas-feiras até o final do mês.

Auxiliar

Identificar barreiras pessoais, estratégias, técnicas de resolução de problemas e apoio social ou ambiental. Por exemplo:

- Auxiliar o paciente para o estabelecimento de metas realistas, com responsabilidade apropriada e acompanhamento.
- Trabalhar com o paciente a obtenção de apoio social e afirmação.
- Começar trabalhando um automonitoramento, com resolução de problemas e novas alternativas para atividades anteriores. Mostrar algumas ideias práticas para incluir movimento na rotina.
- Auxiliar o paciente a envolver familiares, amigos e vizinhos em sua mudança, tranquilizando-o quando ele detecta que alguns não podem dar suporte. O profissional pode ajudá-lo a montar sua "equipe" de apoio, questionando quem poderia colaborar e de que forma.

No tópico "Auxiliar" também se deve englobar a discussão de recaídas, verificando o que as desencadeia, encorajando o paciente a manter a meta de mudança e, mesmo se deslizes acontecerem, como resolver.

Organizar

Executar um plano de acompanhamento, planejando as sessões, discutindo a necessidade ou utilidade de um suporte temporário (telefone, *e-mail*, grupo *online*, boletim informativo) e encaminhamento para uma equipe de apoio quando necessário (profissionais da área do movimento ou recursos da comunidade). A inclusão do paciente/cliente como agente principal de mudança, com decisões compartilhadas e analisadas, com uso de estratégias assertivas, serão fundamentais para o sucesso na aquisição de novos hábitos.

A importância da abordagem multiprofissional

Por fim, este capítulo reforça a importância do trabalho em equipe multidisciplinar no cuidado ao indivíduo. Na prescrição da atividade física, a parceria entre o fisioterapeuta, o educador físico, o médico e outros profissionais de saúde de que, individualmente, o paciente necessite é fundamental. Cada indivíduo é único e necessita de uma avaliação minuciosa da sua capacidade para realização da atividade física, inclusive musculoesquelética, pois nem toda estrutura corporal pode realizar toda e qualquer atividade física.

Esse cuidado é importante, pois uma sintomatologia desencadeada por problemas causados pela realização de uma atividade física inadequada para aquela estrutura musculoesquelética pode interferir na adesão e continuidade do exercício físico, impactando no tratamento e cuidado do indivíduo como um todo.

REFERÊNCIAS

1. Smirmaul BPC. Physical activity calendar. Br J Sports Med. 2019;53(8):461-2.
2. Eaton SB, Konner M, Shostak M. Stone agers in the fast lane: chronic degenerative diseases in evolutionary perspective. Am J Med. 1988 Apr;84(4):739-49.
3. WHO guidelines on physical activity and sedentary behaviour – 2020. Disponível em: https://www.who.int/publications/i/item/9789240015128. Acesso em: 2 jul. 2024.
4. Manini TM. Using physical activity to gain the most public health bang for the buck. JAMA Intern Med. 2015;175:968-9.
5. Lee IM, Shiroma EJ, Lobelo F, Puska P, Blair SN, Katzmarzyk PT; Lancet Physical Activity Series Working Group. Effect of physical inactivity on major non-communicable diseases worldwide: an analysis of burden of disease and life expectancy. Lancet. 2012;380(9838):219-29.
6. Blair SN. Physical inactivity: the biggest public health problem of the 21st century. Br J Sports Med. 2009;43(1):1-2.
7. Naci H, Ioannidis JP. Comparative effectiveness of exercise and drug interventions on mortality outcomes: metaepidemiological study. Br J Sports Med. 2015;49:1414-22.
8. Thompson WR, Sallis R, Joy. Exercise is medicine. American Journal of Lifestyle Medicine. 2020.
9. Van der Ploeg HP, Chey T, Korda RJ, et al. Sitting time and all-cause mortality risk in 222.497 Australian adults. Archives of Internal Medicine. 2012.
10. Moore SC, Patel AV, Matthews CE, Gonzalez AB, Park Y, Katki H, et al. Leisure time physical activity of moderate to vigorous intensity and mortality: a large pooled cohort analysis. Plos Med. 2012;9(11):p.e 1001335.
11. Association of Diabetes Care & Education Specialists (ADCES). Homepage. Disponível em: www.diabeteseducator.org. Acesso em: 2 jul. 2024.
12. Anderson E, Durstine JL. Physical activity, exercise, and chronic diseases: a brief review. Sports Medicine and Health Science. 2019. p.3-10.
13. Cai H, Li G, Hua S, Liu Y, Chen L. Effect of exercise on cognitive function in chronic disease patients: a meta- analysis and systematic review of randomized controlled trials. Clin Interv Aging. 2017;12:773-83.
14. Stevens G, Mascarenhas M, Mathers C. Global health risks: progress and challenges. Bull World Health Organ. 2009;87:646 |
15. Dunstan DW, Kingwell BA, Larsen R, Healy GN, Cerin E, Hamilton MT, et al. Breaking up prolonged sitting reduces postprandial glucose and insulin responses. Diabetes Care. 2012;35(5):976-83.
16. Darden D, Richardson C, Jackson EA. Physical activity and exercise for secondary prevention among patients with cardiovascular disease. Curr Cardiovasc Risk Rep. 2013;7:411-6.

17. Kushi LH, Doyle C, McCullough M, et al. Reducing the risk of cancer with healthy food choices and physical activity American Cancer Society guidelines on nutrition and physical activity for cancer prevention. 2012.
18. Wolin KY, et al. Physical activity and colon cancer prevention: a meta-analysis. Br J Cancer. 2009;100(4):p.611-6.
19. Holmes MD, Chen WY, Feskanich D, Kroenke CH, Colditz GA. Physical activity and survival after breast cancer diagnosis. JAMA. 2005;293(20):2479-86.
20. Boulé NG, Prud'homme D. Canadian adult obesity clinical practice guidelines: physical activity in obesity management. 2020. Disponível em: https://obesitycanada.ca/guidelines/physicalactivity. Acesso em: 2 jul. 2024.
21. Pedersen BK. Pathophysiology of skeletal muscle: the important role of diet and nutrients. 2019. Chapter 14 – Physical exercise in chronic diseases. p.197-246.
22. Pate RR, O'Neill JR, Lobelo F. The evolving definition of sedentary. Exerc Sport Sci Rev. 2008;36(4):173-8.
23. Kelly J, Shull J. Foundations of lifestyle medicine: the Lifestyle Medicine Board Review manual. 2.ed. American College of Lifestyle Medicine.
24. ODDHP. 2018 Physical activities guidelines Advisory Committee Scientific Report. Disponível em: https://health.gov/paguidelines/second-edition/report/. Acesso em: 2 jul. 2024.
25. American College of Sports Medicine. ACSM's complete guide to fitness & health. 2.ed. Champaign (IL): Human Kinetics; 2017.
26. Eickhoff-Shemek J, Craig AC. Putting the new ACSM's pre-activity health screening guidelines into practice. ACSM's Health & Fitness Journal. 2017;21(3).
27. ACSM 10th edition – Book – ACSM's New Exercise Preparticipation Screening, 2017.
28. Moving Medicine. Why active conversation? Disponível em: https://movingmedicine.ac.uk/why-movement-matters/why-active-conversations/. Acesso em: 2 jul. 2024.
29. ACSM 10th ed. Book – ACSM's New Exercise Preparticipation Screening, 2017.
30. Kenney WL (ed.). ACSM's guidelines for exercise testing and prescription. 6. Baltimore (MD): American College of Sports Medicine; 1995.
31. Riebe D, Franklin BA, Thompson PD, Garber CE, Whitfield GP, Magal M, et al. Updating ACSM's recommendations for exercise preparticipation health screening. Med Sci Sports Exerc. 2015;47(11):2473-9.
32. Zupkauskiene J, Lauceviciene I, Navickas P, Ryliskyte L, Puronaite R, Badariene J, et al. Changes in health-related quality of life, motivation for physical activity, and the levels of anxiety and depression after individualized aerobic training in subjects with metabolic syndrome. Hellenic J Cardiol. 2022;66:41-51.
33. Zhou Y, Huang Z, Liu Y, Liu D. The effect of replacing sedentary behavior with different intensities of physical activity on depression and anxiety in Chinese university students: an isotemporal substitution model. BMC Public Health. 2024;24(1):1388.

5
Pilar controle do uso de tabaco e álcool

Gabriel Ferreira Rozin
Ana Cláudia de Oliveira
Priscila Nahas
Tainah Quintino
Veruska El Khouri Gaspar

CONSUMO DE ÁLCOOL

O uso abusivo de substâncias como álcool representa um importante ônus para indivíduos e sociedades em todo o mundo. O álcool é uma substância psicoativa com atributos que causam dependência. O principal agente do álcool é o etanol (álcool etílico).

Breve história do álcool

O consumo do álcool é antigo. Supõe-se que foi no período Neolítico que a bebida alcoólica teve seu início, propiciado com o surgimento da agricultura e com o cultivo de cereais, além da invenção da cerâmica, que tinha por finalidade fazer, guardar e servir a bebida fermentada, ou seja, há 10 mil anos. O manuseio incorreto de grãos em vasos de cerâmica expostos à chuva é que teria dado origem às primeiras bebidas fermentadas. Portanto, foi por meio de um processo natural de fermentação de grãos que se descobriu a cerveja e a fermentação de frutas, o vinho.[1]

Egito

Há registros deixados pelos egípcios, em papiro, de todo o processo de fabricação, produção e comercialização da cerveja e do vinho. Outro ponto curioso é o fato de a cerveja ser dada como alimento às crianças. Também utilizavam as bebidas fermentadas como medicamento, no combate a parasitas oriundos das águas do rio Nilo e na eliminação de germes.

É antiga também a noção de que as bebidas, particularmente as alcoólicas, têm propriedades sobrenaturais. Para os bebedores neolíticos, a capacidade da cerveja de embriagar e induzir a um estado de consciência alterado parecia algo mágico.[1]

Grécia e Roma

Tanto na Grécia quanto em Roma, o solo e o clima eram bastante apropriados para o cultivo da uva e consequentemente para a produção do vinho em larga escala. O consumo do vinho esteve fortemente ligado à religião por meio de oferendas aos deuses, e posteriormente ligado à sociedade como forma de mostrar riqueza e poder. Vale ressaltar que também tinha sua importância como medicamento.

O filósofo grego Platão acreditava que o vinho fornecia um bom método para testar o caráter de um homem.

Europa

Durante a Idade Média, o consumo de bebidas alcoólicas era amplamente difundido. Com a Revolução Industrial (Idade Moderna), as bebidas alcoólicas passaram do processo de produção artesanal a escala industrial, o que aumentou consideravelmente sua oferta e, consequentemente, sua popularidade. Era considerado uma atividade eminentemente social; a era bebida conotada como "néctar divino".[1,2] Nesse período também surgem os destilados.

Efeitos do álcool

Sem dúvida, como mostra a história, desde o início da civilização o álcool esteve presente na sociedade como um elemento importante em rituais religiosos (como no catolicismo, em que é considerado símbolo da fé cristã), comemorações e confraternizações. Apresenta, no entanto, significados distintos de acordo com o contexto, ora culturais, ora como a origem de diversos transtornos psíquicos, fisiológicos e sociais.[2]

Embora o álcool desfrute de larga aceitação social e seu consumo seja estimulado pela sociedade, ele é uma droga psicotrópica que age no sistema nervoso central (SNC), podendo causar dependência e mudança no comportamento. É indiscutível o efeito deletério do abuso de bebida alcoólica, estando entre as três principais causas de morte relacionadas a comportamentos de risco e sendo responsável por 5,3% de todas as mortes no mundo (Opas/OMS) em uma faixa etária muito jovem e economicamente produtiva, dos 20 aos 39 anos.[3,4]

Efeitos no organismo

O álcool afeta as pessoas e as sociedades de muitas formas, e seus efeitos são determinados pelo volume consumido, bem como pelo padrão de consumo. Está relacionado a acidentes de trânsito, violência doméstica, abuso infantil, crimes, além dos efeitos relacionados aos quadros de dependência.

Os tipos de doenças e lesões associados a essa substância podem ser classificados em:

- Condições de saúde totalmente relacionadas ao álcool, como psicose alcoólica, dependência de álcool, síndrome alcoólica fetal.
- Condições crônicas nas quais o álcool é elemento contribuinte, como aborto espontâneo, câncer de mama, de boca, de orofaringe.
- Condições agudas em que o álcool é fator cooperador, como quedas, acidentes de trânsito e envenenamento.

O trastorno do uso de álcool é fator causal para mais de 200 doenças, entre elas pancreatite crônica, cardiomiopatia alcoólica, neuropatia periférica e outras alterações do SNC, além de ser uma das principais causas de doença hepática crônica. Cerca de 90% dos indivíduos que fazem uso crônico da bebida alcoólica terão esteatose hepática. Destes, cerca de 30% desenvolverão doença hepática alcoólica crônica, que pode evoluir para cirrose hepática e suas complicações, incluindo câncer do fígado. Igualmente, o uso crônico da bebida alcoólica pode levar a elevação da pressão arterial e dificultar o controle de diabetes *mellitus*. Está ligado a uma série de transtornos comportamentais e mentais, fortemente associado também ao desenvolvimento de doenças transmissíveis como tuberculose e infecção pelo HIV/aids.[3]

Panorama do Brasil

No Brasil, estudo populacional realizado em 2004 identificou que 68,7% dos entrevistados declararam consumo de álcool e 11,2% preenchiam critérios para dependência ao álcool.[4]

No acordo com o Vigitel 2019, destacam-se dois dados obtidos em relação ao uso abusivo de álcool: o crescimento do consumo excessivo entre as mulheres, em especial as mais jovens (18 a 24 anos) e com maior escolaridade, e o aumento da frequência de consumo do álcool antes de dirigir (18,8% dos entrevistados).[5]

Apesar do grave problema de saúde pública, não há ênfase na capacitação dos profissionais da saúde durante sua formação para identificação do comportamento de risco, bem como manejo adequado e aconselhamento do indivíduo portador da doença alcoólica. Em um estudo que investigou médicos que atuavam na atenção primária em saúde, somente 20% relataram se sentir "muito preparados" para identificar pacientes com comportamento de risco para adição, contra 82% que se sentiam "muito preparados" para identificar diabetes e 83% hipertensão. Em contrapartida, entre indivíduos com comportamento de risco para a bebida alcoólica, somente metade dos entrevistados disse ter sido questionada sobre o hábito da bebida durante consulta médica.[6,7]

Padrões de consumo

Uma dose-padrão de álcool equivale a 14 g de álcool puro, independentemente do tipo de bebida alcoólica. Isso seria o correspondente a 350 mL de cerveja/chope na concentração de 5% de álcool, 150 mL de vinho com cerca de 12% de álcool, 45 mL de destilado (vodca, uísque, cachaça, gin, tequila, rum) com cerca de 40% de álcool.[6]

Considera-se a regularidade (frequência) com que se bebe:

- Muito frequente: todos os dias.
- Frequente: de 1 a 4 vezes por semana.
- Ocasional: de 1 a 3 vezes por mês.
- Raramente: menos de 1 vez por mês.
- Abstinente: menos de 1 vez por ano ou nunca bebeu.

A quantidade também é importante, pois doses excessivas tomadas em um único dia (*binge drinking*) podem transformar o consumo ocasional em uso nocivo do álcool, com danos para a saúde que vão da exposição a doenças ao risco de acidentes graves. Considera-se uso excessivo em uma ocasião mais do que 5 doses para os homens e 4 doses para as mulheres.[8]

Impactos na saúde

Relação dose-efeito: com 1 a 2 doses ocorrem desinibição, ligeira sensação de bem-estar e relaxamento. Depois da terceira dose, verificam-se euforia, baixa resposta a estímulos e inadequação de comportamento. E a partir daí a situação do indivíduo vem acompanhada de fala pastosa, perda de coordenação motora e perda da consciência.

É importante ressaltar que, de acordo com a Organização Mundial da Saúde (OMS), não existe consumo seguro de bebida alcoólica. Nenhuma dose de álcool beneficia a saúde. O álcool é uma toxina. Por mais que seja tolerado em pequenas doses, sua ingesta, de maneira geral, pode trazer sérios problemas ao organismo, como o cérebro e o coração, doenças gastrointestinais e pior função do sistema imunológico, além de estar associado a diversos tipos de câncer (como de orofaringe, do trato gastrointestinal e de mama).

O transtorno do uso de álcool ocorre de maneira quase imperceptível. Considera-se não só o volume de bebida ingerida como também a regularidade, as circunstâncias desse consumo. Por se tratar de uma doença complexa e multifatorial, há que considerar igualmente outras razões que cooperam para seu desenvolvimento, tais como condição de saúde do indivíduo, fatores genéticos, psicossociais e ambientais.

Fisiologia da ingesta de álcool

A metabolização do álcool acontece principalmente no estômago e no fígado. O álcool é rapidamente absorvido pelo estômago, intestino delgado e cólon dada sua alta solubilidade em água, sendo quase totalmente incorporado à circulação sanguínea. No estômago, o etanol sofre sua primeira oxidação através da enzima álcool desidrogenase (ADH), sendo convertida em acetaldeído. O acetaldeído, por sua vez, sofre nova degradação enzimática, a partir da ação da acetaldeído desidrogenase, sendo convertida em acetato no fígado.

Mulheres alcançam nível sérico 20 a 25% maior de etanol no sangue quando comparadas aos homens, para a mesma quantidade ingerida da bebida. Acredita-se que esse fenômeno esteja relacionado a uma deficiência da primeira via de metabolização do etanol, levando a uma oferta maior da substância na corrente sanguínea. Por esse motivo, aceita-se que o sexo feminino seja mais suscetível aos efeitos deletérios do álcool em relação ao masculino. O mesmo pode ser visto em descendentes asiáticos, que aparentemente apresentam uma deficiência na segunda via de metabolização do etanol, relacionada à aldeído-desidrogenase. O excesso de aceltaldeído na corrente sanguínea é altamente lesivo e associado a importantes reações, como cefaleia, rubor facial e náuseas, pelo efeito altamente reativo da acetaldeído.[9]

Na literatura são descritos alguns modelos das fases do estágio de adição relacionadas à ingesta alcoólica abusiva. De forma geral, todos esses modelos compartilham fases semelhantes, resumidas a seguir:[10]

- Precoce ou adaptativa: nessa fase inicial, o indivíduo desenvolve maior tolerância ao álcool e procura consumir uma quantidade cada vez maior da bebida. O indivíduo geralmente se utiliza do álcool como uma estratégia de "fuga da realidade".
- Intermediária ou dependência: nessa fase, o indivíduo experimenta desejo e súplica pela bebida alcoólica, já experienciando os sintomas de abstinência. São comuns os prejuízos pessoais e profissionais relacionados ao álcool.
- Tardia ou progressão: essa fase caracteriza-se pela perda de controle relacionado ao uso da bebida alcoólica.

Esse processo não deve ser encarado como "fraqueza" do indivíduo. Os mecanismos fisiológicos, relacionados ao sistema de recompensa no SNC, explicam muito desse comportamento.

O etanol ativa o sistema gabaérgico, aumentando a liberação de dopamina pelo núcleo *accumbens* no mesolimbo. Com a retirada da bebida alcoólica, observa-se inibição da liberação de dopamina no sistema límbico, o que gera a necessidade incontrolável de procurar pela bebida alcoólica, que retroalimenta esse sistema de recompensa (*reward*).[10]

É fundamental que se tenha essa compreensão, entendendo que são pacientes que precisam de ajuda. Para tanto, a identificação precoce dos pacientes de risco, com base na aplicação adequada das ferramentas de rastreio, é imperativa, assim como a adequada capacitação dos profissionais de saúde no manejo daqueles identificados como dependentes do vício.

Identificação do comportamento de risco para o transtorno do uso de álcool

O *National Institute on Alcohol Abuse and Alcoholism* (NIAAA) preconiza que se aplique inicialmente uma única pergunta: "Quantas vezes, no último ano, você consumiu 5 ou mais doses de bebida alcóolica em um único dia" para homens e "quantas vezes, no último ano, você consumiu 4 ou mais doses de bebida alcóolica em um único dia" para mulheres.[10] Lembrando que 1 dose-padrão corresponde a 340 mL de cerveja, 140 mL de vinho e 50 mL de destilado.

Para qualquer resposta diferente de zero para essas perguntas, deve-se considerar o rastreio positivo para o uso de bebida alcoólica. Diante do resultado positivo, utiliza-se da aplicação de uma segunda ferramenta, que pode ser o questionário *CAGE* (acrônimo relacionado às 4 perguntas) e/ou *Audit* (*Alcohol Use Disorders Identification Test*) para identificar uso abusivo e risco de abstinência.

O questionário CAGE, desenvolvido em 1994, é composto por 4 perguntas e tem se mostrado sensível para a identificação do uso abusivo ou da dependência do álcool (Quadro 1).

Quadro 1 Questionário CAGE

		Sim	Não
C (*cutting down*)	Alguma vez você sentiu que deveria diminuir a quantidade de bebida ou parar de beber?		
A (*annoyed*)	As pessoas o(a) aborrecem porque criticam o seu modo de beber?		
G (*guilty*)	Se sente culpado(a) pela maneira como costuma beber?		
E (*eye opened*)	Costuma beber pela manhã (ao acordar), para diminuir o nervosismo ou a ressaca?		

Resposta positiva a pelo menos 2 questões sugere uso abusivo ou dependência.

O *Audit* é composto por 10 perguntas, e sua versão resumida, *Audit Short Version*, é composta por 3 perguntas e tem se mostrado sensível na identificação de uso recente e padrão de uso da bebida alcoólica (Quadro 2).

Quadro 2 Questionário *Audit*

		1	2	3	4	5
1	Com que frequência você consome bebida alcoólica?	Nunca	≥ 1x/mês	2-4x/mês	2-3x/semana	≥ 4x/semana
2	Nas ocasiões em que bebe, quantas doses, copos ou garrafas você costuma tomar?	1-2 doses*	3-4 doses	5-6 doses	7-9 doses	≥ 10 doses
3	Com que frequência você toma 6 ou mais doses em uma ocasião?	Nunca	> 1x mês	1x/mês	1x/semana	Todos ou quase todos os dias
4	Com que frequência, no último ano, você achou que não seria capaz de controlar a quantidade de bebida depois de começar?	Nunca	> 1x/mês	1x/mês	1x/semana	Todos ou quase todos os dias
5	Com que frequência, no último ano, você não conseguiu cumprir algum compromisso por causa da bebida?	Nunca	> 1x/mês	1x/mês	1x/semana	Todos ou quase todos os dias
6	Com que frequência, durante o último ano, você precisou beber pela manhã para se sentir melhor?	Nunca	> 1x/mês	1x/mês	1x/semana	Todos ou quase todos os dias
7	Com que frequência, no último ano, você sentiu culpa ou remorso depois de beber?	Nunca	> 1x/mês	1x/mês	1x/semana	Todos ou quase todos os dias
8	Com que frequência, no último ano, você não se lembrou do que aconteceu na noite anterior por causa da bebida?	Nunca	> 1x/mês	1x/mês	1x/semana	Todos ou quase todos os dias
9	Alguma vez na vida, você ou alguém se machucou, se prejudicou porque você bebeu?	Não	Sim, mas não no último ano	–	Sim, durante o último ano	–
10	Alguma vez na vida algum parente, amigo, médico ou profissional de saúde já se preocupou com você e disse que você deveria parar com a bebida?	Não	Sim, mas não no último ano	–	Sim, durante o último ano	–

* 1 dose = 14 g de etanol.
Cerveja: 1 copo (de chope – 350 mL); 1 lata – 1 dose ou garrafa – 2 doses. Vinho: 1 copo comum grande (250 mL) – 2 doses ou 1 garrafa – 8 doses.
Cachaça, vodca, uísque ou conhaque: 1 martelinho (60 mL) – 2 doses, 1 martelo (100 mL) – 3 doses ou 1 garrafa – mais de 20 doses.
Uísque, rum, licor etc.: 1 dosador (40-50 mL) – 1 dose.

O Quadro 3 apresenta a classificação conforme o resultado do questionário *Audit*[10,11] e estratégias sugeridas para o *feedback* dos pacientes diante do resultado do teste. Lembre-se de pedir permissão ao paciente para dar o *feedback* e utilize uma abordagem amigável e sem julgamento.

Quadro 3 Classificação do questionário *Audit*

Classificação	Pontuação	Orientações
Baixo risco	1-7	Você provavelmente não tem problema com o álcool. Continue bebendo com moderação.
Risco médio	8-15	Você pode beber muito algumas vezes. Isso pode colocar você ou outras pessoas em risco. Tente diminuir o consumo de álcool ou pare de beber.
Alto risco	16-19	Seu consumo de álcool pode levar a danos, se você ainda não tiver levado. É importante que você reduza o consumo de álcool ou pare de beber completamente. Peça conselhos ao seu médico ou enfermeira sobre a melhor forma de reduzir o consumo.
Provavelmente viciado	Mais de 20	É provável que seu consumo de álcool esteja causando danos. Fale com seu médico ou enfermeira ou com um especialista em vício. Pergunte sobre medicamento e terapia que possam ajudá- lo a parar de beber. Se estiver dependente do álcool, não pare de beber sem a ajuda de um profissional.

Tratamento

O tratamento do transtorno do uso de álcool pode ser feito com intervenção psicossocial, medicamentos ou a combinação de ambos.[12] Certamente envolve uma abordagem humanizada, centrada nas necessidades do paciente, com equipe multiprofissional e treinada na melhor abordagem.

Em relação ao tratamento medicamentoso, deverá ser prescrito pelo médico.

Uma vez iniciada a medicação, o monitoramento clínico deve ser feito com frequência que permita identificar possíveis efeitos adversos, ajustes de doses, aderência do paciente, além do reforço das medidas de intervenção psicossocial, procurando o melhor engajamento do paciente e seus familiares no enfrentamento do vício.

Na situação de adequada aderência do paciente ao tratamento e suspensão da bebida alcoólica, o tratamento continuado deve ser mantido por, pelo menos, 1 ano, sempre acompanhado das medidas comportamentais e de suporte.

Alguns pacientes podem desenvolver síndrome de abstinência alcoólica (SAA) com a redução da quantidade ou a suspensão abrupta da bebida alcoólica. Esses sintomas podem variar de leve intensidade a graus mais avançados, inclusive com risco à vida. É fundamental a adequada identificação dos pacientes de maior risco para desenvolver quadros de abstinência alcoólica, que pode ser bastante exuberante e potencialmente fatal. São considerados fatores de risco e critérios para o aparecimento da SAA:

- História recente de redução da bebida alcoólica, após uso regular e abusivo.
- Sinais e sintomas de abstinência sem outra causa aparente: hipertensão arterial sistêmica, taquicardia, diaforese (transpiração excessiva), tremores, pupila dilatada, desorientação, hiperexcitação e crises convulsivas são algumas das manifestações possíveis com a retirada da bebida alcoólica, além de ansiedade, insônia, alucinações, paranoia, *delirium tremens*, náuseas e irritabilidade.

O início dos sintomas pode ser imediato, começando em até 6 horas de retirada da bebida e podendo aparecer em até 6 dias após a suspensão da bebida. O risco de crises convulsivas é maior entre 6 e 72 horas, alucinações entre 1 e 7 dias, *delirium* entre 2 e 14 dias.

Diante de um paciente de risco para o desenvolvimento de síndrome de abstinência ou mesmo identificado como portador dessa síndrome, o tratamento deve ser iniciado prontamente, sempre acompanhado por profissional habilitado na adequada abordagem desses pacientes.

CONSUMO DE TABACO

Introdução

Atualmente, o tabagismo é considerado problema de saúde pública em razão da alta prevalência de fumantes e da mortalidade decorrente das doenças relacionadas ao tabaco. O tabagismo é considerado a principal causa de adoecimento e mortes evitáveis no mundo.[13]

A mortalidade anual relacionada ao tabaco no mundo, segundo o Instituto Nacional de Câncer José de Alencar (Inca), é de 5,4 milhões de pessoas; 34.999 mortes correspondem a doenças cardíacas; 31.120 mortes por DPOC (doença pulmonar obstrutiva crônica); 26.651 por outros cânceres; 23.762 por câncer de pulmão; 17.972 mortes por tabagismo passivo; 10.900 por pneumonia; 10.812 por AVC (acidente vascular cerebral).[14]

No Brasil, 56.898.155.567 reais por ano é o custo para o país em razão de despesas médicas e perda de produtividade atribuíveis ao tabagismo. A cada ano, 4.203.389 anos são perdidos por morte prematura e incapacidade.[15]

O consumo do tabaco geralmente se inicia na adolescência, em média entre 13 e 14 anos. Quanto mais precoce seu início, maior a gravidade da dependência aos problemas a ela associadas.[16] A cada ano, 156.216 mortes poderiam ser evitadas, causadas pela dependência da nicotina.

Outro ponto negativo a considerar é que não existe, no sistema de saúde, uma rotina efetiva de investigação do consumo de tabaco em todos os pacientes. Embora 70% dos fumantes visitem um profissional de saúde a cada ano, um estudo mostrou que apenas 15% dos que visitaram seu médico no último ano foram aconselhados a parar, e apenas 3% realizaram contatos de acompanhamento.[17]

Como investigar

Na abordagem do tabagista, o paciente deve manifestar sua vontade de abandonar o hábito e então submeter-se à avaliação clínica inicial, que se inicia com a história tabágica, sendo coletados dados como a idade de início, número de cigarros fumados por dia, tentativas de cessação, tratamentos anteriores com ou sem sucesso, recaídas e prováveis causas, sintomas de abstinência, exposição passiva ao fumo, formas de convivência com outros fumantes (casa/trabalho) e fatores associados (café após as refeições, telefonar, consumo de bebida alcoólica, ansiedade e outros).

Ainda na anamnese, investiga-se a presença de sintomas relacionados ao hábito de fumar (tosse, expectoração, chiado, dispneia, dor torácica, palpitações, claudicação intermitente, tontura e desmaios) e à presença de comorbidades (doenças prévias ou atuais que possam interferir no curso ou no manejo do tratamento: lesões orais, úlcera péptica, hipertensão arterial sistêmica, diabetes *mellitus*, cardiopatias, transtornos psiquiátricos – depressão, ansiedade, pânico, anorexia nervosa, bulimia etc. –, uso de álcool e/ou outras drogas, pneumopatias, epilepsia, AVC, dermatopatias, câncer, nefropatias, hepatopatias, história de convulsão, entre outras), alergias de qualquer etiologia (cutâneas, respiratórias e/ou medicamentosas) e a relação de medicamentos em uso (com especial atenção para aqueles que possam interferir no manejo do tratamento, como antidepressivos, inibidores da MAO (monoaminoxidase), carbamazepina, cimetidina, barbitúricos, fenitoína, antipsicóticos, teofilina, corticosteroides sistêmicos, pseudoefedrina, hipoglicemiante oral e insulina, entre outros.

O questionamento de antecedentes familiares visa identificar a ocorrência de doenças relacionadas ao tabagismo, assim como a convivência com outros fumantes. Este tópico tem especial importância diante da necessidade de suporte social para o abandono do hábito de fumar. Algumas situações demandam singular cautela para o tratamento medicamentoso, como gravidez, amamentação,

IAM (infarto agudo do miocárdio) ou AVC recente, arritmias graves, uso de psicotrópicos e outras situações. Recomenda-se cautela também com os adolescentes e idosos.

De fundamental importância é a determinação do grau de dependência física da nicotina, que deve ser estabelecido antes do planejamento terapêutico, uma vez que a chance de sucesso no tratamento e a incidência de sintomas de abstinência dependem do resultado dessa avaliação. O teste de Fagerström para a dependência da nicotina (FTND – *Fagerström Test for Nicotine Dependence*)[18] é recomendado, uma vez que é rápido e de fácil realização (Quadro 4).

Quadro 4 Teste de Fagerström para a dependência da nicotina

1. Quanto tempo após acordar você fuma seu primeiro cigarro?
(3) nos primeiros 5 minutos (2) de 6 a 30 minutos (1) de 31 a 60 minutos (0) mais de 60 minutos
2. Você acha difícil não fumar em lugares proibidos?
(1) sim (0) não
3. Qual o cigarro do dia que traz mais satisfação?
(1) o primeiro da manhã (0) os outros
4. Quantos cigarros você fuma por dia?
(0) menos de 10 (1) 11-20 (2) 21-30 (3) mais de 31
5. Você fuma mais frequentemente pela manhã?
(1) sim (0) não
6. Você fuma mesmo doente, quando precisa ficar acamado a maior parte do tempo?
(1) sim (0) não

Total: 0-2 = muito baixa; 3-4 = baixa; 5 = média; 6-7 = elevada; 8-10 = muito elevada.

O exame físico deve ser completo, com direcionamento à identificação de sinais que possam indicar a existência de doenças atuais ou limitações ao tratamento medicamentoso a ser proposto. Exames complementares incluem radiografia de tórax, espirometria pré e pós-broncodilatador, eletrocardiograma, hemograma completo, bioquímica sérica e urinária. Medidas do monóxido de carbono no ar expirado e da cotinina (urinária, sérica ou salivar) são úteis na avaliação e no seguimento do fumante e devem ser utilizadas, quando disponíveis.[19]

ESTRATÉGIAS UTILIZADAS NA MEDICINA DO ESTILO DE VIDA PARA TRATAMENTO DE TRANSTORNO DE CONSUMO DE ÁLCOOL E TABACO

A medicina do estilo de vida busca realizar mais do que prevenção e tratamento de doenças; acena para a aprendizagem ao longo da vida e o crescimento – em mente, corpo e espírito. O processo envolve, entre outras coisas, o desenvolvimento de hábitos saudáveis, por meio do movimento, do sono, do comer, e, no que tange ao álcool, do controle da ingestão[20] e da cessação do tabagismo.

O tratamento do transtorno por dependência seja de álcool, tabaco ou drogas é um desafio que envolve uma ou algumas das seguintes fases: desintoxicação aguda, prevenção e tratamento da abstinência, cessação do uso, manutenção da abstinência. Diferentes fases de tratamento podem fazer uso de fármacos e/ou aconselhamento e suporte, por exemplo, os grupos de apoio Alcoólicos Anônimos e psicoterapia, contudo novas abordagens são atualmente utilizadas.

O profissional da área da saúde, seja ele médico ou não, desempenha um papel importante na orientação e no aconselhamento. Embora o profissional da saúde possa ter amplo e profundo conhecimento do assunto em questão, isso de nada adiantará se o paciente não se tornar corresponsável por sua mudança comportamental. Ou seja, o paciente deverá se assumir como agente protagonista da mudança, deixando de receber passivamente o tratamento para sua demanda.

Para o profissional da saúde, uma das frustrações claramente percebidas se mostra quando o que foi dito ao paciente/cliente não foi posto em prática. Por que isso acontece? Existem várias razões conhecidas e desconhecidas, contudo o que se deve considerar é que cada pessoa é única e tem suas singularidades. Pessoas diferentes necessitam de orientações diferentes, necessitam de tempos diferentes para incorporar novos hábitos, novas mudanças de comportamento em suas vidas. Mudar hábitos é algo complexo, no entanto existem alguns modelos que conseguem destacar se houve alguma mudança de comportamento no cliente, sobretudo nos casos em que aparentemente nada mudou. Tomar conhecimento de alguns deles é uma maneira interessante de prestigiar tanto o esforço do paciente em cuidar da sua saúde como o trabalho do profissional.

Vale ressaltar que o profissional da saúde, além de realizar um atendimento centrado no paciente, deve desenvolver a escuta atenta, criar uma conexão verdadeira, ser curioso, ser um profissional compassivo, demonstrar empatia, não fazer julgamentos e ser franco. Esses atributos permitem maior confiança não só no profissional da área da saúde como no tratamento e em si próprio, acreditando que a mudança é possível.

Tendo como alicerce a medicina do estilo de vida, médicos alinhados a profissionais da área de saúde dispõem de várias ferramentas e técnicas para oferecer o exato tipo de assistência a cada paciente. Algumas das ferramentas serão apresentadas a seguir.

Coaching de saúde e bem-estar

É um conjunto de habilidades e um modelo de consulta que sugere uma forma diferente de tratar das mudanças desejadas, estabelecendo uma parceria entre paciente, profissional da saúde e o médico titular do paciente e propiciando uma adesão maior ao processo de mudança.

Psicologia positiva

Nesta prática, a motivação é fundamental e o ponto inicial para o tratamento do tabagismo, definida pela capacidade de envolvimento e adesão a uma determinada estratégia de mudança.[21] Contudo, é necessário saber o grau de motivação em que esse paciente se encontra para a cessação do tabaco.

Encorajar - Assume uma postura proativa de incentivo e reforço positivo associada à escuta reflexiva. Afirmações de apreciação, compreensão e elogios são muito úteis.[21]

Entrevista motivacional

Esta abordagem trabalha a consciência dos problemas, seus sentimentos e reações perante eles, criando alternativas para mudança desses pensamentos, dessa maneira solucionando problemas. Baseando-se nos princípios cognitivos, é considerada prática simples e de baixo custo.[22]

Condições para a mudança

- Empatia: postura compreensiva, respeitosa, solidária e sem julgamentos que possibilita o acolhimento e a colocação de limites.
- Evitar discussão: a argumentação é contraproducente, defender gera atitudes de defesa, a resistência é um sinal para a mudança de estratégia, a rotulação torna-se desnecessária.[21] Autoeficácia é a capacidade cognitiva, emocional e motivacional do indivíduo de acreditar em suas competências e em seus recursos em prol do processo de mudança.
- Resistência: a força pode ser usada em benefício próprio, as percepções podem ser alteradas, novas perspectivas são apresentadas, mas nunca impostas. A própria pessoa é essencial para a busca de soluções.[21]

- Desenvolver discrepância: a conscientização das consequências é importante, a desigualdade entre o comportamento atual e as metas relevantes do indivíduo favorece a mudança, a análise dos argumentos da pessoa sobre a mudança que pretende realizar.[21]

Modelo transteórico de preparação para mudança

Consiste em um processo de mudança de hábitos dividido em 5 fases. O reconhecimento de cada uma delas e suas especificidades faz com que o profissional compreenda melhor em qual estágio esse paciente se encontra e como ele se sente, proporcionando mais clareza, ferramentas e motivação durante o acompanhamento de mudança de hábitos do indivíduo.[23] Tanto a psicologia positiva quanto o modelo transteórico surgiram para o tratamento do alcoolismo.

5 As

Trata-se de uma metodologia de auxílio para tabagistas que querem parar de fumar, aplicada por profissionais de saúde, serviços de cuidados primários e assistenciais.[24] É possível sistematizar esses atendimentos ao fumante, facilitando o acesso, o planejamento e a análise das abordagens direcionadas a esses pacientes, criadas pelo *National Cancer Institute* em 1989.[25] O Ministério da Saúde brasileiro e a *US Preventive Task Force* adotam as intervenções breves (IB) para mudança de hábitos.[26]

Existem várias ferramentas e métodos para auxílio ao tabagista que pretende iniciar a mudança de hábito, todavia seria de extrema valia que os profissionais da saúde fizessem uso delas para incentivo e efetividade de cessação do consumo do tabaco.[27]

Abordar

Fazer coleta dos dados que o paciente está fornecendo, identificar e analisar as informações sistematicamente, avaliando a dependência e o desenvolvimento de doenças relacionadas ao tabaco.[28]

Aconselhar

Durante o atendimento são utilizadas informações com embasamento científico para fornecer conhecimento e promoção à saúde desse indivíduo por meio de diálogo para criação de um plano de tratamento.[28] Deve-se fazer o paciente enxergar que a mudança desses hábitos é um processo difícil, mas que traz grandes benefícios à saúde como um todo.

Avaliar

À medida que a aplicação da metodologia flui, um vínculo empático é construído juntamente com a criação e o estabelecimento de metas, de acordo com o grau de motivação e disposição desse paciente.[28]

Assistência

Trata-se de fornecer auxílio àqueles que estão preparados para iniciar as estratégias de cessação do tabagismo. Condutas realistas e conscientes são o incentivo para fortalecer a autoeficácia e para alcançar o hábito saudável.[28] Como sugestão de ajuda, material de apoio informativo com possíveis sintomas de abstinência, quando pedir auxílio medicamentoso e alternativas que melhorem o bem-estar geral nesse período.

Acompanhar

O acompanhamento é feito a partir da criação do plano de monitoramento desse paciente, por meio de contatos com intervalo de tempo maiores e dimensionando o processo de mudança com metas, estratégias, barreiras e planos de ação para manutenção do autocuidado.[28] Devem-se avaliar os sintomas de abstinência, identificar possíveis problemas e se antecipar com soluções. O contato paciente-profissional deve estar sempre à disposição para dúvidas e dificuldades que possam surgir.

Tratamento

Após a avaliação clínica inicial e a determinação do grau de dependência física da nicotina, o médico deve aconselhar, orientar, motivar e preparar o paciente para parar de fumar, além de acompanhá-lo em cerca de 4 a 5 consultas subsequentes, visando manter a motivação e identificar as recaídas precoces, assim como o aumento de peso. O seguimento médico associado ao uso de medicação aumenta em 3 a 5 vezes a chance de parar de fumar.[29]

No Brasil, o tratamento para cessação do tabagismo no Sistema Único de Saúde (SUS) consiste no aconselhamento terapêutico estruturado/abordagem intensiva, acompanhado pelo tratamento medicamentoso, salvo em situações especiais (efeitos adversos). Este último inclui os seguintes medicamentos: nicotina (adesivo, goma e pastilha), na TRN isolada ou em combinação; e cloridrato de bupropiona. O tempo de tratamento total preconizado é de 12 meses e envolve as etapas de avaliação, intervenção e manutenção da abstinência.[30]

Tratamento não farmacológico

A terapia cognitivo-comportamental (TCC) – nível de evidência A – consiste em intervenções cognitivas e no treinamento de habilidades visando à cessação do fumo e à prevenção de recaídas, detectando situações de risco que levem o indivíduo a fumar, ajudando-o a resistir à vontade e estimulando-o à mudança de seu próprio comportamento. Pode ser realizada individualmente no consultório ou em grupos, em instituições com profissionais treinados.[31]

Já o aconselhamento estruturado/abordagem intensiva (AE/AI) é estruturado em 4 sessões iniciais, preferencialmente semanais, seguidas do período de acompanhamento quinzenal e estratégia de acompanhamento para prevenção de recaída, até completar 1 ano. Deve ser coordenado por profissionais de saúde, de nível superior e capacitados. O Quadro 5 apresenta os conteúdos que devem ser abordados em cada sessão.[16]

Quadro 5 Aconselhamento estruturado/abordagem intensiva

Sessão 1: Entender por que se fuma e como isso afeta a saúde.
Nesta sessão serão desenvolvidas orientações sobre os aspectos do tabagismo; ambivalência do fumante em parar ou continuar fumante; métodos para deixar de fumar; as principais substâncias contidas na fumaça do produto e seus prejuízos à saúde. Também serão abordadas tarefas para que o paciente identifique e mensure sua dependência física e psicológica; pense numa data e no método que usará futuramente para deixar de fumar e apresentará na sessão 2, objetivando a organização de seu processo de cessação.
Sessão 2: Os primeiros dias sem fumar.
Nesta sessão serão conduzidas discussões sobre viver os primeiros dias sem fumar, síndrome de abstinência e estratégias para superá-la, exercícios de respiração e relaxamento, definição de assertividade e sua relação com o parar de fumar, o que são e quais as contribuições do pensamento construtivo diante dos sintomas da abstinência, motivação, tarefas que estimulem o fumante a efetivar a cessação na data e método escolhidos para deixar de fumar e trazer o resultado na próxima sessão.
Sessão 3: Como vencer os obstáculos para permanecer sem fumar.
Nesta sessão o indivíduo será estimulado a identificar os benefícios físicos obtidos após parar de fumar, descrição das causas e estratégias para lidar com o ganho de peso que se segue ao parar de fumar, o papel do álcool e sua relação com o parar de fumar, importância do apoio interpessoal para continuar sem fumar. Também serão apresentadas tarefas que envolvem leituras e estímulo à prática dos exercícios de relaxamento e dos procedimentos práticos para lidar com a fissura (ânsia).
Sessão 4: Benefícios obtidos após parar de fumar.

(continua)

Quadro 5 Aconselhamento estruturado/abordagem intensiva (*continuação*)

Nesta sessão, após a definição pelo coordenador da abordagem sobre os benefícios indiretos em parar de fumar, o indivíduo é estimulado a apresentar alguns exemplos desses benefícios. O coordenador aborda então as principais armadilhas evitáveis para permanecer sem fumar, os benefícios a longo prazo obtidos com o parar de fumar, planos de acompanhamento para prevenção da recaída. Também faz parte dessa sessão a orientação aos que não conseguiram parar de fumar.
Duas sessões quinzenais, iniciando a fase de manutenção da abstinência.
O teor das sessões de manutenção não mais será estruturado, pois o objetivo fundamental é conhecer as dificuldades e estratégias de cada fumante para permanecer sem fumar e auxiliá-lo com orientações.
Uma sessão mensal aberta, para prevenção de recaída, até completar 1 ano.
Assim como nas sessões de manutenções quinzenais, as sessões de manutenção mensal não são estruturadas, e seu teor continua a ser conhecer as dificuldades e estratégias de cada fumante para permanecer sem fumar, orientar e fortalecer a decisão de permanecer sem fumar.

Fonte: **adaptado de** Pinto et al., 2019.[16]

A associação entre o AE/AI e a farmacoterapia é indicada para tratar a dependência à nicotina, uma vez que é mais eficaz do que somente o aconselhamento estruturado/abordagem intensiva ou a farmacoterapia de forma isolada.

Em contrapartida, o AE/AI isolado é, preferencialmente, preconizado em pacientes que apresentem uma ou mais das seguintes características:

- Relato de ausência de sintomas de abstinência.
- Número de cigarros consumidos diariamente igual ou inferior a 5.
- Consumo do primeiro cigarro do dia igual ou superior a 1 hora após acordar.
- Pontuação no teste de Fagerström igual ou inferior a 4.

Tratamento farmacológico

O tratamento farmacológico deve ser instituído à medida que a abordagem comportamental se mostra insuficiente para combater uma alta dependência da nicotina. Como primeira linha de tratamento, há a terapia de reposição de nicotina (TRN), a bupropiona e a vareniclina,[17] enquanto a nortriptilina e a clonidina são os fármacos de segunda linha no tratamento. Os esquemas terapêuticos podem ser utilizados isoladamente ou em combinação.

Os Quadros 6 a 8 resumem as características e as recomendações da TRN, bupropiona e vareniclina.[13]

Quadro 6 Terapia de reposição de nicotina: características e recomendações

Característica	Recomendações
Classificação	Nicotínico, primeira linha no tratamento do tabagismo. Aprovada pela FDA. Nível de evidência A.
Mecanismo de ação	Age preenchendo os receptores nicotínicos situados no sistema nervoso central.
Absorção	Adesivo: absorção lenta e contínua através da pele durante 24 horas, com estabilização do nível sérico entre 8-10 horas.
	Goma: o nível sérico atinge o pico 20 minutos após o uso.
	Pastilhas: a absorção é mais rápida do que a da goma.
Metabolismo	Apenas 5% da nicotina se liga às proteínas plasmáticas. É metabolizada no fígado.
	Adesivo: a nicotina é liberada continuamente e a absorção corresponde a 75% do total contido nos adesivos.
	Gomas e pastilhas: a absorção da nicotina é influenciada pelo pH salivar. A biodisponibilidade da nicotina é de metade da dose contida na goma/pastilha.
Eliminação	Renal em pequena quantidade e de forma inalterada.
Indicação	Amenizar os efeitos da fissura e da abstinência. Grau de dependência (Fagerström) = 5 ou superior. Facilitar a abordagem comportamental. Considerar a preferência do paciente na ausência de contraindicações.
Característica	**Recomendações**
Apresentação e posologia	Gomas de 2 ou 4 mg (1 goma a intervalos de 1-2 horas ou se houver fissura). Dose média: 8-12 gomas/dia, não ultrapassar 24 unidades. Não ingerir bebidas ou alimentos 15 minutos antes ou durante o uso. Mascar até surgir sabor característico, em seguida repousar entre a gengiva e a bochecha. Repetir as manobras durante 30 minutos.
	Adesivos com 21, 14 ou 7 mg: 21 mg/dia (4 semanas), 14 mg (4 semanas) e 7 mg (2 semanas). Doses > 21 mg = fumantes com maior dependência. Colar ao despertar, área coberta sem pelos (entre o pescoço e a cintura), no dia escolhido para deixar de fumar, trocando a cada 24 horas (ou retirando após 16 horas de uso, à noite, ao deitar-se) e fazer rodízio entre os locais de aplicação.
	Pastilhas: devem ser usadas de 1/1 hora ou 2/2 horas, reduzindo progressivamente. Mínimo de 9 e no máximo 15 pastilhas/dia.
Tempo de tratamento	Recomenda-se o uso até 12 semanas para goma de nicotina ou pastilha e de 8-10 semanas para adesivo, devendo ser individualizado para atender às necessidades de cada paciente.
Segurança	A terapia de reposição de nicotina é segura e não são descritos efeitos colaterais graves.

(continua)

Quadro 6 Terapia de reposição de nicotina: características e recomendações (*continuação*)

Tolerabilidade	Boa.
Efeitos adversos	Goma/pastilha: aftas, salivação, soluços, dispepsia, irritação faríngea, dor na articulação temporomandibular, dentes amolecidos, cefaleia, náuseas.
	Adesivo: reações cutâneas locais (prurido, eritema), infiltração da derme, bolhas, insônia, hipersalivação, náuseas e vômitos.
Precauções	Coronariopatia ou arritmias graves. Cautela no uso: diabetes, hipertireoidismo e feocromocitoma (estímulo adrenérgico).
Eficácia comparada	Revisão Cochrane: OR = 1,74 (IC95%: 1,64-1,86) em favor da abstinência quando comparada ao placebo. Terapia combinada pode ser superior à monoterapia: OR = 1,55 (IC95%: 1,17-2,05).

FDA: *Food and Drug Administration*; IC: intervalo de confiança.

Quadro 7 Cloridrato de bupropiona: características e recomendações

Característica	Recomendações
Classificação	Não nicotínico, primeira linha no tratamento do tabagismo.
	Aprovada pela FDA em 1997. Nível de evidência A.
Mecanismo de ação	Atua no bloqueio da recaptação neuronal da dopamina, da noradrenalina e da serotonina de forma expressiva no núcleo *accumbens*.
Absorção	Rápida pelo sistema digestivo, atingindo pico plasmático em 3 horas, permanecendo elevado na insuficiência renal.
Característica	**Recomendações**
Metabolismo	Vida média de 21 horas. Metabolização hepática, principalmente pela isoenzima CYP2B6, que pode ser afetada por drogas como cimetidina, valproato de sódio e ciclofosfamida. Esta inibe a atividade da CYP2D6, o que reduz o metabolismo de betabloqueadores e antiarrítmicos.
Eliminação	Liberação lenta pelo rim (87%).
Indicação	Amenizar os efeitos da fissura e da abstinência. Grau de dependência: escore de Fagerström ≥ 5 pontos. Favorecer a abordagem comportamental. Considerar a preferência do paciente na ausência de contraindicações.
Apresentação e posologia	Comprimidos de 150 mg; usar 150 mg/dia durante 3 dias, 300 mg do 4º dia até o final do tratamento, em duas tomadas, a última até as 16 horas.
Tempo de tratamento	Recomenda-se o uso até 12 semanas. Não há evidências suficientes quanto aos efeitos do uso prolongado da bupropiona para prevenir a recaída.

(continua)

Quadro 7 Cloridrato de bupropiona: características e recomendações (*continuação*)

Segurança	Risco de convulsão na dose usual: 1:1.000 pacientes. Interação com drogas que atuam no citocromo P-450: tricíclicos, inibidores seletivos da recaptação da serotonina, betabloqueadores, alguns antiarrítmicos e antipsicóticos. Segurança não estabelecida: gestantes, nutrizes e menores de 18 anos.
Tolerabilidade	Em geral, é bem tolerada. Evitar uso com álcool, anoréticos, psicotrópicos e drogas ilícitas.
Efeitos adversos	• Efeitos mais comuns: insônia, cefaleia, boca seca, tonturas, aumento da PA. • Outros efeitos descritos: arritmias cardíacas, enxaqueca, náuseas, vômitos, constipação, dor abdominal, convulsões, anorexia, anemia, trombocitopenia, leucopenia, equimoses, hipoprolactinemia, urticária etc.
Contraindicações	Absolutas: epilepsia, convulsão febril na infância, tumor do SNC, anormalidades no EEG, traumatismo craniano, uso de inibidor da MAO nos últimos 15 dias.
	Relativas: evitar uso concomitante: carbamazepina, cimetidina, barbitúricos, fenitoína, antipsicóticos, teofilina, corticosteroides sistêmicos, pseudoefedrina, hipoglicemiante oral/insulina. HAS não controlada.
Intervenções combinadas	Indicação: insucesso da monoterapia, transtornos ansiosos, ausência de contraindicações. Há evidências quanto aos benefícios em longo prazo da associação da bupropiona com a TRN.
Eficácia comparada	Revisão Cochrane: OR = 1,94 (IC95%: 1,72-2,19) em favor da abstinência, quando comparada ao placebo.

EEG: eletroencefalograma; FDA: *Food and Drug Administration*; HAS: hipertensão arterial sistêmica; PA: pressão arterial; SNC: sistema nervoso central; TRN: terapia de reposição da nicotina.

Quadro 8 Tartarato de vareniclina: características e recomendações

Característica	Recomendações
Classificação	Não nicotínico, primeira linha no tratamento do tabagismo. Aprovada pela FDA e pela Comissão Europeia em 2006. Nível de evidência A.
Mecanismo de ação	Agonista parcial dos receptores nicotínicos. Promove liberação de dopamina no SNC ao ativar seletivamente receptores alfa-4-beta-2, porém em quantidades menores que as liberadas pela nicotina.
Absorção	Quase totalmente absorvida após a administração oral, com alta disponibilidade sistêmica; concentração máxima em torno de 3 horas; alcança estado de equilíbrio 4 dias depois da administração repetida.

(continua)

Quadro 8 Tartarato de vareniclina: características e recomendações (*continuação*)

Metabolismo	Metabolização mínima; não há necessidade de ajuste de doses em casos de insuficiência hepática. A biodisponibilidade não é afetada por alimentos nem pelo horário da administração. Não altera a farmacocinética de outros medicamentos usados no tratamento do tabagismo, como a bupropiona e os adesivos de nicotina. Quando foi administrada concomitantemente com cimetidina, houve aumento da exposição sistêmica, em torno de 30%.
Eliminação	Renal (92%) é excretada de forma inalterada.
Indicação	Amenizar os efeitos da fissura e da abstinência. Grau de dependência (Fagerström) ≥ 5 pontos. Favorecer a abordagem comportamental. Considerar a preferência do paciente na ausência de contraindicações.
Apresentação e posologia	Comprimidos de 0,5 e 1 mg. Do 1º ao 3º dia: 1 cp 0,5 mg, 1x/dia. Do 4º ao 7º dia: 1 cp 0,5 mg de 12/12 horas. Do 8º dia até o final do tratamento: 1 cp de 1 mg 12/12 horas.
Tempo de tratamento	Recomenda-se o uso por até 12 semanas. A extensão por mais 12 semanas pode aumentar a probabilidade de abstinência continuada em longo prazo.
Segurança	Não há relatos de mortes relacionadas ao tratamento; não há estudos sobre a segurança da droga em gestantes, nutrizes e adolescentes; o uso em fumantes com mais de 65 anos de idade e funcionalmente normais foi também considerado viável após estudos de farmacocinética, segurança e tolerabilidade de doses únicas e múltiplas, sem necessidade de ajuste da dose.
Tolerabilidade	O efeito adverso mais frequente é a náusea, que pode ser relatada por até 1/3 dos pacientes, porém com índices de interrupção do tratamento de 3%, ou seja, na grande maioria dos casos são eventos leves e moderados que desaparecem com a continuidade do tratamento.
Efeitos adversos	Efeitos mais comuns (> 10%): aumento do apetite, sonolência, tontura, mudança no paladar, vômitos, constipação, diarreia, distensão abdominal, desconforto estomacal, flatulência, boca seca, fadiga, dispneia e rinorreia.
Característica	**Recomendações**
Precauções	O uso pode estar associado a humor depressivo, agitação e ideação ou comportamento suicida. A FDA tem emitido advertências a respeito.
Contraindicações	Absolutas: hipersensibilidade à vareniclina e insuficiência renal grave.
Eficácia comparada	Ao placebo (Cochrane): razão de chance (OR) = 4,07 (IC95%: 3,28-5,05), 3,53 (IC95%: 2,74-4,54), e 3,22 (IC95%: 2,43-4,27) para contínua abstinência 3º, 6º, 12º meses, respectivamente. O abandono e as taxas de recaída foram maiores nos grupos usando placebo.

(continua)

Quadro 8 Tartarato de vareniclina: características e recomendações (*continuação*)

Eficácia comparada	À bupropiona (Cochrane): OR = 1,66 (IC95%: 1,28-2,16).
	À TRN (Cochrane): OR = 1,70 (IC95%: 1,26-2,28) para contínua abstinência em 4 semanas e OR = 1,40 (IC95%: 0,99-1,99) em 52 semanas. Houve redução significativa dos sintomas de abstinência, da fissura e da satisfação obtida ao fumar um cigarro (lapso).

FDA: *Food and Drug Administration*; IC: intervalo de confiança; SNC: sistema nervoso central; TRN: terapia de reposição da nicotina.

REFERÊNCIAS

1. Standage T. História do mundo em 6 copos. Rio de Janeiro: Zahar; 2005.
2. Gouveia V, Domingos da Silva LD, Athayde RA, Vione KC, Soares AKS. Atitudes frente ao álcool e o potencial bebedor-problema: correlatos demográficos e psicossociais. Revista Bioetica. 2009; p.251-66.
3. Organização Panamericana da Saúde (OMS Opas). Álcool. Brasil 2019 [updated 10/01/21. Janeiro de 2019. Disponível em: https://www.paho.org/bra/index.php?option=com_content&view=article&id=5649:folha- informativa-alcool&Itemid=1093.
4. Centro de Informação sobre Saúde e Álcool (CISA). História do álcool. Disponível em: https://cisa.org.br/sua-saude/informativos/artigo/item/60-historia-do-alcool. (Acesso em ago 2024.)
5. Brasil. Ministério da Saúde. Vigitel. Tabagismo e uso de bebidas alcoólicas no Brasil. Brasília, DF, 2020.
6. The National Center on Addiction and Substance Abuse at Columbia University. Missed Opportunity: National Survey of Primary Care Physicians and Patients on Substance Abuse. Chicago, IL: Survey Research Laboratory, University of Illinois at Chicago; 2000.
7. Hingson R, Heeren T, Edwards E, Saitz R. Young adults at risk for excess alcohol consumption are often not asked or counseled about drinking alcohol. J Gen Intern Med. 2012;27:179-84.
8. Laranjeira R, Pinsky I, Zaleski M, Caetano R. I Levantamento Nacional sobre os padrões de consumo de álcool na população brasileira. Brasília, DF: Secretaria Nacional Antidrogas; 2007.
9. O metabolismo do etanol e a intoxicação aguda pelo álcool. In: Biomoléculas e metabolismo celular. Disponível em: https://edisciplinas.usp.br/pluginfile.php/5581057/mod_resource/content/2/INTOXICA% C3%87%C3%83O%20AGUDA%20PELO%20%C3%81LCOOL%20-%20Cap%C3%ADtulo-09.indd.pdf. Acesso em: 5 jul. 2024.
10. Litt J, West C. Understanding addictions: tackling smoking and hazardous drinking. In: Gary Edge G (ed.). Lifestyle medicine. 3.ed. Elsevier.
11. Méndez EB. (1999). Uma versão brasileira do Audit – Alcohol Use Disorders Identification Pelotas. Disponível em: http://www.epidemioufpel.org.br/uploads/teses/Brod%20Mendez%201999%20Dissert.pdf.
12. www.uptodate.com. Acesso em: 4 fev. 2021.
13. Drope J, Schluger N, Cahn Z, Hamill S, IslamiI F, Liber A, et al. Disponível em: https://files.tobaccoatlas.org/wp-content/uploads/2018/03/TobaccoAtlas_6. Acesso em: 27 fev. 2020.
14. Instituto Nacional de Câncer José de Alencar (Inca). Tabagismo. Disponível em: https://www.inca.gov.br/tabagismo. Acesso em: 26 jan. 2021.
15. O tabagismo no Brasil. Disponível em: https://www.iecs.org.ar/wp-content/uploads/Flyer_tabaquismo_Brasil-v9.pdf. Acesso em: 5 jul. 2024.

16. Pinto M, Bardach A, Palacios A, Biz A, Alcaraz A, Rodriguez B, et al. Carga do tabagismo no Brasil e benefício potencial do aumento de impostos sobre os cigarros para a economia e para a redução de mortes e adoecimento. Cad Saúde Pública. 2019;35(8):e00129118.
17. Bauman KE, Ennett ST, Foshee VA, Pemberton M, King TS, Koch GG. Influence of a family--directed program on adolescent cigarette and alcohol cessation. Prevention Science: The Official Journal of the Society for Prevention Research. 2000;1(4):227-37.
18. Heatherton TF, Kozlowski LT, Frecker RC, Fagerström KO. The Fagerström Test for Nicotine Dependence: a revision of the Fagerström Tolerance Questionnaire. Br J Addict. 1991;86(9):1119-27.
19. Brasil. Ministério da Saúde. Secretaria de Atenção Especializada em Saúde. Secretaria de Ciência, Tecnologia, Inovação e Insumos Estratégicos em Saúde. Portaria Conjunta n. 10, de 16 de abril de 2020. Aprova o Protocolo Clínico e Diretrizes Terapêuticas do Tabagismo.
20. Dwyer-Clonts M, Frates E, Suzuki J. Managing problem drinking: screening tools and brief interventions for primary care physicians. Am J Lifestyle Med. 2017;11(6):424-9.
21. Miller WR, Rollnick S. Entrevista motivacional: preparando as pessoas para a mudança de comportamentos adictivos. Porto Alegre: Artmed; 2002.
22. Bundy C. Mudança de comportamento: usando técnicas de entrevista motivacional. Journal of the Royal Society of Medicine. 2004;97(Suppl 44):43-7.
23. DiClemente CC, Prochaska JO. Self-change and therapy change of smoking behavior: a comparison of processes of change in cessation and maintenance. Addict Behav. 1982;72:133-42.
24. Fiore MC, Jaen CR, Baker TB, Bailey WC, Benowitz NL, Curry SJ, et al. Treating tobacco use and dependence: 2008 Update. Clinical practice guideline. Rockville, MD: U.S. Department of Health and Human Services. Public Health Service; 2008.
25. Whitlock EP, Orleans CT, Pender N, Allan J. Evaluating primary care behavioral counseling interventions: an evidence-based approach. Am J Prev Med. 2002;22(4):267-84.
26. Mendes ACR. Análise de custos do programa de cessação do Tabagismo no Sistema Único de Saúde. [Dissertação.] Goiânia: Universidade Federal de Goiás; 2013.
27. Duarte PCAV, Formigoni MLOS (orgs.). Fé na prevenção: prevenção do uso de drogas por instituições religiosas e movimentos afins. 3.ed. Brasília: Secretaria Nacional de Políticas sobre Drogas, 2014.
28. Khouri IDS, Khouri IDS, Coimbra DV, dos Santos AVP, Rodrigues GMR, Medeiros JM, et al. Relação entre hábitos de vida e infarto agudo do miocárdio: uma revisão de literatura. Braz J Hea Rev [Internet]. 2023;6(6):32638-46.
29. França SA, Neves AL, Souza TA, Martins NC, Carneiro SR, Sarges Edo S, Souza M de F. Factors associated with smoking cessation. Rev Saude Publica. 2015;49:10.
30. Rebelo L. Intervenção breve no paciente fumador: aplicação prática dos "5 As" e dos "5 Rs". Rev Port Clin Geral (Lisboa). 2011;27(4):356-61.
31. Reichert J, Araújo AJ, Gonçalves CMC, Godoy I, Chatkin JM, Sales MPU, et al. Diretrizes para cessação do tabagismo – 2008. J Bras Pneumol. 2008;34(10):845-80.
32. Brasil. Ministério da Saúde. Secretaria de Ciência, Tecnologia, Inovação e Insumos Estratégicos em Saúde. Portaria n. 41, de 24 de julho de 2019. Torna pública a decisão de não incorporar a vareniclina para a cessação do tabagismo no âmbito do Sistema Único de Saúde – SUS. Diário Oficial da União, Brasília, DF, 25 jul. 2019.
33. Fleury. Abordagem diagnóstica do tratamento do tabagismo. Disponível em: https://www.fleury.com.br/medico/artigos-cientificos/abordagem-diagnostica-do- tratamento-do-tabagismo. (Acesso em julho 2024.)

6
Pilar conexões

Lucas Pereira Jorge de Medeiros
Amanda Gomes
Fabrícia Dias Maciel
Juliana Palomanes Simões
Louise Montesanti
Samuel Pinto
Valdirene Canhestro
Viviane Christina de Oliveira

CONEXÕES

Somos seres sociais. Vivemos nos agrupando.

A conexão entre os seres é uma das maiores oportunidades de progresso. Nenhum de nós possui todas as faculdades completas, e é pela união social que os seres podem assegurar seu bem-estar e progredir. Do que serviriam a inteligência, o conhecimento, as habilidades, se não fossem compartilhados?

Sem relações pessoais efetivas, o ser humano não valida quem realmente é. Já dizia o filósofo espanhol José Ortega y Gasset (1883-1955): "Sem o outro, sem essa outra pessoa que não sou eu, o ser humano não poderia se entender... alternamos o individualismo com a reciprocidade".[1]

A ciência está mostrando os efeitos profundos das conexões humanas sobre a saúde e a longevidade. Uma publicação na revista científica *Plos Medicine*, em agosto de 2010, analisou 148 estudos e concluiu que as pessoas com conexões humanas sólidas têm 50% de probabilidade de viverem mais do que as pessoas que vivem sozinhas. A solidão é tão prejudicial à saúde quanto fumar, ser obeso ou sedentário.[2]

As conexões estão na base do funcionamento do cérebro humano. Fomos dotados, pelo processo evolutivo, de um cérebro com estruturas neuronais que nos capacitam a reagir em nossas conexões sociais. Diversos estudos já mostraram os efeitos dessas conexões. Vale citar também a além da descoberta dos "neurônios-espelho", estruturas visomotoras que disparam quando o ser realiza determinado ato ou quando observa outro ser realizando o mesmo ato, identificadas inicialmente em macacos e depois em humanos por Giácomo Rizzolatti e sua equipe.[3] Há ressonância entre o nosso cérebro e o do outro.[4]

Essa reação é responsável pela experiência subjetiva, que ocorre naturalmente, de similaridade entre os sentimentos expressos por si mesmo e pelos outros, sem perder de vista a quem pertencem os sentimentos. Pode ser chamada de empatia. A empatia envolve não apenas a experiência emocional real ou induzida, mas também algum reconhecimento mínimo e a compreensão do estado emocional de outra pessoa.[5]

Dr. Christian Keyers, neurocientista, cunhou a expressão "cérebro empático". A empatia configura no ser humano um despertar para emoções e necessidades alheias. Essa enriquecedora e difícil oportunidade de se colocar no lugar do outro afeta a conexão social, a capacidade de bem-estar e a convivência. A empatia se mostra em diferentes níveis entre os seres.

Daniel Goleman diz: "Se você não tem empatia e relações pessoais efetivas, não importa quão inteligente você seja, você não vai chegar muito longe". O cérebro empático entende que uns precisam dos outros e, com isso, desenvolvem-se as conexões. O compartilhamento, na convivência, por meio de ações, observações, escuta e palavras, é um poderoso "remédio", tanto para quem dá quanto para quem recebe.

Este capítulo aborda os seguintes tópicos:

- Evidências científicas da importância das conexões para a saúde.
- O impacto das conexões na saúde.
- A espiritualidade como conexão.
- Família, a primeira conexão.
- A conexão com a natureza e os animais de estimação.
- A importância da conexão profissional de saúde-paciente.
- Desconexão: isolamento social.

Edward Halowell, em seu livro *Connect*, diz que o ser humano tem necessidade de conexões que ele chamou de "vitais", que "abrem o coração, alongam a vida e aprofundam a alma". O autor relata como o ser humano pode aprender sobre a grande alegria e a paz que vêm da conexão e sobre o cultivo daquilo que é tão crucial para o nosso bem-estar emocional, psicológico e físico: nossas conexões.

EVIDÊNCIAS CIENTÍFICAS DA IMPORTÂNCIA DAS CONEXÕES PARA A SAÚDE

Relações sociais harmônicas são a base para a construção de uma vida mais saudável, longa e feliz, pois amenizam o impacto do estresse crônico e protegem o corpo do declínio físico e metal.[6-8] O isolamento e a solidão em demasia, por sua vez, parecem ser tóxicos, constituindo importante fator de risco para o aumento da mortalidade por diversas causas.[6,9] A quantidade e, sobretudo, a qualidade das relações construídas constituem melhores preditores em saúde que tabagismo, níveis de colesterol e obesidade.[6,7,10]

Nas últimas décadas do século XX, surgiram várias evidências cientificas de que o papel dos relacionamentos para a manutenção da saúde e do bem-estar é muito mais amplo do que se supunha até então.[10-12] Deduções empíricas, estudos em modelos animais, longas coortes prospectivas sobre envelhecimento – pesquisas em diferentes áreas, da biologia molecular à cardiologia – concluíram que os relacionamentos podem modificar os resultados de saúde ao longo da vida, aumentando ou reduzindo o risco de morte; que as conexões têm custos e benefícios para a saúde e que essa influência é exercida por meio de mecanismos comportamentais, psicossociais e fisiológicos.[10,12,13]

Um importante avanço rumo a essas conclusões foram os estudos prospectivos sobre mortalidade desenvolvidos nos anos 1970 e 1980 em diferentes países e que levaram House et al. a concluir em 1988 que o grau de integração do indivíduo na própria família e na comunidade que o cerca é tão importante para a determinação de um envelhecimento saudável quanto o não tabagismo e mais relevante que fatores bem estabelecidos, como pressão arterial, lipídios no sangue, obesidade e atividade física.[5] Análises semelhantes em distintas populações evidenciaram que as pessoas casadas, as que mantêm relações próximas com seus filhos e as que participam mais das atividades de engajamento social apresentam sinais vitais como pressão arterial, frequência cardíaca e níveis de estresse mais próximos do fisiológico.[9-11]

Ao analisar a relação entre conexões sociais e mortalidade em finlandeses, Kaplan et al. relataram que relações interpessoais insuficientes aumentaram o risco de morte por todas as causas, incluindo as cardiovasculares, enquanto relacionamentos bem construídos foram um fator protetor. Esse efeito foi particularmente observado em homens, mas outros estudos chegaram às mesmas conclusões para ambos os sexos.[11,14] De acordo com a metanálise de Holt-Lunstad, Smith e Layton, o risco de morte dos indivíduos que apresentavam relações significativas foi 50% menor quando comparado com aqueles mais solitários ou em relações conflituosas. Essa redução é novamente comparável à cessação de tabagismo, e o benefício geral foi observado mesmo após a correção dos fatores idade, sexo, estado inicial de saúde e causa da morte, sugerindo que o efeito benéfico das conexões sociais para a saúde é geral, e não exclusivo de subgrupos, como, por exemplo, pessoas idosas.[9]

Talvez as evidências mais contundentes da poderosa influência dos relacionamentos em um processo de envelhecimento saudável venham de um longo inquérito prospectivo realizado em Havard desde a década de 1930, o *Estudo sobre o desenvolvimento do adulto*.[7] Na tentativa de compreender o que traz felicidade e completude à vida, os pesquisadores inicialmente acompanharam a trajetória de mais de 200 estudantes de Harvard desde o final da adolescência até a velhice. Extensões desse projeto inicial ao longo dos anos incluíram ainda mais de 400 jovens moradores da periferia de Boston e suas famílias, mulheres e filhos. Ao longo de mais de 80 anos esses homens eram entrevistados e examinados e tinham seus relatórios médicos atualizados e vários aspectos da vida analisados, incluindo seus relacionamentos.

A descoberta mais surpreendente dessa longa pesquisa é que primariamente bons relacionamentos trazem felicidade e saúde. Pessoas mais conectadas à família, aos amigos e à comunidade são mais felizes, fisicamente ativas e vivem mais.[6]

Outra descoberta importante é que não parece se tratar de uma simples questão de quantidade, mas sobretudo da qualidade desses laços, pois viver em constante conflito nas relações pessoais pode ser tão prejudicial à saúde quanto a própria solidão,[6] e esse achado é corroborado por outros estudos.[12]

O matrimônio parece ser o tipo de relacionamento mais bem investigado nesses estudo prospectivos, e, embora na grande maioria dos casos esteja relacionado a benefícios para a saúde, o *Estudo sobre o desenvolvimento do adulto* demonstrou, de forma geral, que um casamento sem laços de amor e cuidado pode trazer mais custos que benefícios, pois foi observado que mulheres casadas que não se sentiam amadas ou seguras em seus casamentos eram mais deprimidas e mais propensas a problemas de saúde – como crises álgicas mais fortes e perda de memória – quando comparadas àquelas que estavam felizes em seus casamentos e tinham certeza de que podiam contar com seus companheiros. A qualidade dos relacionamentos durante a meia-idade foi ainda melhor preditor de um envelhecimento saudável do que a pressão arterial ou o nível de colesterol na idade adulta. Homens que aos 50 se julgavam bem casados e tinham boas relações com seus filhos se tornaram octogenários mais saudáveis e independentes.[6,7]

Ponto importante a ser ressaltado é que a construção de bons relacionamentos demanda tempo e investimento sentimental e que as relações saudáveis podem admitir conflito e discordância desde que se mantenham os sentimentos mútuos de acolhimento e amparo, pois os relacionamentos que não proveem segurança geram desequilíbrios e ônus para a saúde.[6,12]

Os mecanismos pelos quais as relações interferem na saúde ou nos processos de adoecimento não são completamente compreendidos, mas as pesquisas em psicologia, antropologia e medicina de forma geral acreditam que essa inter-relação se dê por meio de três mecanismos principais: aspectos comportamentais, aspectos psicossociais e aspectos fisiológicos.[13]

Comportamentos impactam diretamente a saúde. O tabagismo, por exemplo, é a maior causa de morte evitável no mundo, ocasionando mais de 8 milhões de óbitos a cada ano.[13] Estima-se que 40% das mortes prematuras nos EUA estejam diretamente relacionadas a comportamentos em saúde.[15] Muitos estudos evidenciam que os comportamentos em saúde recebem estímulos diretos do meio social, e, quanto mais estreito o vínculo, mais forte é a influência. Participar de grupos sociais com hábitos saudáveis pode despertar a responsabilidade para cuidar de si e dos outros e trazer benefícios para a saúde, enquanto estar cercado de pessoas com hábitos sabidamente danosos pode prejudicar a saúde de forma severa.[12,14] O efeito benéfico pode ser observado em comunidades religiosas que acabam exercendo certo controle sobre os hábitos de seus integrantes. Também é comum que pais se tornem mais conscientes da própria saúde após os nascimentos dos filhos, tanto pelo desejo de ser exemplo quanto pelo medo de faltar.[13] O explorador Dan Butner, em pesquisa sobre as comunidades mais longevas do mundo, ressalta que pertencer a grupos sociais que se incentivam positivamente e estar bem integrado à família e à comunidade representam um terço do caminho para uma vida e centenária.[16]

Vários mecanismos psicossociais parecem estar ligados à promoção da saúde. O apoio social, por exemplo, diz respeito à qualidade das relações estabelecidas, à sensação de ter alguém com quem contar. Pesquisas já demonstraram que se sentir seguro nos relacionamentos aumenta o limiar de dor e diminui o risco de adoecimento por diversas causas.[7] Não possuir essa rede de apoio, em contrapartida, diminui a imunidade e aumenta a chance de adoecer.[13] O apoio social tem também efeito indireto na saúde, por meio da redução do impacto do estresse ou pela promoção de um senso de significado e propósito na vida. O suporte emocional fornecido pelos vínculos sociais aumenta o bem-estar psicológico e reduz o risco de comportamentos não saudáveis.[7,12,13]

Parece ser consenso para especialistas das mais diversas áreas que processos sociais influenciam a fisiologia humana. Já há evidências fortes de que diferentes tipos de interações sociais agem sobre as funções imunológicas, neuroendócrinas e cardiovasculares, exercendo efeito na pressão arterial, na frequência e coerência cardíaca, no apetite, no sono, nos níveis de vários hormônios relacionados ao mecanismo de estresse crônico com adrenalina e cortisol e na liberação de outros neurotransmissores relacionados ao bem-estar, como serotoninas e endorfinas.[13]

Suporte social na infância e na adolescência está relacionado a um amadurecimento mais favorável e equilibrado dos sistemas nervoso, imunológico e endócrino-metabólico. Esses benefícios seguem e se amplificam na vida adulta. Adultos casados apresentam menor risco cardiovascular e menos demência que pessoas solteiras ou que tiveram perda conjugal.[6-8]

A despeito da extensa bibliografia já existente sobre a importância dos relacionamentos para a saúde, na prática, tanto para a comunidade cientifica quanto para a população em geral, aspectos relacionados às conexões, como senso de pertencimento, família, suporte social e isolamento, ainda permanecem em segundo plano. Egger et al., em artigo de 2018, explicam que existem fatores determinantes primordiais para o processo de adoecimento crônico das sociedades atuais. Esses fatores atuam entre si na formação de uma teia de determinantes. A medicina tradicional já consegue vislumbrar os determinantes mais óbvios: sedentarismo, alimentação inadequada, tabagismo e excesso de estresse. Para os autores, no entanto, essas são apenas a "parte visível do *iceberg*"; outras causas primordiais, como perda de identidade, falta de propósito e desigualdade social, permanecem submersas e incompreendidas. Na base desse *iceberg*, influenciando todos os outros determinantes, estão os relacionamentos.[17]

Portanto, para melhores desfechos em saúde, sobretudo no tocante à saúde pública e preventiva, mas também ao controle das doenças crônicas já instaladas, é fundamental que as conexões dos indivíduos sejam mais bem abordadas, compreendidas e aprimoradas.

MECANISMOS BIOLÓGICOS DA CONEXÃO

O impacto das conexões na saúde se dá por duas vias que são interdependentes e desencadeiam mecanismos biológicos atuantes diretamente no funcionamento do organismo.[18]

Uma via envolve o comportamento individual, que inclui hábitos de saúde e adesão a tratamentos médicos.[19] O apoio social, quando salutar, estimula comportamentos como exercício, dieta adequada e ausência de tabagismo. Isso ocorre pela influência direta, por cópia do hábito ou incentivo.[20] Também acontece de forma indireta,[21] uma vez que o indivíduo valoriza sua saúde como condição para manter e vivenciar plenamente seus vínculos.[22]

A outra via é relacionada a mecanismos psicológicos e inclui humor, emoções e sensação de autoeficácia. Esses fatores são positivamente modulados pelo suporte social.[23] Em contrapartida, sentimentos negativos, além de acionar vias biológicas pró-inflamatórias prejudiciais à saúde (abordadas em seguida), desencorajam uma rotina de hábitos saudáveis.[24] Vale ressaltar que estudos demonstram a relação bidirecional entre bom estilo de vida e humor, ou seja: alimentação baseada em plantas, sono reparador e atividade física impactam positivamente no humor.[25] As vias comportamental e psicológica influenciam-se mutuamente e são moduladas pelo suporte social.[26]

O suporte de uma rede social é especialmente definidor para a evolução e o bem-estar de quem adoece gravemente e possibilita melhores desfechos de saúde. Se a qualidade desse vínculo for má, o adoecimento e a necessidade de cuidado podem sobrecarregar a relação, fragilizando a conexão. Mas, em outras situações, essa demanda é um convite para o fortalecimento desse vínculo.[27] O suporte social desencadeia mecanismos fisiológicos que regulam algumas funções, como cardiovascular, neuroendócrina, imunológica e inflamatória.[28]

Suporte social e sistema cardiovascular

O maior corpo de evidências correlacionando conexões positivas e vias biológicas se encontra no estudo das doenças cardiovasculares.[29] Uma das hipóteses é a ação reduzindo a reatividade do sistema cardiovascular perante estresse. Sob essa perspectiva, situações que elevam a reatividade cardiovascular (aumento da frequência cardíaca e pressão arterial) são amenizadas pelo suporte social. Por exemplo, em um evento de estresse agudo, a presença de um amigo reduz a reatividade cardíaca. Esse efeito amenizador seria cumulativo com a passagem do tempo, levando a menores valores de pressão arterial e menor progressão de placas ateroscleróticas em idosos.[30]

Suporte social e função neuroendócrina

Há menor quantidade de dados disponíveis quanto à relação entre suporte social e função neuroendócrina.[28] Há evidências relacionando a sensação de conexão com a apresentação de menores níveis de catecolaminas plasmáticas e urinárias.[31] Essa associação pode ter importância para os pacientes com câncer, já que afetaria um mecanismo primário de defesa.[32] Há estudos comprovando a relação entre níveis de cortisol de mulheres com câncer de mama e a qualidade de sua rede social.[33]

Outras vias neuroendócrinas relacionadas a opioides e oxitocinas vêm sendo estudadas com resultados promissores. Elas atuariam reduzindo catecolaminas e aumentando a atividade parassimpática.[34]

Suporte social e função imune

Os vínculos sociais mostraram em metanálise melhora da imunidade a infecções, especialmente em idosos.[28] Alguns estudos também demonstram seu efeito positivo na função das células *natural killers*, com reflexo na sobrevida de pacientes com câncer.[35] Outros estudos mostram associação entre suporte social e contagem de linfócitos T *helper* em pacientes HIV positivos ou com aids,[36] e maior taxa de conversão após vacinação contra hepatite B[37] e influenza.[38]

Suporte social e inflamação

O principal mecanismo biológico pelo qual a falta persistente de conexões configura um insulto à nossa saúde a inflamação crônica.[39] A inflamação é mediada pelas citocinas, como interleucinas 1 e 6 (IL-1, IL-6), proteína C-reativa (PCR), fator de necrose tumoral (TNF).[40] Nos processos agudos, como na reparação de um corte, essas citocinas são protetoras e funcionais, mas, nas inflamações crônicas, como as que ocorrem nas doenças metabólicas e circulatórias, são prejudiciais. Causam, por exemplo, aumento da ligação do colesterol LDL com as artérias e produção de metaloproteinase, que degrada a capa fibrótica da placa ateromatosa.[41] A inflamação crônica decorrente de neoplasias promove a instabilidade dos genes e estimula a angiogênese, com decorrente progressão tumoral.[42]

Estudos tentam demonstrar que a conexão social tem relação bidirecional com a inflamação.[43] A falta de conexão ativa áreas cerebrais que estimulam a liberação de citocinas inflamatórias. Por outro lado, as relações afetivas atuam amortecendo reações de estresse e, consequentemente, a inflamação derivada. Inúmeros estudos demonstram relação entre menores níveis da IL-6 e PCR e apoio social.[44]

Se, por um lado, a doença promove isolamento social e piora dos mecanismos inflamatórios, por outro, ela melhora a sensibilidade individual ao contato social, fazendo com que em situações de adoecimento as pessoas se beneficiem ainda mais de seus relacionamentos.[45]

A CONEXÃO ESPIRITUALIDADE

O termo espiritualidade, embora sempre represente algo positivo, é amplo e impreciso e depende da maneira como cada indivíduo escolhe defini-lo. Essa flexibilidade nas definições cria dificuldades para a apresentação de pesquisas que mensurem tal conceito e sua relação com a saúde física e mental. Para promover maior conhecimento nesse campo de estudo, há definições que incluem tipos religiosos e não religiosos de espiritualidade, buscando especificar o conceito com maior clareza.[46]

Muito trabalho já foi feito, com inúmeras publicações e evidências científicas comprovando a relação entre as diversas formas de espiritualidade, a saúde e a longevidade, assim proporcionando boas razões para valorização e implantação dessa abordagem na prática clínica. Quando os profissionais de saúde dão atenção às necessidades espirituais do indivíduo/paciente, este experimenta impactos positivos na saúde física e mental, como afirmado em artigo publicado em 2007 pelos cardiologistas Álvaro Avezum e Hélio Penna Guimarães.[47]

Harold G. Koenig, da Universidade Duke, nos Estados Unidos, que se dedica ao estudo das relações entre espiritualidade e ciência, traz várias definições de espiritualidade no seu livro *Medicina, religião e saúde*.[48] De acordo com a primeira delas, cunhada pela pesquisadora Christina Puchalski, "espiritualidade é baseada na busca inerente de cada pessoa pelo significado e propósito definidos para a vida. Esse significado pode ser encontrado na religião, mas, muitas vezes, pode ser mais amplo do que isso, incluindo a relação com uma figura divina ou com a transcendência, a relação com os outros, bem como a espiritualidade encontrada no pensamento racional, na natureza e na arte".*[49]

Segundo outra definição citada por Koenig, espiritualidade é uma parte complexa e multidimensional da experiência humana, incluindo três aspectos: aspectos cognitivos, como propósito de vida e significado, valores e crenças; aspectos experienciais e emocionais, envolvendo sentimentos como esperança, amor, conexão, paz interior, conforto e suporte, que nortearão a relação do indivíduo consigo mesmo e com o outro, com a comunidade e seu meio social (poderiam ser incluídos aqui compaixão e empatia); e, por fim, aspectos comportamentais, que implicam como a pessoa manifesta suas crenças espirituais individuais, seja por meio da religião, da música, das artes, seja por um conjunto de valores ou a busca da verdade científica.[50] Grande parte das definições citadas nesse livro envolve termos como "conexão com os outros", "propósito de vida", "paz interior", "suporte". Os conceitos ligados à espiritualidade existem em todas as culturas.

David J. Hufford, da Universidade da Pensilvânia, define espiritualidade como "a relação pessoal com o transcendente" e faz uma distinção quanto à religião que relaciona com "os aspectos comunitários e institucionais da espiritualidade".[51]

No livro *Handbook of Religion and Health*, Koenig e demais autores definem religião com "um sistema de crenças, práticas, rituais e símbolos para facilitar o acesso ao transcendente (Deus, força maior, verdade suprema...)" e religiosidade como "quanto o indivíduo pratica, acredita e segue uma religião". A religiosidade é uma forma de expressar a espiritualidade.[52] Os mesmos autores acrescentam que no ano 2000 houve um aumento significativo de estudos sobre a relação entre religião, espiritualidade e saúde. Os pesquisadores se dedicaram a examinar esses conceitos de forma quantitativa, demonstrando efeitos positivos.

Artigo de Álvaro Avezum de 2007 menciona que entre 1982 e 2007 foram encontradas 35.825 publicações utilizando as palavras-chave "*religion and health*" e 4.434 artigos com a palavra "*spirituality*".[47] Segundo o artigo "Espiritualidade na prática clínica", publicado em 2010, no arquivo *PubMed* foram encontradas 41.314 publicações contendo a palavra "*religion*" e, em quantidade equivalente, a palavra "*physical activity*".[53] Na *Revista Brasileira de Ciências e Saúde*, em 2013, foi publicado um artigo de revisão sistemática com o objetivo de verificar os artigos publicados entre 2003 e 2013 que fazem referência à espiritualidade na assistência à saúde mental.[54] Um artigo de 2018, republicado em 2020, faz uma

---

*Os trechos originalmente em inglês foram citados conforme sua tradução na edição brasileira de *Medicina, religião e saúde*.[48]

nova revisão sistemática, no Brasil, sobre espiritualidade, religiosidade e saúde.[55] O que trazem essas publicações? Quais as evidências científicas do impacto da espiritualidade na saúde, qualidade de vida e longevidade?

A publicação "Quality of Life and Spirituality", de 2007, concluiu dar importância a questões espirituais e envolver-se em atividades relacionadas à espiritualidade geram impactos positivos na qualidade de vida.[56] No livro *Medicina, religião e saúde*, Koenig fala da relação entre religião e saúde. Analisa como fatores psicológicos, sociais e comportamentais influenciam a saúde e como o envolvimento religioso pode, também, influenciar por meio desses caminhos. No quinto capítulo desse livro, dedicado à saúde mental, o autor afirma existir uma relação inversa, consistente e replicável entre envolvimento religioso e depressão. Isso não significa que as pessoas religiosas nunca fiquem deprimidas, mas apenas que os mais religiosos, em média, tendem a ser menos deprimidos. Em uma revisão de pesquisas conduzidas antes de 2000, 59 entre 93 estudos (63%) constataram menores índices de distúrbios depressivos ou menos sintomas depressivos entre pessoas com crenças religiosas mais fortes ou práticas religiosas mais frequentes. Mas 34 estudos, desse total de 93, não relataram redução da depressão entre os mais religiosos.[57]

Revisão sistemática de 2013 evidenciou tanto a importância do fator espiritualidade para a saúde mental como os resultados positivos da integração da espiritualidade à prática clínica. Diversos autores, entre os quais Koenig,[58] Guimarães e Avezum,[47] Peres, Simão e Nasello[59] e Moreira-Almeida,[60] destacam o valor e a necessidade do estudo da espiritualidade e da saúde mental para a preparação adequada dos profissionais de saúde.[54] Um instrumento de mensuração desenvolvido por um grupo de especialistas de diversas partes do mundo e reunidos pela Organização Mundial da Saúde (OMS) com o objetivo de medir a qualidade de vida, o WHOQOL-100 (World Health Organization – Quality of Life), apresenta escores com significativas correlações entre qualidade de vida e espiritualidade/religiosidade (mas não com saúde mental).

Cerca de uma centena de estudos realizados antes do ano 2000 demonstraram que em 80% dos casos pessoas religiosas experimentaram sensação de bem-estar significativamente maior do que aquelas menos religiosas.[61]

No Brasil, Moreira-Almeida, Lotufo Neto e Koenig, em revisão de cerca de 850 artigos publicados ao longo do século XX, verificaram que "o envolvimento religioso está associado à diminuição de casos de depressão, de pensamentos e comportamento suicidas, e do uso e/ou abuso de drogas, inclusive álcool. Ressalta-se, porém, a necessidade de maior compreensão dessa associação quanto à atuação na prática clínica".[62]

No que diz respeito aos sistemas imunológico e endócrino, o autor traz o primeiro estudo a examinar anticorpos e religião. Conduzido por David

McClelland, do Departamento de Psicologia da Universidade de Harvard, contou com a participação de 132 estudantes universitários, separados em dois grupos: um grupo assistiu a um filme de Madre Tereza de Calcutá ajudando pessoas necessitadas e o outro assistiu a um filme da Segunda Guerra Mundial sobre as atrocidades cometidas pela Alemanha. A pesquisa concluiu que os níveis salivares do anticorpo IgA foram significativamente maiores no grupo que assistiu ao filme sobre Madre Tereza. Esse estudo "sugere que o foco da atenção em atividades altruístas do tipo espiritual pode ter um impacto positivo na imunidade humoral".[63]

Um estudo da Universidade de Stanford examinou a relação entre envolvimento religioso e função imunológica em mulheres com câncer de mama metastático. Foram encontradas associações positivas entre expressão religiosa e número de células T citotóxicas e maior número de células NK, que são linfócitos que atacam e destroem células cancerígenas, podendo ajudar a limitar o avanço do câncer.[64]

Segundo Koenig, embora sejam necessários estudos adicionais, evidências até agora obtidas sugerem que os comportamentos espirituais são geralmente associados a um melhor funcionamento imunológico e endócrino.

Hummer, Rogers, Nam e Ellison foram os primeiros a demonstrar a correlação entre a prática religiosa e a redução da mortalidade por causa cardiovascular.[65] "Em geral, os achados sugerem que aspectos da religiosidade, como a prática semanal, podem ser fatores protetores contra doenças cardiovasculares por promover melhor controle da ansiedade/estresse e hábitos de vida saudáveis. Segundo Powell, no entanto, mais estudos devem ser efetuados para melhor estabelecer sua relação com a morbidade cardiovascular".[66]

Uma medida objetiva de saúde é a longevidade. Segundo Koenig, no nono capítulo de *Medicina, religião e saúde*, existem "fatores de confusão" e "variáveis explanatórias". Os primeiros podem criar a falsa impressão de que a participação em atividades religiosas/espirituais está associada a maior ou menor mortalidade, sendo: idade, escolaridade, gênero, etnia e mobilidade física. Em contraste, as "variáveis explanatórias", que são as vias psicológicas, sociais e comportamentais, podem ajudar a explicar como e por que o envolvimento religioso/espiritual pode melhorar a saúde e reduzir a mortalidade ao auxiliar as pessoas a enfrentarem o estresse, aumentando o suporte social e incentivando estilos de vida e hábitos mais saudáveis. "As evidências dos ensaios clínicos randomizados e de estudos prospectivos mostram efeitos benéficos na saúde. Ao melhorar o enfrentamento, dar esperança e promover significado e propósito de vida, traz-se saúde e bem-estar."[48]

Em revisão sistemática da mensuração da espiritualidade/religiosidade em saúde no Brasil publicada em 2020, foram buscadas as palavras-chave "espiritualidade/religiosidade e saúde" nas bases *Capes*, *DOAJ*, *Lilacs*, *Pub Med*, *Scielo* e *Web of Science* entre 2000 e 2017 e encontrados 500 trabalhos, aos quais, para a revisão, foram aplicados 16 instrumentos de mensuração (escalas) adaptadas ao contexto brasileiro.[67]

Com tantas evidências em relação ao impacto da espiritualidade na saúde, em tempos de pandemia de covid-19 e isolamento social para conter a propagação do vírus, muitos estudos estão sendo publicados a respeito dessa conexão em tais situações.

Um artigo espanhol de 2020 cita os filósofos Foucault, Heidegger e Watson, contemplando, com base em seus conceitos, a reflexão sobre introspecção e espiritualidade para autocuidado, permitindo assim melhor enfrentamento da situação ao promover resiliência e desenvolvimento humano.[68]

As considerações finais do artigo de revisão sistemática republicado em 2020 destacam os seguintes pontos: "as evidências sobre relação entre religiosidade/espiritualidade e saúde sustentam a importância de investimento na investigação e desenvolvimento de instrumentos efetivos para avaliação dessa dimensão humana".[67]

Com base nessa revisão bibliográfica, é possível concluir que o modo como se pensa, se acredita e se sente afeta não apenas nossas mentes, mas também nossos corpos. Espiritualidade e saúde estão, assim, estreitamente conectados.

CONEXÃO COM A FAMÍLIA

A primeira conexão

A experiência humana é inerentemente emocional. A forma como os indivíduos se relacionam e a qualidade dessas relações têm implicações diretas em sua saúde física e mental.[69] As emoções formam a base para muitos aspectos das ligações humanas, como comunicação social e encontros pró-sociais.[70]

O primeiro ambiente de relacionamentos é o núcleo familiar. As crianças, a partir das experiências, sejam positivas ou negativas, com a família, formam antecedentes decisivos de suas relações sociais com outras pessoas e com o mundo.[71] O ambiente familiar envolve membros da família ampliada, que são pessoas próximas e de convívio estreito e que também moldam o comportamento infantil.

Esses relacionamentos afetam praticamente todos os aspectos do desenvolvimento intelectual, social, emocional, físico e comportamental, e sua qualidade e estabilidade nos primeiros anos de vida estabelecem a base que serve de apoio a um amplo conjunto de desdobramentos no futuro.[72-76]

A parentalidade positiva contribui para o funcionamento eficaz da família e do desenvolvimento individual da criança,[75] sendo que a maior satisfação dos filhos molda as expectativas da criança em relação aos outros e define a trajetória do desenvolvimento e da saúde infantil. A alta satisfação dos filhos está associada a um menor risco de uso de drogas, comportamento alimentar não saudável, sono insuficiente e obesidade.[77,78]

A relação satisfatória é muitas vezes caracterizada por forte ligação e apego.[77] O apego dos pais está relacionado à sensação de segurança e confiabilidade.[79]

Conexão e neuroarquitetura cerebral

Pesquisa conduzida pelo Center for the Developing Child em Harvard aponta que a arquitetura do cérebro saudável depende de uma base sólida construída e de relações sociais estáveis e responsivas com adultos atenciosos. As primeiras experiências afetam a natureza e a qualidade da arquitetura cerebral, e a existência de um ambiente rico em experiências positivas, relações de apoio e habilidades de adaptação prepara o cérebro em desenvolvimento para respostas satisfatórias em uma série de circunstâncias.[80]

A exposição a um ambiente adverso (pobreza extrema ou condições de maus-tratos) ou a privação de experiências sensoriais, emocionais e sociais adequadas, de maneira frequente e/ou prolongada, provavelmente afetarão negativamente a construção da aprendizagem, do comportamento e do bem-estar físico e mental.[81] As crianças pequenas expostas a adversidades ou violência têm maior risco de impactos danosos, mas podem ser ajudadas se expostas a cuidado sensível e responsivo, havendo a possibilidade de evitar ou reverter os efeitos do estresse tóxico.[82]

As crianças pequenas que passaram por períodos prolongados de negligência apresentam déficits cognitivos mais graves, problemas de atenção, déficits de linguagem, dificuldades acadêmicas, comportamento retraído e problemas na interação com colegas à medida que envelhecem.[76,82]

A exposição crônica ao estresse na infância modula o comportamento de resposta ao estresse. As crianças se mostram menos capazes de acionar todas as habilidades que possuem para lidar com circunstâncias desafiadoras, pois reagem de forma exacerbada ao estímulo estressante.[83,84]

Epigenética e conexão

As experiências das crianças moldam a arquitetura do cérebro em desenvolvimento e afetam a forma como os genes se expressam. Ou seja, as conexões sociais e o modo como se responde a esses estímulos modulam epigeneticamente os genes.[85]

Ambientes estimulantes e experiências positivas de aprendizagem geram assinaturas epigenéticas que ativam o potencial genético positivo,[86] o que reafirma a importância do contexto familiar na saúde do indivíduo. Experiências positivas nos primeiros anos, apoio de adultos e desenvolvimento precoce de habilidades adaptativas podem contrabalançar as consequências das adversidades ao longo da vida.

Prescrição de comportamentos positivos para conexão familiar:

- Alimentação responsiva.
- Brincar no chão com os filhos.
- Ler para os filhos.
- Ter tempo exclusivo de atenção às crianças.
- Almoçar em família – impacto positivo principalmente para adolescentes.
- Incluir arte nas brincadeiras em família.
- Incentivar a participação do pai na criação dos filhos.
- Estabelecer um ambiente seguro e saudável para o crescimento dos filhos.

CONEXÕES E PETS

A conexão entre *pets* e seus tutores transcende a companhia. Animais de estimação contribuem para a saúde das pessoas com quem vivem,[87] aumentam os sentimentos de felicidade, segurança e autoestima e reduzem os sentimentos de solidão e isolamento.[88] Em estudos, as interações físicas entre pessoas e cães demonstraram diminuir o estresse,[89-92] a ansiedade[93-95] e o medo[96] e aumentar os sentimentos positivos.[97] Além disso, esses animais podem incentivar a prática de atividades físicas regulares e a alimentação mais saudável,[98] melhorando os parâmetros fisiológicos como hipertensão.[99]

A primeira evidência científica robusta[100] dos benefícios dos animais de estimação para a saúde foi derivada de um estudo que avaliou a contribuição da posse de *pets* para a sobrevivência em pacientes hospitalizados com doença cardíaca coronária. Nesse estudo, os tutores de cães eram mais propensos do que os que não tinham cães a estar vivos um ano após a hospitalização. Com base nesse estudo, Friedmann et al. começaram a questionar quais seriam os motivos pelos quais animais de estimação promovem a saúde cardiovascular e melhoram a sobrevivência.[101]

Em outro estudo randomizado, o simples fato de ter um animal (gato ou cachorro), por exemplo, foi relacionado a menor pressão arterial em repouso.[102] Viver com um cachorro diminuiu o estresse em crianças autistas[103] e seus familiares.[104]

Os animais de estimação podem auxiliar na saúde do paciente de quatro maneiras,[87] como:

- Promotores de conexão social.
- Agentes de redução de danos.

- Motivadores para mudança de comportamento saudável.
- Participantes ativos em planos de tratamento.

Os animais de estimação desenvolvem conexões interpessoais.[97,105] Passear com um cachorro facilita o contato social e a reciprocidade entre vizinhos,[106] melhora o estado emocional do dono[107] e dá-lhe um propósito na vida.[97]

Ter um animal de estimação também está relacionado a redução da demanda por serviços médicos e redução de custos para o sistema de saúde nos idosos.[108]

Apesar desses benefícios, as IHA (interações humano-animal) também estão associadas a problemas, incluindo alergias, asma, zoonoses, mordidas e arranhões de animais e quedas humanas.[101]

Animais de estimação podem motivar mudança para comportamento saudável

Ter um cão é um indicador confiável de aumento da atividade física.[109] Vários grandes estudos transversais documentaram que os donos de cães fazem mais exercícios.[110-113] Os tutores de cães fazem cerca de 300 minutos por semana de atividade moderada, em comparação com a média de 170 minutos por semana de não tutores de cães.[114] Os cães fornecem um sistema de apoio social para o exercício. Caminhar é uma atividade acessível para a maioria das pessoas, incluindo aquelas com obesidade. As pessoas que caminham com cães são mais propensas a manter qualquer perda de peso ao longo de um ano.[87]

Os animais de estimação fornecem suporte social sem julgamento, o que diminui as respostas patogênicas ao estresse.[102,115] Simplesmente acariciar um animal de estimação reduz a pressão arterial e os níveis séricos de triglicerídeos e colesterol.[116-119] Em um ensaio clínico randomizado, animais de estimação foram mais eficazes do que os inibidores da enzima de conversão da angiotensina no controle da hipertensão em resposta a um evento estressante.[102] Os donos de cães, em particular, parecem confirmar que possuir um cão promove um estilo de vida saudável, incluindo exercícios e autocuidado.[101]

Para pacientes com problemas de saúde mental, animais de estimação oferecem vários benefícios. Isso pode resultar em melhor qualidade de vida.[101] Possuir um animal de estimação está associado a taxas mais baixas de depressão em alguns subgrupos, particularmente entre adultos idosos, enlutados, mulheres ou pessoas que vivem sozinhas.[87]

Apenas 15 minutos de interação com os animais de estimação podem ajudar a liberar uma variedade de substâncias neuroquímicas úteis em nosso corpo. Neurotransmissores, como ocitocina, dopamina, endorfinas, norepinefrina, são estimulados e há redução nos níveis de cortisol. Também há efeitos sobre o sistema imunológico, o limiar de dor e ações anti- inflamatórias. Um aumento do nível de dopamina contribui para a experiência de prazer e fornece motivação e ativação da via de recompensas. A liberação de endorfinas ajuda a fornecer alívio da dor e do estresse, e a norepinefrina ajuda o paciente a se concentrar, ficar atento e regular a frequência cardíaca e o ciclo sono-vigília.[87]

Por tudo isso, o profissional da saúde, ao perguntar aos seus pacientes sobre os *pets*, além de fortalecer a relação médico-paciente e demonstrar interesse sobre sua vida e rotina, pode também identificar um fator que motive o paciente a fazer escolhas mais saudáveis – um recurso muito importante, por exemplo, para fazer mais caminhadas.[87]

Intervenção assistida por animais[101]

As atividades assistidas por animais (AAA) e as terapias assistidas por animais (TAA) são duas das várias maneiras pelas quais os animais podem melhorar ou comprometer a saúde de um indivíduo. A AAA se refere a uma categoria geral de intervenções sem um protocolo específico. Consiste na introdução de animais nos tratamentos dentro de instituições de saúde, pois essas intervenções podem proporcionar momentos de descontração e alegria, beneficiando pacientes, acompanhantes, familiares e a própria equipe de saúde e tornando o momento da internação menos traumático e mais humanizado.

Em geral, AAA envolvem a introdução de um animal de companhia para um indivíduo que não possui aquele animal, com a expectativa de que aquele animal proporcionará benefícios de curto prazo, pelo menos enquanto estiver presente. Já a TAA é uma prática com critérios específicos, em que o animal se torna a parte principal do tratamento, objetivando promover a melhora social, emocional, física e/ou cognitiva de pacientes humanos. A intervenção é repetida por múltiplas sessões ao longo de várias semanas.

No entanto, ainda não há padrões para duração, frequência ou número de sessões necessárias para alcançar resultados positivos. Estudos de relações dose-resposta são imprescindíveis se a intenção é ser mais preciso quanto ao fornecimento de serviços para indivíduos com necessidades específicas.

COMO O CONTATO COM A NATUREZA PROMOVE A SAÚDE HUMANA?

A gama de resultados específicos de saúde ligados à natureza é surpreendente, incluindo depressão e transtorno de ansiedade, diabetes *mellitus*, transtorno de déficit de atenção e hiperatividade (TDAH), várias doenças infecciosas, câncer, obesidade, doenças cardiovasculares, queixas musculoesqueléticas, enxaquecas, doenças respiratórias, entre outros.[120] Finalmente, um ambiente mais "verde" e vivo foi consistentemente associado a expectativa de vida e mortalidade por todas as causas.[121]

Alguns mecanismos foram propostos com base nas principais revisões da literatura sobre o assunto,[120] que focaram em quatro fatores: qualidade do ar, estímulo à atividade física, estresse e integração social. Mas a crescente literatura sobre os benefícios da natureza revelou uma variedade de mecanismos possíveis: essa revisão identifica 21 vias causais plausíveis ligando o contato com a natureza à saúde.

Alguns dos caminhos plausíveis entre o contato com a natureza e a saúde envolvem efeitos fisiológicos e psicológicos de curto prazo, que, se experimentados regularmente, podem ser responsáveis por efeitos de longo prazo na saúde. Exames de sangue antes e depois de caminhadas em diferentes ambientes revelam que os níveis de fatores de proteção à saúde aumentam após caminhadas em áreas naturais e não urbanas.[120] Dehidroepiandrosterona (DHEA) aumenta após uma caminhada na floresta;[122] DHEA tem propriedades cardioprotetoras, antiobesidade e antidiabéticas.[123]

Da mesma forma, o tempo na natureza aumenta a adiponectina,[122] que protege contra aterosclerose. Além disso, reduz os níveis de fatores de risco à saúde, especificamente citocinas inflamatórias[124] e glicose sanguínea elevada.[125] O contato com a natureza tem uma série de outros efeitos relacionados ao relaxamento ou redução do estresse.[126] Os efeitos relaxantes e de recuperação do estresse da natureza são grandes, rápidos e sensíveis a uma ampla variedade de exposições da natureza: simplesmente sentar em um ambiente natural pode aumentar a atividade parassimpática em até 55%;[127] efeitos substanciais são vistos com exposições à natureza de apenas 4 a 5 minutos;[128,129] e efeitos significativos foram encontrados não apenas para o tempo gasto em ambientes naturais, mas também para exposições florestais apenas visuais, olfativas, táteis e sonoras.[127]

A experiência da natureza ajuda a mudar indivíduos em direção a um estado de relaxamento profundo, o que melhora o sono,[130] aumenta a função imunológica[120] e neutraliza os efeitos adversos do estresse no metabolismo energético, na secreção de insulina e em vias inflamatórias.[131]

São três os principais efeitos psicológicos positivos da natureza:[120]

1. Experiências de apreciação.
2. Aumento da vitalidade.
3. Melhora da atenção.

Experiências regulares de apreciação estão ligadas a níveis mais baixos de citocinas inflamatórias.[132] A restauração da atenção poderia teoricamente reduzir os acidentes causados por fadiga mental, melhorar o controle do impulso e reduzir comportamentos de risco para a saúde, como fumar, comer em excesso, usar drogas ou abusar de álcool.[120]

A literatura atual reforça que trazem benefícios não apenas áreas de natureza "selvagem", mas também as da natureza "cotidiana" – inspirando a criação de mais espaços verdes nas cidades onde se vive.[133]

IMPORTÂNCIA DA CONEXÃO PROFISSIONAL DA SAÚDE-PACIENTE NA ABORDAGEM DA MEDICINA DO ESTILO DE VIDA

A conexão social de qualidade é um dos pilares da medicina do estilo de vida e fundamenta-se no princípio de que os seres humanos são biologicamente programados a buscar conexões sociais.[134] O conhecimento teórico desses conceitos pelos provedores de saúde, aliado à implementação de um rastreamento rotineiro desses aspectos sociais nos pacientes, é essencial para que se estabeleça um plano de ação com potencial transformador na promoção da saúde e no controle de doenças já instaladas. O desenvolvimento de uma relação de confiança entre o médico/provedor de saúde e o paciente é fundamental para a superação de barreiras inibitórias que normalmente impedem os pacientes de compartilharem detalhes específicos de seus aspectos sociais, em especial suas relações interpessoais e percepções de pertencimento. Adicionalmente, a qualidade dessa conexão está ligada de forma íntima à probabilidade de adesão do paciente às intervenções propostas pelos profissionais de saúde.[135-137]

A postulação da conexão social como fator promotor e mantenedor da saúde encontra embasamento no crescente volume de pesquisas que ligam, de um lado, o sentimento de pertencimento ou conexão e a rede de suporte social de um indivíduo e, de outro, efeitos positivos na promoção de saúde, controle de doenças crônicas, percepção de melhora na qualidade de vida, diminuição de visitas a unidades de emergência, aumento na expectativa média de vida e aumento na sobrevida em diversas condições, entre as quais doenças oncológicas e eventos cardiovasculares. Ter uma rede de apoio, seja ela formada por familiares ou amigos, é importante para a manutenção da felicidade e a satisfação pessoal; é essencial para o desenvolvimento de nossa capacidade de compartilhar informações, aprender com os pares e identificar e aproveitar as oportunidades de ascensão econômico-social.[134,137,138]

Esses achados podem ser corroborados também por estudos que apontam o impacto negativo do isolamento social na saúde global dos indivíduos, mostrando sua contribuição para a redução da expectativa de vida e o aumento na incidência de transtornos psíquicos. A solidão, definida mais comumente como uma sensação de desconexão social acompanhada de sofrimento, é um fenômeno global, transcultural e de distribuição progressiva, atrelada a idade, com maiores índices nas populações mais idosas, e tem despertado o interesse e provocado discussões sobre a necessidade do desenvolvimento de políticas de saúde públicas voltadas a esse problema.[134,138,139]

A boa relação entre o paciente e o provedor de saúde, mais comumente abordada do ponto de vista médico pelo termo "relação médico-paciente", é parte essencial na promoção de saúde e na condução do processo saúde-doença. Objeto de estudo há milênios, desde Hipócrates até a robusta literatura médica contemporânea, as teses abordam, entre outros tópicos, o papel da comunicação eficaz, da empatia e da confiança no cuidado centrado no paciente. Essa relação, quando bem conduzida, tende a potencializar a adesão a tratamentos e propostas de intervenção comportamental, resultando em melhora na qualidade de vida e desfechos clínicos, sempre respeitando a autonomia do paciente. Consequentemente, o estabelecimento de uma boa relação médico-paciente baseada na confiança é imprescindível para que haja avaliação adequada dos fatores emocionais, percepções pessoais e nuances sociais que englobam a realidade única de cada paciente.[134,140,141]

Parte importante no processo de estabelecer essa conexão com o paciente pode-se dar durante a entrevista, por meio da utilização de uma abordagem empática, com base em ferramentas como a comunicação não violenta, ênfase em perguntas abertas e prática da atenção plena na escuta do paciente. Essas estratégias comprovadamente encorajam o paciente a expressar suas maiores preocupações e dão liberdade para que comunique melhor suas necessidades. Essas ferramentas, quando utilizadas de forma correta, podem despertar nos pacientes a sensação de que são o centro da atenção e que suas palavras e experiências importam. Pacientes relatam ainda sentimentos como carinho, respeito, compreensão e congruência. Paralelamente, essa sensação do paciente está ligada a um aumento na disposição para compartilhar informações, o que pode ajudar ainda mais na elaboração de seus diagnósticos pelo médico.[139,140]

Um empecilho frequente apontado por médicos para o engajamento em conversas abertas costuma ser o tempo cada vez mais limitado que os sistemas de saúde atuais disponibilizam para a consulta, mas estudos indicam que a percepção do paciente está menos relacionada com a quantidade de tempo do que com o nível de atenção recebido durante um encontro em que se sente o foco da atenção. Outra barreira à eficaz consideração de fatores sociais por médicos e provedores de saúde em geral (que não atuem primariamente no campo de saúde mental como psiquiatras, psicólogos, assistentes sociais) diz respeito ao medo de não saberem lidar com as demandas que possam surgir de perguntas abertas. Estudo recente conduzido com médicos generalistas a fim de analisar condutas e percepções perante pacientes em diferentes estados de solidão ou isolamento social demonstrou que, em sua maioria, os médicos apresentaram dificuldade em definir suas responsabilidades em face do paciente com solidão e sensação de impotência na definição de uma intervenção terapêutica.[134,136,141]

O papel do profissional de saúde/médico tem potencial transformativo na abordagem desse pilar, podendo-se dar de diversas formas, entre as quais a busca ativa, na entrevista, de fatores sociais e sinais subjetivos de solidão e isolamento social, a difusão de conhecimento sobre a importância das conexões sociais e a subsequente orientação quanto às ferramentas disponíveis para utilização a seu favor. É também importante que o profissional tenha conhecimento dos recursos e suportes em sua comunidade ou região de atuação para que possa fazer encaminhamento a outros profissionais e serviços quando a necessidade do paciente não se encaixar no escopo de suas habilidades profissionais ou área de atuação.[142,143]

SOLIDÃO, ISOLAMENTO SOCIAL E SAÚDE

Solidão e isolamento social têm sido objetos de estudo em saúde ao longo de décadas, sugerindo que a falta de relações e conexões saudáveis desempenha papel fundamental na morbidade e mortalidade em adultos.[9,144,145] Pesquisas nessa área cresceram consideravelmente nos últimos anos em consequência do avanço tecnológico, do envelhecimento populacional e do aumento de morbidades relacionadas à saúde mental e da mortalidade por doenças cardiovasculares. Atualmente, os efeitos deletérios da desconexão (isolamento e solidão) já estão bem elucidados, deixando claro que esses fatores se tornam essenciais a investigação, avaliação, prevenção, tratamento e reabilitação em saúde.[9]

Embora pareçam conceitos similares ou muitas vezes possam coexistir, solidão e isolamento social apresentam diferentes descrições. Solidão é um sentimento subjetivo, que pode ser definido como sentir-se só, desconectado de outras pessoas, ou ainda como uma sensação diante da rede de apoio. Solidão pode ocorrer a pessoas isoladas socialmente ou em meio a grande quantidade de outras pessoas. Isolamento social é uma medida objetiva sobre o número de pessoas de que se constitui aquela rede social, não se tratando de qualidade das relações.[146] O isolamento engloba ainda fatores pessoais e culturais, tais como personalidade, cidade natal, bairro onde cresceu, religião, entre outros.[147]

Globalmente, dados estatísticos apontavam, alguns anos atrás, que até 50% da população idosa estava em risco de isolamento social e que quase um terço das pessoas com 60 anos ou mais sentiriam algum nível de solidão no final da vida. Assim, torna-se de extrema importância a forma como profissionais de saúde avaliam, estudam e se relacionam com solidão e isolamento social.[148]

Uma revisão sistemática recente conduzida no Canadá revelou que solidão e isolamento social estão relacionados com fragilidade em saúde, pior qualidade de vida e mortalidade. Nesse estudo foram incorporados trabalhos que traziam uma visão multidimensional de isolamento social, considerando aspectos como rede de apoio, participação na sociedade e suporte social.[145] A rede de apoio incluiu convívio familiar, estado civil, número de pessoas e frequência de contato com filhos, amigos e vizinhos. A participação na sociedade contou com atividades voluntárias ou em igrejas, por exemplo. O suporte social se relacionou com satisfação nas relações, assistência emocional, interações negativas, partilha de experiências e sentimentos, auxílio a amigos em decisões e aceitação de ajuda. Solidão abrangeu sentir-se só, não se sentir parte de um grupo ou não ter pessoas com quem conversar.[144,145]

Na avaliação da solidão, outras escalas são encontradas na literatura, entre elas: De Jong-Gierveld Loneliness Scale,[149] Three-Item Loneliness Scale[150] e UCLA Loneliness Scale.[151] Esta última foi validada para uso no Brasil, recebendo o nome de Escala Brasileira de Solidão (UCLA - BR).[152]

Considerando a magnitude dos efeitos possíveis da falta de relações na saúde, campanhas para acabar com a solidão foram desenvolvidas em países como França, Holanda, Canadá, Estados Unidos, Inglaterra e Austrália.[145] No Brasil, em 2017, uma pesquisa conduzida pela Sociedade de Geriatria e Gerontologia junto a 2 mil pessoas com idade maior que 55 anos revelou que o maior medo observado entre os participantes foi a solidão (29%).[153] Embora exista um corpo robusto de evidências sobre isolamento social na população mais idosa, os adolescentes também se tornam uma população de risco para experimentar solidão pelas mudanças sociais, fisiológicas e cognitivas enfrentadas durante a puberdade.[154]

Mortalidade geral e fatores de risco

Comparado a outros fatores de risco clínicos já estabelecidos, como tabagismo, hipertensão arterial, obesidade, inatividade física e alcoolismo, a solidão foi associada como risco maior para mortalidade do que obesidade e risco equivalente quando comparado a obesidade graus 2 e 3, hipertensão arterial, alcoolismo e consumo de 15 cigarros ao dia.[9,155] Solidão e isolamento social também se relacionam com piores hábitos de saúde e que incluem tabagismo, inatividade física e pior qualidade do sono.[156,157] Quando avaliado à parte, o isolamento social traz, tanto para homens como mulheres, risco de mortalidade maior, além do aumento de prevalência do tabagismo.[158]

Pesquisa realizada em nove países da antiga União Soviética revelou que a solidão foi associada ao aumento do risco para consumo de álcool e tabaco em três dos países avaliados; em sete países, a solidão foi relacionada com pior autoavaliação em saúde; e em todos os países foi associada a maiores níveis de estresse.[159]

Sentir-se desconectado ou isolado socialmente, além de ser fator comparável, é fator de risco independente para mortalidade por todas as causas.[9,144,158,160]

As chances de mortalidade aumentam mesmo se medidas objetivas ou subjetivas forem utilizadas para avaliação. Dados de mais de 70 estudos prospectivos acompanhados em uma média de sete anos para o desfecho mortalidade revelaram que o isolamento social contribui em 29% com aumento do risco, em 26% com solidão e em 32% com morar sozinho.[155]

É importante ressaltar que nem todas as pessoas que moram sozinhas reportam solidão. Existem diferenças subjetivas no sentimento, considerando se morar sozinho é uma escolha ou se estar sozinho se relaciona com perda, separação ou um estado indesejável de relação social.[161]

Desfechos cardiovasculares

Pesquisas documentam a influência das conexões sociais nos múltiplos caminhos tanto do desenvolvimento como da progressão das doenças cardiovasculares. Uma associação importante foi encontrada em relação aos níveis pressóricos, uma vez que pessoas consideradas mais sozinhas apresentaram elevação de 3,6 mmHg ao ano na pressão arterial sistólica, chegando ao total de 14,4 mmHg em quatro anos. Sendo assim, solidão foi considerada fator de risco para desenvolver aumento da pressão arterial e manter sua elevação ao longo dos anos.[157]

Quando estudado em relação a desfechos cardiovasculares primários, isolamento social e solidão são fatores de risco para doença coronariana e acidente vascular encefálico (AVE).[162] A baixa interação social gera um acréscimo de 29% no risco de eventos coronarianos e uma elevação de 32% no risco de AVE. Já em pessoas com doenças cardiovasculares previamente estabelecidas, o isolamento social associa-se com maior risco de morte em pacientes maiores de 65 anos, acompanhados por um período de 10 anos.[163]

Na busca pela redução da prevalência das doenças cardiovasculares e de seus efeitos nocivos, como hospitalizações, pior qualidade de vida e morte, mostra-se necessária a avaliação de parâmetros como solidão e isolamento social. Inclusive, recomenda-se a inserção de medidas de rastreamento em hospitais e atendimentos ambulatoriais com o objetivo de identificar quais são as pessoas de maior risco e buscar, assim, intervenções em saúde, visto que a solidão pode ser fator de risco modificável.[29]

Saúde mental e cognição

Além dos efeitos sobre mortalidade e desfechos cardiovasculares, a solidão está associada a diminuição da função cognitiva, piora funcional e risco aumentado para doença de Alzheimer.[164,165] O isolamento social pode dobrar o risco de desenvolvimento de doença de Alzheimer, segundo Wilson et al.,[166] que conduziram um estudo avaliando mais de 800 idosos por quatro anos. Os pesquisadores utilizaram a escala Jong Gierveld Loneliness Scale,[149] que pontua quesitos como perda de companheiro, institucionalização de idosos, redes de apoio e baixa autoestima. Foram acrescidos cinco itens à escala original, que recebiam pontuações de 1 a 5 para as afirmações: "frequentemente sinto uma sensação de vazio"; "sinto falta de pessoas ao meu redor"; "sinto que não tenho muitos amigos"; "sinto falta de ter um bom amigo"; "me sinto abandonado".

Além de predizer pior cognição, a solidão pode ser associada a um risco 20% maior para declínio cognitivo. Portanto, também é investigada como sintoma neuropsiquiátrico em estágios pré-clínicos da doença de Alzheimer e em associação com o acúmulo de placa amiloide cortical entre indivíduos cognitivamente normais. Esses resultados chamam a atenção para a relevância clínica do estresse emocional causado pela solidão como possível fator etiológico de depressão e declínio cognitivo em idosos.[167,168] Nos estados depressivos, sentir-se só pode intensificar os sintomas da depressão, tornar-se sentimento consistente ao longo dos anos e ser considerado fator mais relevante do que estresse, suporte social, estado civil ou fatores demográficos.[169-171]

Mecanismos e vias

Os caminhos psicológicos, biológicos ou neuroendócrinos da solidão e do isolamento social ainda não estão bem estabelecidos. Alguns trabalhos sugerem que a solidão se assemelha a um estresse social, que acaba por ativar vias do eixo hipotálamo-pituitária-adrenal (HPA), gerando aumento de cortisol, diminuição da resposta imunológica e aumento de citocinas pró-inflamatórias, o que explicaria o fato, descrito em estudos, de que desfechos de morte e doenças cardiovasculares são observados em grupos mais isolados ou com grau de solidão elevado. Alguns estudos conduzidos em animais sugerem a necessidade de novas pesquisas em virtude da complexidade das relações sociais e importância de compreender as mudanças vivenciadas pelo indivíduo diante de novos desafios de comunicação e adaptação social.[172,173]

Na literatura, uma teoria evolucionista[172] explica a solidão como sinalizador da necessidade de um coletivo, gerando um movimento em direção àquilo cuja necessidade gerou a dor – comportamento similar a sentir fome e buscar o alimento para sobreviver, por exemplo, moldando o indivíduo para uma necessidade de sociedade coletiva de adaptação e sobrevivência. Examinando em níveis de transcrição gênica, um estudo conduzido por Cole et al.[174] revelou que indivíduos mais isolados tiveram expressão aumentada de genes relacionados a sinalização de citocinas pró-inflamatórias e síntese de prostaglandinas, além de baixa expressão de genes envolvidos em resistência antiviral, produção de anticorpos e função linfocitária.

Redes sociais x desconexão

Dados substanciais pesquisados anteriormente mostram que a solidão e o isolamento social têm efeitos sobre a saúde física e mental, porém, durante a pandemia de covid-19, medidas de isolamento social foram tomadas para prevenir a disseminação do vírus. Viver isolado socialmente e evitar contato físico foram medidas de controle de danos vivenciados no último ano.[175] Novas modalidades de estilo de vida e possibilidades de conexões para aliviar a falta de contato físico durante esse período foram criadas. Uma das ações mais citadas foi o uso de tecnologias e redes sociais, trazendo expansão de atividades *online* que até então eram consideradas impraticáveis nesse formato.[176,177]

Esse novo estilo de vida global e progressivo, que gera a cada dia acesso mais rápido às informações, tem suas dimensões ainda não totalmente estabelecidas. O uso de redes sociais foi e ainda é considerado hábito de alerta, tendo em vista sua relação com depressão, distorção de autoimagem, idealização de corpo físico e pior qualidade do sono, especialmente entre os adultos jovens e adolescentes.[178,179] O cuidado à população mais jovem visa alertar sobre os riscos de *cyberbullying*, acesso a conteúdo sexual e dependência digital, por exemplo. A educação digital consciente oferece como benefícios novas possibilidades de formação de comunidades entre jovens e sentimentos de pertencimento, trazendo bem-estar e possibilidade de promoção da saúde.[180]

Durante a pandemia de covid-19, as redes sociais também possibilitaram comunicação com familiares, reuniões entre amigos e práticas de atividade física, trazendo novas possibilidades de pesquisa na área. Ainda assim, a solidão e o isolamento social são preocupantes, por seus efeitos tóxicos para a saúde mental e física. Para Robert Waldinger, "a crise gerada pela pandemia, na verdade, reafirmou nossa necessidade de conexão".[181]

REFERÊNCIAS

1. Ortega y Gasset J, apud Cérebro empático: o poder da conexão humana [Internet]. 2020 Apr. Disponível em: https://www.pensarcontemporaneo.com/cerebro-empatico-o-poder-da-conexao-humana/. Acesso em: jul. 2024.
2. PLoS Medicine Editors. Social relationships are key to health, and to health policy. PLoS Med. 2010;7(8):e1000334.
3. Rizzolatti G, Fadiga L, Gallese V, Fogassi L. Premotor cortex and the recognition of motor actions. Brain Res Cogn Brain Res. 1996;3(2).
4. Passos-Ferreira C. Seria a moralidade determinada pelo cérebro? Neurônios-espelhos, empatia e neuromoralidade. Physis [Internet]. 2011;21(2):471-90.
5. Decety J, Jackson PL. The functional architecture of human empathy. Behav Cogn Neurosci Rev. 2004;3(2).
6. Waldinger R. What makes a good life: lessons from the longest study on happiness [Internet]. [Brookline]: TEDxBeaconStreet, 2015 Nov. Video: 12min39s. Disponível em: https://www.ted.

com/talks/robert_waldinger_what_makes_a_good_life_lessons_from_the_lon gest_study_on_happiness. Acesso em: 19 fev. 2024.
7. Mineo L. Good genes are nice, but joy is better. The Havard Gazette [Internet] 2017 Apr 11. Disponível em: https://news.harvard.edu/gazette/story/2017/04/over- nearly-80-years-harvard-study-has-been-showing-how-to-live-a-healthy-and-happy-life/. Acesso em: 19 fev. 2024.
8. Serven-Schereiber D. Curar o stress, a ansiedade e a depressão sem medicamento nem psicanálise. 29.ed. São Paulo: Sá Editora; 2004.
9. Holt-Lunstad J, Smith T, Layton B. Social relationships and mortality risk: a meta-analytic review. PLoS Med. 2010;7(7):e1000316.
10. House J, Landis K, Umberson D. Social relationships and health. Science. 1988;241(4865):540-5.
11. Kaplan G, Salonen J, Cohen R, Brand R, Syme S, Puska P. Social connections and mortality from all causes and from cardiovascular disease: prospective evidence from Eastern Finland. Am J Epidemiol. 1988;128(2):370-80.
12. Cohen S. Social relationships and health. Am Psychol. 2004;59:676-84.
13. Umberson D, Montez K. Social relationships and health: a flashpoint for health policy. J Health Soc Behav. 2010;51(S):S54-S66.
14. Seeman T, Kaplan G, Knudsen L, Cohen R, Guralnik J. Social network ties and mortality among the elderly in the Alameda County Study. Am J Epidemiol. 1987;126(4):714-23.
15. Opas-Brasil. Folha informativa – Tabaco [Internet]. Organização Mundial da Saúde, Organização Pan-Americana da Saúde. Julho de 2019. Disponível em: https://www.paho.org/bra/index.php?option=com_content&view=article&id=5641:folha- informativa-tabaco&Itemid=1097.
16. Buettner D. Reverse engineering longevity. Blue Zones [Internet]. Disponível em: https://www.bluezones.com/2016/11/power-9/. Acesso em: 21 fev. 2024.
17. Egger G, Meldrum H, Penman S. What's the buzz around "lifestyle medicine"? MedicineToday 2017;18(9):46-52.
18. Uchino B. Social support and health: a review of physiological processes potentially underlying links to disease outcomes. J Behav Med. 2006;29(4):377-87.
19. Lewis M, Rook K. Social control in personal relationships: impact on health behaviors and psychological distress. Health Psychol. 1999;18(1):63-71.
20. DiMatteo M. Social support and patient adherence to medical treatment: a meta-analysis. Health Psychol. 2004;23(2):207-18.
21. Umberson D. Family status and health behaviors: social control as a dimension of social integration. J Health Soc Behav. 1987;28(3):306-19.
22. Wills T, Yaeger A. Family factors and adolescent substance use: model and mechanisms. Curr Dir Psychol Sci. 2003;12(6):222-6.
23. Lin N. Modeling the effects of social support. In: Lin N, Dean A, Ensel W (eds.). Social support, life events, and depression. Orlando: Academic Press; 1986. p.173-209.
24. Cohen S WT. Stress, social support, and the buffering hypothesis. Psychol Bull. 1985;98(2):310-57.
25. Rejeski W, Thompson A, Brubaker P, Miller H. Acute exercise: buffering psychosocial stress responses in women. Health Psychol. 1992;11(6):355-62.
26. Berkman L, Glass T, Brissette I, Seeman T. From social integration to health: Durkheim in the new millennium. Soc Sci Med. 2000;51(6):843-57.
27. Bolger N, Foster M, Vinokur A, Ng R. Close relationships and adjustment to a life crisis: the case of breast cancer. J Pers Soc Psychol. 1996;70(2):283-94.
28. Uchino B, Cacioppo J, Kiecolt-Glaser J. The relationship between social support and physiological processes: a review with emphasis on underlying mechanisms and implications for health. Psychol Bull. 1996;119(3):488-531.
29. Holt-Lunstad J, Smith T. Loneliness and social isolation as risk factors for CVD: implications for evidence-based patient care and scientific inquiry. Heart. 2016;102(13):987-9.

30. Treiber F, Kamarck T, Schneiderman N, Sheffield D, Kapuku G, Taylor T. Cardiovascular reactivity and development of preclinical and clinical disease states. Psychosom Med. 2003;65(1):46-62.
31. Grewen K, Girdler S, Amico J, Light K. Effects of partner support on resting oxytocin, cortisol, norepinephrine, and blood pressure before and after warm partner contact. Psychosom Med. 2005;67(4):531-8.
32. Dunn G, Bruce A, Ikeda H, Old L, Schreiber R. Cancer immunoediting: from immunosurveillance to tumor escape. Nat Immunol. 2002;3(11):991-8.
33. Heinrichs M, Baumgartner T, Kirschbaum C, Ehlert U. Social support and oxytocin interact to suppress cortisol and subjective responses to psychosocial stress. Biol Psychiatry. 2003;54(12):1389-98.
34. Uvnäs-Moberg K. Oxytocin may mediate the benefits of positive social interaction and emotions. sychoneuroendocrinology. 1998;23(8):819-35.
35. Abbas A, Lichtman A. Cellular and molecular immunology. 5.ed. Philadelphia: Harcourt Brace and Company; 2003.
36. Theorell T, Blomkvist V, Jonsson H, Schulman S, Berntorp E, Stigendal L. Social support and the development of immune function in human immunodeficiency virus infection. Psychosom Med. 1995;57(1):32-6.
37. Glaser R, Kiecolt-Glaser J, Bonneau R, Malarkey W, Kennedy S, Hughes J. Stress-induced modulation of the immune response to recombinant hepatitis B vaccine. Psychosom Med. 1992;54(1):22-9.
38. Pressman S, Cohen S, Miller G, Barkin A, Rabin B, Treanor J. Loneliness, social network size, and immune response to influenza vaccination in college freshmen. Health Psychol. 2005;24(3):297-306.
39. Miyazaki T, Ishikawa T, Nakata A, Sakurai T, Miki A, Fujita O, et al. Association between perceived social support and Th1 dominance. Biol Psychol. 2005;70(1):30-7.
40. Yang Y, McClintock M, Kozloski M, Li T. Social isolation and adult mortality: the role of chronic inflammation and sex differences. J Health Soc Behav. 2013;54(2):183-203.
41. Libby P. Inflammation in atherosclerosis. Nature. 2002;420(6917):868-74.
42. Lutgendorf S, Sood A, Anderson B, McGinn S, Maiseri H, Dao M, et al. Social support, psychological distress, and natural killer cell activity in ovarian cancer. J Clin Oncol. 2005;23(28):7105-13.
43. Cacioppo J, Hawkley L. Social isolation and health, with an emphasis on underlying mechanisms. Perspect Biol Med. 2003 Summer;46(3 Suppl):S39-52.
44. Williams J, Pang D, Delgado B, Kocherginsky M, Tretiakova M, Krausz T. A model of geneenvironment interaction reveals altered mammary gland gene expression and increased tumor growth following social isolation. Cancer Prev Res (Phila). 2009;2(10):850-61.
45. Holahan C, Moos R. Life stressors, resistance factors, and improved psychological functioning: an extension of the stress resistance paradigm. J Pers Soc Psychol. 1990;58(5):909-17.
46. Moreira-Almeida A, Koenig H. Retaining the meaning of the words religiousness and spirituality: a commentary on the WHOQOL SRPB group's "a cross-cultural study of spirituality, religion, and personal beliefs as components of quality of life". Soc Sci Med. 2006;63(4):843-5.
47. Avezum Á, Guimarães HP. O impacto da espiritualidade na saúde física [Impact of spirituality on physical health]. Rev Psiquiatr Clin. 2007;34(1).
48. Koenig H. Medicina, religião e saúde: o encontro da ciêcia e da espiritualidade. Abreu I, trad. Porto Alegre: L&PM; 2012.
49. Puchalski C. Spirituality and medicine: curricula in medical education. J Cancer Educ. 2006 Spring;21(1):14-8.
50. Anandarajah G, Hight E. Spirituality and medical practice: using the Hope questions as a practical tool for spiritual assessment. Am Fam Physician [Internet]. 2001;63(1):81-9.

51. Hufford D. An analysis of the field of spirituality, religion and health. Metanexus Online [Internet]. 2005 Oct. Disponível em: https://www.metanexus.net/analysis-field-spirituality-religion-and-health-david-j-hufford/. Acesso em: 17 fev. 2024.
52. Koenig H, Mccullough M, Larson D. Handbook of religion and health. New York: Oxford University Press; 2001. p.514-89.
53. Lucchetti G, Granero AL, Bassi RM, Latorraca R, Nacif SA. Espiritualidade na prática clínica: o que o clínico deve saber? Rev Bras Clin Med. 2010;8(2):154-8.
54. Leite I, Seminotti E. A influência da espiritualidade na prática clínica em saúde mental. RBCS [Internet]. 11º de outubro de 2013;17(2):189-96.
55. Forti S, Serbena CA, Scaduto AA. Mensuração da espiritualidade/religiosidade em saúde no Brasil: uma revisão sistemática. Ciênc Saúde Coletiva [Internet]. 2020;25(4):1463-74.
56. Panzini R, Mosqueiro B, Zimpel R, Bandeira D, Rocha N, Fleck M. Quality-of-life and spirituality. Int Rev Psychiatry. 2017;29(3):263-82.
57. Koenig H, McCullough M, Larson D. Handbook of religion and health. New York: Oxford University Press; 2001. p.527-30.
58. Koenig H. Religião, espiritualidade e psiquiatria: uma nova era na atenção à saúde mental. Rev Psiquiatr Clín. [Internet]. 2007;34(Suppl 1):5-7.
59. Peres J, Simão M, Nasello A. Espiritualidade, religiosidade e psicoterapia. Rev Psiquiatr Clín. [Internet]. 2007;34(Suppl 1):136-45.
60. Moreira-Almeida A. O crescente impacto das publicações em espiritualidade e saúde e o papel da Revista de Psiquiatria Clínica. Rev Psiquiatr Clín. [Internet]. 2010;37(2):41-2.
61. Koenig H, McCullough M, Larson D. Handbook of religion and health. New York: Oxford University Press; 2001. p.519-22.
62. Moreira-Almeida A, Lotufo FN, Koenig H. Religiousness and mental health: a review. Rev Bras Psiquiatr. [Internet]. 2006;28(3):242-50.
63. McClelland D, Kirshnit C. The effective of motivational arousal through filmes on salivery imunnoglobulin A. Psychology & Health. 1998;2(1):31-52.
64. Sephton S, Koopman C, Schaal M, Thoresen C, Spiegel D. Spiritual expression and immune status in women with metastatic breast cancer an exploratory study. Breast J. 2001;7(5):345-53.
65. Hummer RA, Rogers RG, Nam CB, Ellison CG. Religious involvement and U.S. adult mortality. Demography. 1999;36(2):273-85.
66. Powell L, Shahabi L, Thoresen C. Religion and spirituality: linkages to physical health. Am Psychol. 2003;58(1):36-52.
67. Forti S, Serbena C, Scaduto A. Mensuração da espiritualidade/religiosidade em saúde no Brasil: uma revisão sistemática [Spirituality/religiousity measurement and health in Brazil: a systematic review. Cien Saude Colet. 2020;25(4):1463-74.
68. Castañeda RF, Quetzalcóatl HC. O autocuidado e a espiritualidade em tempos de contingência por Covid-19. Cogitare Enferm. [Online], 2020:25.
69. Martino J, Pegg J, Frates EP. The connection prescription: using the power of social interactions and the deep desire for connectedness to empower health and wellness. Am J Lifestyle Med. 2017;11(6):466-75.
70. Emde R. Emotional availability: a reciprocal reward system for infants and parents with implications for prevention of psychosocial disorders. In: Taylor P (ed.). Parent-infant relationships. Orlando: Grune & Stratton; 1980. p.87-115.
71. Rauber M, Scheibe R. A formação da personalidade da criança na perspectiva dos pais. Rev de Ciências Sociais do Norte de Mato Grosso. 2014;2. Disponível em: http://revistanativa.com/index.php/revistanativa/article/view/182. Acesso em: 31 dez. 2020.
72. Dawson G, Fischer K (eds.). Human behavior and the developing brain. New York: Guilford; 1994.
73. Collins W, Laursen B (eds.). Relationships as developmental contexts. The Minnesota Symposia on Child Psychology. v.30. Mahwah: Lawrence Erlbaum Associates; 1999.

74. Berscheid E, Reis H. Attraction and close relationships. In: Gilbert D, Fiske S, Lindzey G (eds.). Handbook of social psychology. 2.ed. New York: McGraw-Hill; 1998.
75. Becvar R, Becvar D. Systems theory and family therapy. A Primer Lanham: Rowman & Littlefield; 2017.
76. National Scientific Council on the Developing Child. Excessive stress disrupts the architecture of the developing brain: Working paper No. 3 [Internet]. Cambridge: Harvard University; 2014. Disponível em: https://developingchild.harvard.edu/resources/wp3/. Acesso em: 5 jul. 2024.
77. Haines J, Rifas-Shiman S, Horton N, Kleinman K, Bauer K, Davison K, et al. Family functioning and quality of parent-adolescent relationship: cross-sectional associations with adolescent weight-related behaviors and weight status. Int J Behav Nutr Phys Act. 2016;13:68.
78. Cerdá M, Bordelois P, Keyes K, Roberts A, Martins S, Reisner S, et al. Family ties: maternal-offspring attachment and young adult nonmedical prescription opioid use. Drug Alcohol Depend. 2014;142:231-8.
79. Holmes J. John Bowlby and attachment theory. New York: Routledge; 2014.
80. National Scientific Council on the Developing Child. Early experiences can alter gene expression and affect long-term development: Working paper No. 10 [Internet]. Cambridge: Harvard University; 2010. Disponível em: https://developingchild.harvard.edu/resources/early--experiences-can-alter-gene-expression- and-affect-long-term-development/. Acesso em: 17 fev. 2021.
81. Center on the Developing Child at Harvard University. Das melhores práticas aos impactos transformadores: uma abordagem baseada na ciência para a construção de um futuro mais promissor para crianças pequenas e suas famílias. Abramowicz L, trad. São Paulo: Fundação Maria Cecília Souto Vidigal; 2017. Disponível em: https://developingchild.harvard.edu/translation/das-melhores-praticas-aos-impactos- transformadores/.
82. Graham-Bermann S, Hughes H. Intervention for children exposed to interparental violence (IPV): assessments of needs and research priorities. Clin Child Fam Psychol Rev. 2003;6(3):189-204.
83. Diamond A. Normal development of prefrontal cortex from birth to young adulthood: cognitive functions, anatomy, and biochemistry. In: Struss D, Knight R (eds.). Principles of frontal lobe function. New York: Oxford University Press; 2002. p.466-503.
84. Blair C, Raver C. Child development in the context of adversity: experiential canalization of brain and behavior. Am Psychol. 2012;67(4):309-18.
85. Bernstein B, Meissner A, Lander E. Epigenetic mechanisms in mammals. Cell Mol Life Sci. 2009;66(4):596-612.
86. Curley J, Davidson S, Bateson P, Champagne F. Social enrichment during postnatal development induces transgenerational efects on emotional and reproductive behavior in mice. Front Behav Neurosci. 2009;3:25.
87. Hodgson K, Barton L, Darling M, Antao V, Kim F, Monavvari A. Pets' impact on your patients' health: leveraging benefits and mitigating risk. J Am Board Fam Med. 2015;28(4):526-34.
88. Sable P. Pets, attachment, and well-being across the life cycle. Soc Work. 1995;40(3):334-41.
89. Abrahamson K, Cai Y, Richards E, Cline K, O'Haire M. Perceptions of a hospital-based animal assisted intervention program: an exploratory study. Complement Ther Clin Pract. 2016;25:150-4.
90. Barker S, Barker R, McCain N, Schubert C. A randomized cross-over exploratory study of the effect of visiting therapy dogs on college student stress before final exams. Anthrozoös. 2016;29:35-46.
91. Crump C, Derting T. Effects of pet therapy on the psychological and physiological stress levels of first-year female undergraduates. N Am J Psychol. 2015;17(3):575-90.
92. Wilson C. The pet as an anxiolytic intervention. J Nerv Ment Dis. 1991;179(8):482-9.
93. Buttelmann D, Roempke A. Anxiety-reducing effect: dog, fish and plant in direct comparison. Anthrozoös. 2014;27(2):267-77.

94. Cole K, Gawlinski A, Steers N, Kotlerman J. Animal-assisted therapy in patients hospitalized with heart failure. Am J Crit Care. 2007;16(6):575-85.
95. Shiloh S, Sorek G, Terkel J. Reduction of state-anxiety by petting animals in a controlled laboratory experiment. Anxiety Stress Coping Int J. 2003;16(4):387-95.
96. Barker S, Pandurangi A, Best A. Efects of animal-assisted therapy on patients' anxiety, fear, and depression before ECT. J ECT. 2003;19(1):38-44.
97. Carr E, Wallace J, Onyewuchi C, Hellyer P, Kogan L. Exploring the meaning and experience of chronic pain with people who live with a dog: a qualitative study. Anthrozoös. 2018;31(5):551-65.
98. Vesnaver E, Keller H. Social influences and eating behavior in later life: a review. J Nutr Gerontol Geriatr. 2011;30(1):2-23.
99. Levine G, Allen K, Braun L, Christian H, Friedmann E, Taubert K, et al. Pet ownership and cardiovascular risk: a scientific statement from the American Heart Association. Circulation. 2013;127(23):2353-63.
100. Friedmann E, Katcher A, Lynch J, Thomas S. Animal companions and one-year survival of patients after discharge from a coronary care unit. Public Health Rep. 1980;95(4):307-12.
101. Friedman E, Krause-Parello C. Companion animals and human health: benefits, challenges, and the road ahead for human-animal interaction. Rev Sci Tech. 2018;37(1):71-82.
102. Allen K, Shykoff B, Izzo JJ. Pet ownership, but not ace inhibitor therapy, blunts home blood pressure responses to mental stress. Hypertension. 2001;38(4):815-20.
103. Viau R, Arsenault-Lapierre G, Fecteau S, Champagne N, Walker C, Lupien S. Effect of service dogs on salivary cortisol secretion in autistic children. Psychoneuroendocrinology. 2010;35(8):1187-93.
104. Wright H, Hall S, Hames A, Hardiman J, Mills R, PAWS T, et al. Acquiring a pet dog significantly reduces stress of primary carers for children with autism spectrum disorder: a prospective case control study. J Autism Dev Disord. 2015;45(8):2531-40.
105. McNicholas J, Collis G. Dogs as catalysts for social interactions: robustness of the effect. Br J Psychol. 2000;91(Pt 1):61-70.
106. Wood L, Giles-Corti B, Bulsara M. The pet connection: pets as a conduit for social capital? Soc Sci Med. 2005;61(6):1159-73.
107. Campbell K, Smith C, Tumilty S, Cameron C, Treharne G. How does dog-walking influence perceptions of health and wellbeing in healthy adults? Anthrozoös. 2016;29(2):181-92.
108. Siegel J. Stressful events and use of physician services among the elderly: the moderating role of pet ownership. J Pers Soc Psychol. 1990;58(6):1081-6.
109. Brown S, Rhodes R. Relationships among dog ownership and leisure-time walking in Western Canadian adults. Am J Prev Med. 2006;30(2):131-6.
110. Anderson W, Reid C, Jennings G. Pet ownership and risk factors for cardiovascular disease. Med J Aust. 1992;157(5):298-301.
111. Bauman A, Russell S, Furber S, Dobson A. The epidemiology of dog walking: an unmet need for human and canine health. Med J Aust. 2001;175(11-12):632-4.
112. Sirard J, Patnode C, Hearst M, Laska M. Dog ownership and adolescent physical activity. Am J Prev Med. 2011;40(3):334-7.
113. Oka K, Shibata A. Dog ownership and health-related physical activity among Japanese adults. J Phys Act Health. 2009;6(4):412-8.
114. Kushner R, Blatner D, Jewell D, Rudloff K. The PPET study: people and pets exercising together. Obesity (Silver Spring). 2006;14(10):1762-70.
115. Smith B. The "pet effect": health related aspects of companion animal ownership. Aust Fam Physician [Internet]. 2012;41(6):439-42.
116. Wells D. The effects of animals on human health and well-being. J Soc Issues. 2009;65:523-43.
117. Allen K, Blascovich J, Mendes W. Cardiovascular reactivity and the presence of pets, friends, and spouses: the truth about cats and dogs. Psychosom Med. 2002;64(5):727-39.

118. Charnetski C, Riggers S, Brennan F. Effect of petting a dog on immune system function. Psychol Rep. 2004;95(3 Pt 2):1087-91.
119. McNicholas J, Gilbey A, Rennie A, Ahmedzai S, Dono J, Ormerod E. Pet ownership and human health: a brief review of evidence and issues. MJ. 2005;331(7527):1252-4.
120. Kuo M. How might contact with nature promote human health? Promising mechanisms and a possible central pathway. Front Psychol. 2015;6:1093.
121. Jonker M, van Lenthe F, Donkers B, Mackenbach J, Burdorf A. The effect of urban green on small-area (healthy) life expectancy. J Epidemiol Community Health. 2014;68:999-1002.
122. Li Q, Otsuka T, Kobayashi M, Wakayama Y, Inagaki H, Katsumata M, et al. Acute effects of walking in forest environments on cardiovascular and metabolic parameters. Appl Physiol. 2011;111(11):2845-53.
123. Bjørnerem A, Straume B, Midtby M, Fønnebø V, Sundsfjord J, Svartberg J, et al. Endogenous sex hormones in relation to age, sex, lifestyle factors, and chronic diseases in a general population: the Tromsø Study. J Clin Endocrinol Metab. 2004;89(12):6039-47.
124. Mao G, Cao Y, Lan X, He Z, Chen Z, Wang Y, et al. Therapeutic effect of forest bathing on human hypertension in the elderly. J Cardiol. 2012;60(6):495-502.
125. Ohtsuka Y, Yabunaka N, Takayama S. Shinrin-yoku (forest-air bathing and walking) effectively decreases blood glucose levels in diabetic patients. Int J Biometeorol. 1998;41(3):125-7.
126. Park B, Tsunetsugu Y, Kasetani T, Kagawa T, Miyazaki Y. The physiological effects of Shinrin-yoku (taking in the forest atmosphere or forest bathing): evidence from field experiments in 24 forests across Japan. Environ Health Prev Med. 2010;15(1):18-26.
127. Miyazaki Y, Ikei H, Song C. [Forest medicine research in Japan]. Nihon Eiseigaku Zasshi. 2014;69(2):122-35.
128. Gladwell V, Brown D, Barton J, Tarvainen M, Kuoppa P, Pretty J, et al. The effects of views of nature on autonomic control. Eur J Appl Physiol. 2012;112(9):3379-86.
129. Brown D, Barton J, Gladwell V. Viewing nature scenes positively affects recovery of autonomic function following acute-mental stress. Environ Sci Technol. 2013;47(11):5562-9.
130. El-Sheikh M, Erath S, Bagley E. Parasympathetic nervous system activity and children's sleep. J Sleep Res. 2013;22(3):282-8.
131. Bhasin M, Dusek J, Chang B, Joseph M, Denninger J, Fricchione G, et al. Relaxation response induces temporal transcriptome changes in energy metabolism, insulin secretion and inflammatory pathways. PLoS One. 2013;8(5):e62817.
132. Stellar J, John-Henderson N, Anderson C, Gordon A, McNeil G, D K. Positive affect and markers of inflammation: discrete positive emotions predict lower levels of inflammatory cytokines. Emotion. 2015;15(2):129-33.
133. Fong K, Hart J, James P. A review of epidemiologic studies on greenness and health: updated literature Through 2017. Curr Environ Health Rep. 2018;5(1):77-87.
134. Fishbane M. Wired to connect: neuroscience, relationships, and therapy. Fam Process. 2007;46(3):395-412.
135. Goold S, Lipkin MJ. The doctor-patient relationship: challenges, opportunities, and strategies. J Gen Intern Med. 1999;14 Suppl 1(Suppl 1):S26-33.
136. Ruberton P, Huynh H, Miller T, Kruse E, Chancellor J, Lyubomirsky S. The relationship between physician humility, physician-patient communication, and patient health. Patient Educ Couns. 2016;99(7):1138-45.
137. Peabody F. The care of the patient. JAMA. 2015;313(18):1868.
138. Levinson W, Roter D. The effects of two continuing medical education programs on communication skills of practicing primary care physicians. J Gen Intern Med. 1993;8(6):318-24.
139. Kamimura A, Higham R, Rathi N, Panahi S, Lee E, Ashby J. Patient-provider relationships among vulnerable patients: the association with health literacy, continuity of care, and self-rated health. J Patient Exp. 2020;7(6):1450-7.

140. Rosenberg M, Molho P. Nonviolent (empathic) communication for health care providers. Haemophilia. 1998;4(4):335-40.
141. van Tilburg T, Havens B, Gierveld J. Loneliness among older adults in The Netherlands, Italy, and Canada: a multifaceted comparison. Can J Aging. 2004 Summer;23(2):169-80.
142. Zwet J, Loon M, Akker M. Lonely patients in general practice: a call for revealing GPs' emotions? A qualitative study. Fam Pract. 2009;26(6):501-9.
143. Starfield B, Wray C, Hess K, Gross R, Birk P, D'Lugoff B. The influence of patient- practitioner agreement on outcome of care. Am J Public Health. 1981;71(2):127-31.
144. Berkman L, Syme S. Social networks, host resistance and mortality: a nine-year follow-up study of Alameda County residents. Am J Epidemiol. 1979;109(2):186-204.
145. Mehrabi F, Béland F. Effects of social isolation, loneliness and frailty on health outcomes and their possible mediators and moderators in community-dwelling older adults: a scoping review. Arch Gerontol Geriatr. 2020;90:104119.
146. Wigfield A, Alden S. Assessing the effectiveness of social indices to measure the prevalence of social isolation in neighbourhoods: a qualitative sense check of an index in a Northern English City. Soc Indic Res. 2018;140(3):1017-34.
147. Yalom ID. Existential psychotherapy New York: Basic Books; 1980.
148. Landeiro F, Barrows P, Nuttall Musson E, Gray A, Leal J. Reducing social isolation and loneliness in older people: a systematic review protocol; BMJ Open. 2017;7(5):e013778.
149. Gierveld J. A review of loneliness: concept and definitions, determinants and consequences. Reviews in Clinical Gerontology. 1998;8(1):73-80.
150. Hughes M, Waite L, Hawkley L, Cacioppo J. A short scale for measuring loneliness in large surveys: results from two population-based studies. Res Aging. 2004;26(6):655-672.
151. Russell D, Peplau L, Cutrona C. The revised UCLA Loneliness Scale: concurrent and discriminant validity evidence. J Pers Soc Psychol. 1980;39(3):472-80.
152. Barroso SM, Andrade VS, Midgett AH, Carvalho RG. Evidências de validade da Escala Brasileira de Solidão UCLA. J Bras Psiquiatr. [Internet]. 2016;65(1):68-75.
153. Sociedade Brasileira de Geriatria e Gerontologia (SBGG). O envelhecimento em 10 capitais brasileiras [Internet]. São Paulo; 2017. Disponível em: http://www.sbgg- sp.com.br/o-envelhecimento-em-10-capitais-brasileiras. Acesso em: 20 fev. 2021.
154. Laursen B, Hartl A. Understanding loneliness during adolescence: developmental changes that increase the risk of perceived social isolation. J Adolesc. 2013;36(6):1261-8.
155. Holt-Lunstad J, Smith T, Baker M, Harris T, Stephenson D. Loneliness and social isolation as risk factors for mortality: a meta-analytic review. Perspect Psychol Sci. 2015;10(2):227-37.
156. Cacioppo J, Hawkley L, Berntson G, Ernst J, Gibbs A, Stickgold R, et al. Do lonely days invade the nights? Potential social modulation of sleep efficiency. Psychol Sci. 2002;13(4):384-7.
157. Hawkley L, Cacioppo J. Loneliness matters: a theoretical and empirical review of consequences and mechanisms. Ann Behav Med. 2010;40(2):218-27.
158. Pantell M, Rehkopf D, Jutte D, Syme S, Balmes J, Adler N. Social isolation: a predictor of mortality comparable to traditional clinical risk factors. Am J Public Health. 2013;103(11):2056-62.
159. Stickley A, Koyanagi A, Roberts B, Richardson E, Abbott P, Tumanov S, et al. Loneliness: its correlates and association with health behaviours and outcomes in nine countries of the former Soviet Union. PLoS One. 2013;8(7):e67978.
160. Leigh-Hunt N, Bagguley D, Bash K, Turner V, Turnbull S, Valtorta N, et al. An overview of systematic reviews on the public health consequences of social isolation and loneliness. Public Health. 2017;152:157-71.
161. Tabue Teguo M, Simo-Tabue N, Stoykova R, Meillon C, Cogne M, Amiéva H, et al. Feelings of loneliness and living alone as predictors of mortality in the elderly: the Paquid study. Psychosom Med. 2016;78(8):904-9.

162. Valtorta N, Kanaan M, Gilbody S, Ronzi S, Hanratty B. Loneliness and social isolation as risk factors for coronary heart disease and stroke: systematic review and meta-analysis of longitudinal observational studies. Heart. 2016;102(13):1009-16.
163. Yu B, Steptoe A, Chen L, Chen Y, Lin C, Ku P. Social isolation, loneliness, and all-cause mortality in patients with cardiovascular disease: a 10-year follow-up study. Psychosom Med. 2020;82(2):208-14.
164. Perissinotto C, Stijacic Cenzer I, Covinsky K. Loneliness in older persons: a predictor of functional decline and death. Arch Intern Med. 2012;172(14):1078-83.
165. Lara E, Caballero F, Rico-Uribe L, Olaya B, Haro J, Ayuso-Mateos J, et al. Are loneliness and social isolation associated with cognitive decline? Int J Geriatr Psychiatry. 2019;34(11):1613-22.
166. Wilson R, Krueger K, Arnold S, Schneider J, Kelly J, Barnes L. Loneliness and risk of Alzheimer disease. Arch Gen Psychiatry. 2007;64(2):234-40.
167. Donovan N, Okereke O, Vannini P, Amariglio R, Rentz D, Marshall G, et al. Association of higher cortical amyloid burden with loneliness in cognitively normal older adults. JAMA. 2016;73(12):1230-7.
168. Donovan N, Wu Q, Rentz D, Sperling R, Marshall G, Glymour M. Loneliness, depression and cognitive function in older U.S. adults. Int J Geriatr Psychiatry. 2017;32(5):564-73.
169. Wang J, Lloyd-Evans B, Giacco D, Forsyth R, Nebo C, Mann F, et al. Social isolation in mental health: a conceptual and methodological review. Soc Psychiatry PsychiatrEpidemiol. 2017;52(12):1451-61.
170. Cacioppo J, Hughes M, Waite L, Hawkley L, Thisted R. Loneliness as a specific risk factor for depressive symptoms: cross-sectional and longitudinal analyses. Psychol Aging. 2006;21(1):140-51.
171. Erzen E, Çikrikci Ö. The effect of loneliness on depression: a meta-analysis. Int J Soc Psychiatry. 2018;64(5):427-35.
172. Cacioppo J, Cacioppo S, Boomsma D. Evolutionary mechanisms for loneliness. Cogn Emot. 2014;28(1):3-21.
173. Xia N, Li H. Loneliness, social isolation, and cardiovascular health. antioxid redox signal. 2018 Mar 20;28(9):837-51.
174. Cole S, Hawkley L, Arevalo J, Sung C, Rose R, Cacioppo J. Social regulation of gene expression in human leukocytes. Genome Biol. 2007;8(9):R189.
175. Hwang T, Rabheru K, Peisah C, Reichman W, Ikeda M. Loneliness and social isolation during the covid-19 pandemic. Int Psychogeriatr. 2020;32(10):1217-20.
176. Fessell D, Cherniss C. Coronavirus Disease 2019 (covid-19) and beyond: micropractices for burnout prevention and emotional wellness. J Am Coll Radiol. 2020;17(6):746-8.
177. Smirmaul B, Chamon R, de Moraes F, Rozin G, Moreira A, de Almeida R, et al. Lifestyle medicine during (and after) the covid-19 pandemic. Am J Lifestyle Med. 2020;15(1):60-7.
178. Gozal D. Sleep and electronic media exposure in adolescents: the rule of diminishing returns. J Pediatr (Rio J). 2017;93:545-7.
179. Richards D, Caldwell P, Go H. Impact of social media on the health of children and young people. J Paediatr Child Health. 2015;51(12):1152-7.
180. Unicef. The State of the world's children. Children in a digital world [Internet]. 2017. Disponível em: https://sites.unicef.org/sowc2017/. Acesso em: 19 fev. 2021.
181. Waldinger R, apud Powell A. Social distance makes the heart grown lonelier. The Harvard Gazette [Internet]. 2020 May 4;Health and Medicine. Disponível em: https://news.harvard.edu/gazette/story/2020/05/how-to-ease-loneliness-and-feel-more- connected. Acesso em: 19 fev. 2021.

7
Coaching de saúde e bem-estar

Daniele Barrionuevo Kallas
Fabio R. S. Romano
Adriana Caetano da Rocha Lima
Cláudia D'Ardis de Almeida Castanho Rosolen
Dorival Dagnone Filho
Jaqueline Carvalho Pegorini
Melina de Oliveira Hartmann
Raquel Soares Xavier Ribeiro

COACHING DE SAÚDE E BEM-ESTAR

Introdução

A principal causa de morte prematura em adultos no mundo tem sido determinada por comportamentos não saudáveis relacionados ao estilo de vida, e isso tem impactado de forma muito desfavorável os sistemas de saúde e a economia global. A necessidade de prevenir, melhorar ou tratar tais doenças levou ao surgimento de novas ferramentas no campo da saúde, como o *coaching* de saúde e bem-estar, uma estratégia em crescimento que chega para auxiliar os indivíduos a mudarem com sucesso seus comportamentos em saúde.[1,2]

Como o uso dos termos *coaching* de saúde e *coaching* de bem-estar se difundiu sem uma definição clara e consistente dessas intervenções, limitações da literatura decorrentes dessa variabilidade enfraqueceram o valor dos resultados obtidos quanto à eficácia dessas abordagens. Assim, tornou-se vital uma revisão sistemática da literatura de *coaching* de saúde e bem-estar, a fim de caracterizar detalhadamente esse campo emergente e promissor na área da saúde.[1,2]

Uma revisão pioneira realizada por Wolever et al. foi bem-sucedida ao obter consenso na definição e ao constatar a necessidade de futuras investigações sistemáticas da eficácia das várias abordagens de *coaching* de saúde e bem-estar, a fim de identificar as melhores práticas.[2]

Esses esforços ajudaram a garantir que hoje o *coaching* de saúde e bem-estar se tornasse uma prática baseada em evidências, promovendo diferença comprovada na prevenção e no gerenciamento de doenças crônicas nos sistemas de saúde.

Definições

"*Coaching* é a arte de criar um ambiente, por meio de conversa e um modo de ser, que facilita o processo em que a pessoa caminha, de forma gratificante, em direção às metas desejadas." (W. Timothy Gallwey[3])

De acordo com a International Coach Federation (ICF), "o *coaching* representa uma parceria que se estabelece com os clientes em um processo criativo e estimulante, com a finalidade de os inspirar e maximizar seu potencial pessoal e profissional".[4]

A definição de *coaching* de saúde e bem-estar pelo National Board for Health and Wellness Coaching (NBHWC) é: "Os *coaches* de saúde e bem-estar estabelecem uma parceria com os clientes que buscam melhorar seu bem-estar por meio de mudanças automotivadas e duradouras, alinhadas com suas crenças e valores. No decorrer de seu trabalho, os *coaches* de saúde e bem-estar demonstram uma consideração positiva incondicional por seus clientes, crendo em sua capacidade de mudança, e honrando o fato de que cada cliente é um especialista em sua própria vida, garantindo que todas as interações sejam respeitosas e sem julgamento".[5]

O Quadro 1 apresenta as principais competências e habilidades práticas esperadas de um *coach*.

Quadro 1 Competências e habilidades práticas de um *coach*

- Estar calmo, presente e emocionalmente acessível.
- Demonstrar empatia.
- Estabelecer *rapport*, conexão, vínculo.
- Garantir que são as necessidades, interesses, preferências e agenda do cliente que dirigem o relacionamento de *coaching*.
- Convidar o/a cliente a selecionar o foco da sessão.
- Explorar a visão do cliente de saúde ideal e bem-estar.
- Estabelecer metas de longo prazo, para serem realizadas em 3-6 meses ou no final do acordo *coaching*.
- Estabelecer ou refinar com o cliente metas de curto prazo metas SMART ou etapas de ação para o que será realizado entre sessões.
- Escutar ativamente.
- Perguntas abertas.
- Ajudar o cliente a explorar e articular valores, despertar senso de significado e propósito.
- Antecipar, planejar e ajudar o cliente a enfrentar desafios.
- Explorar perspectivas mais amplas e inspirar interesse em novas possibilidades.
- Compartilhar informação.
- Discutir e honrar as preferências do cliente para automonitoração.
- Facilitar processo de autodescoberta, aprendizagem e *insight*.
- Solicitar e amplificar recursos positivos (incluindo sucessos, competências e habilidades práticas exigidas pelo NBHWC para um *coach* credenciado.

NBHWC: National Board for Health and Wellness *Coaching*.
Fonte: Wolever et al.[2]

Escopo da prática do *coach* de saúde e bem-estar

Intervenções de cuidado em saúde, em especial para doentes crônicos, demandam conhecimento especializado em saúde e bem-estar e comprometimento com a ética profissional. Em função disso, torna-se imperativo o estabelecimento de limites claros em relação ao escopo da prática, bem como seguir diretrizes baseadas em evidências científicas:[3]

- São profissionais da área de saúde que trabalham em um processo centrado no cliente (paciente), auxiliando e encorajando sua autonomia, para que ele possa elaborar e alcançar metas autodeterminadas.
- É permitido aos *coaches* de saúde e bem-estar, desde que dentro de suas áreas de *expertise* credenciadas e nacionalmente reconhecidas, prover orientações especializadas.
- Dar suporte aos pacientes, instigando-os a recrutar seus recursos internos e externos e a desenvolver estratégias autogerenciáveis, levando-os dessa forma a alcançar mudanças saudáveis e sustentáveis no estilo de vida.
- Apoiar e facilitar as metas estabelecidas pelos próprios pacientes, voltadas para a saúde e mudanças comportamentais, desde que sejam coerentes com os esquemas terapêuticos prescritos por profissionais de saúde, fortalecendo assim um ambiente colaborativo com equipes multidisciplinares de saúde, apoiando os tratamentos médicos.

Pelo fato de ainda não ser uma profissão regulamentada, sabe-se que existem muitas abordagens de *coaching*, algumas sérias e outras nem tanto. Por isso, é importante frisar que o *coach* não vai diagnosticar, nem prescrever, nem dar conselhos não solicitados, como fazem os especialistas em suas abordagens (Quadro 2). O cliente determinará sua visão, metas e ações, e o *coachee* (cliente) será ativamente engajado em tentar novos comportamentos como planejado com o *coach*. *Coaching* não é terapia, mentoria, tampouco sessão de aconselhamentos. A meta do *coaching* é encorajar a responsabilidade pessoal, a reflexão profunda, a autodescoberta e a autoeficácia. O *coach* é parceiro na cocriação da jornada do cliente na conquista de suas metas.[3]

Código de ética

O NBHWC, empenhado em manter e promover a excelência em *coaching*, espera que "todos os *coaches* de saúde e bem-estar credenciados sigam os elementos e os princípios da conduta ética: sejam capacitados e integrem as competências dos *coaches* de saúde e bem-estar do NBHWC de maneira eficaz em seu trabalho".[5]

Quadro 2 Comparação entre as abordagens de especialistas e do *coach*

Abordagem do especialista	Abordagem do *coach*
• Autoridade. • Educador. • Define a agenda. • Sente-se responsável pela saúde do cliente. • Resolve problemas. • Foca no que está errado. • Tem as respostas. • Interrompe a fala do cliente. • Trabalha mais duro do que o cliente. • "Luta" com o cliente.	• Parceria. • Facilitador de mudança. • Provoca a agenda do cliente. • O cliente é responsável por sua saúde. • Promove possibilidades. • Foca no que está certo. • Juntos descobrem as respostas. • Aprende com a história do cliente. • O cliente trabalha tão duro quando o *coach*. • "Dança" com o cliente.

Fonte: Moore et al.[3]

COACHING DE SAÚDE E BEM-ESTAR NA MEDICINA DO ESTILO DE VIDA

Segundo dados do Vigitel 2020 (Vigilância dos Fatores de Risco e Proteção para Doenças Crônicas por Inquérito Telefônico), em 2016 a Organização Mundial da Saúde (OMS) estimou que as doenças crônicas não transmissíveis (DCNT) foram responsáveis por 71% das mortes ocorridas no mundo, correspondendo a quase 41 milhões dos 57 milhões de óbitos. No Brasil, esses resultados não foram diferentes, sendo as DCNT responsáveis no mesmo período por 74% do total de mortes, determinadas em 60% dos casos por doenças cardiovasculares, neoplasias, doenças respiratórias e diabetes.[6]

Comportamentos de risco, como alimentação inadequada, sedentarismo, tabagismo e consumo excessivo de bebidas alcóolicas, são os responsáveis pela grande maioria das mortes por DCNT e por parcela considerável da carga de doenças.[6]

É importante observar o quanto as escolhas comportamentais de estilos de vida não saudáveis impactam na geração de doenças e nos gastos em saúde na economia de um país. E, apesar do amplo reconhecimento sobre a importância da necessidade da mudança comportamental para um estilo de vida mais saudável, a dificuldade está em fazer os pacientes adotarem os novos hábitos e abandonarem os antigos prejudiciais.

Nos dias de hoje, as informações estão disponíveis na palma da mão; no entanto, quando se fala em mudanças de comportamento, o conhecimento por si só não é poderoso o suficiente para promover mudanças duradouras. Os pacientes podem até saber que praticar atividade física pode trazer benefícios para a saúde, bem como comer mais legumes e grãos integrais ou então parar de fumar ou de consumir bebidas alcóolicas. A verdade é que muitas vezes eles não conseguem fazer isso sem a ajuda de um profissional com treinamento em técnicas de mudança comportamental, ou então de um *coach* de saúde e bem-estar credenciado, que trabalhe com equipes de saúde multidisciplinares capazes de promover esse processo de mudança.[7]

A medicina foi lindamente projetada para tratar emergências médicas e condições agudas, mas não é tão adequada para ajudar os pacientes a gerenciar uma jornada ao longo da vida para sustentar comportamentos de promoção da saúde. Em muitos casos, os pacientes precisam dominar novas habilidades de vida, como desenvolver uma fórmula pessoal para saúde e vitalidade e se tornar confiante em sua capacidade de implementar, sustentar e ajustar essa fórmula ao longo de um tempo de vida. E a maioria dos pacientes não acredita ser capaz de fazê-lo. Muitos pacientes nunca nem mesmo consideraram essas habilidades de vida importantes, e alguns pacientes provavelmente nunca sequer os contemplaram.[8]

Quando mudanças de estilo de vida são necessárias para promover a melhora na saúde, os hábitos antigos se tornam um desafio difícil de ser contornado e que demanda motivação. Nesse aspecto, o profissional de *coaching* em saúde e bem-estar torna-se de grande valia, já que se utiliza de estratégias para facilitar o processo de mudança mediante planejamento, estabelecimento de metas em uma parceria de confiança e credibilidade mútua que gera mudanças sustentáveis e duradouras.[3]

O *coaching* de saúde e bem-estar para mudanças de comportamento no estilo de vida vem despontando como ferramenta potencialmente efetiva para os profissionais de saúde atuarem na prevenção, no tratamento e até mesmo na reversão de doenças crônicas como diabetes, hipertensão, obesidade, doenças cardíacas, câncer, entre outras.[9,10]

O *coaching* promove resiliência e respostas favoráveis a fatores estressores ajudando a processar pensamentos, experiências e desafios utilizando-se da psicologia positiva, foco, motivação, confiança e de um suporte social percebido por meio da figura do *coach* ou profissional da saúde com essas habilidades.[3,11]

COMUNICAÇÃO NÃO VIOLENTA

A comunicação não violenta (CNV) ajuda a reformular a maneira como se expressar e ouvir os outros. As palavras deixam de ser reativas e automáticas e passam a ser respostas conscientes, firmemente baseadas no que se está percebendo, sentindo e desejando. As pessoas se expressam com clareza e honestidade e dão uns aos outros atenção respeitosa e empática, escutando assim suas necessidades mais profundas, assim como as dos outros. Esse tipo de abordagem é essencial para a conexão nos processos de *coaching* e nos atendimentos centrados no indivíduo.[12]

Gandhi foi o grande responsável por trazer a não violência para o Ocidente (ele a chamava de desobediência civil), sendo coerente e íntegro consigo. Em um relacionamento no qual só o que o outro pensa é importante, um espaço é gerado onde não há diálogo e ambos terão dificuldade de navegar pelo relacionamento por não terem liberdade de dizer o que importa para cada um.[12]

Começou como comunicação compassiva, e o termo "comunicação não violenta" foi criado por Marshall B. Rosenberg, surgindo a partir de suas experiências pessoais. Foi aluno de Carl Rogers, que abordava o tratamento psicológico centrado na pessoa.[12]

Marshal se refere à CNV como "processo de comunicação" ou "linguagem da compaixão", baseada em habilidades de linguagem em comunicação que fortalecem a capacidade de continuarmos humanos mesmo em condições adversas. Ela não tem nada de novo; o objetivo é lembrar-se de como os humanos deveriam se relacionar uns com os outros e ajudar a viver de um modo que se manifeste concretamente esse conhecimento.[12]

A CNV consegue atuar como norteadora nas resoluções de conflitos, já que é na forma como as pessoas se comunicam, ou seja, na maneira como falam e ouvem as outras pessoas e como são ouvidas, que residem os motivos da geração de conflitos. Quando se utiliza a CNV nas interações, coloca-se no estado compassivo natural. É, portanto, uma abordagem que se aplica de maneira eficaz a todos os níveis de comunicação e a diversas situações, por exemplo, ocorrem os relacionamentos mais íntimos, nas empresas, em instituições de diversas naturezas e em negociações comerciais e disputas.[12]

A essência da CNV está em reformular a maneira como expressar e escutar, mediante a concentração em quatro áreas:[12]

1. O que observamos: o que podemos ouvir e observar, os fatos propriamente ditos, olhando para situações e observando o que as outras pessoas estão dizendo ou realizando, sem fazer julgamentos de valores. "Observar sem avaliar".
2. O que sentimos: nossa reação emocional ao que observamos. Buscamos conseguir identificar os sentimentos que foram vivenciados a partir das observações, como os de raiva, frustrações, alegrias, alívios, mágoas, rejeição, indiferenças e outros, tomando cuidado para identificar as emoções sem vinculá-las a responsabilidades alheias.
3. Do que necessitamos: o que realmente é importante para nós, nosso valor, nossas necessidades não atendidas, reconhecendo de forma honesta quais necessidades estão ligadas aos sentimentos observados e que não estão sendo atendidos.
4. O que pedimos: o que queremos que os outros façam para que nossas necessidades sejam atendidas. Quando temos consciência das três etapas anteriores, estamos prontos para formular um pedido com clareza e objetividade.

Estas são, portanto, segundo Rosenberg, a base de todo processo da CNV:

- As ações concretas a serem observas e que afetam o bem-estar.
- A maneira como se sente em relação ao que se observa.
- As necessidades e os valores que estão gerando os sentimentos.
- As ações concretas solicitadas para enriquecimento da própria vida.[12]

É muito importante que haja mudança real de pensamento, para que essa comunicação seja honesta e não exista falsidade na fala, clareando o contexto, os sentimentos, a exposição dos pensamentos e o que se deseja como solução.

Quando se estudam as questões que afastam os seres humanos de seus estados naturais de compaixão, identificam-se formas específicas de linguagem e comunicação, que se acredita contribuir para comportamentos mais violentos relacionados aos outros e a nós mesmos, a "comunicação alienante da vida". Insultos, depreciações, comparações, rotulações e críticas, todas formas de analisar, toda classificação e julgamento podem estimular a violência.[12]

Onde existe julgamento (no sentido negativo), há dificuldade em lidar com o diferente. E isso limita a criatividade, que é um poder do ser humano. Sobre criatividade, é preciso lidar com as emoções, entendendo-as, nomeando-as, permitindo a existência delas, e também transformar o julgamento em curiosidade, praticando uma conexão mais profunda entre os indivíduos e entendendo que os conflitos são convites para as conexões. Se não sou coerente comigo, acabo usando da comunicação como uma forma de influenciar o outro.[12]

Quando se aplica a CNV, as orientações de falar de forma pausada, com tom de voz mais agradável, e de formular perguntas simples e objetivas, produzem melhor grau de entendimento. Procurar manter a calma e se colocar no lugar do outro (empatia) também é muito importante. Essa forma de tratamento interpessoal pode alterar o comportamento do outro e produzir resultados surpreendentes porque, seja ele acolhedor ou agressivo, nele estão implícitos sentimentos, necessidades e pedidos. E, quando se respeita a necessidade própria, consequentemente a do outro também é respeitada e honrada, tornando a comunicação mais clara e assertiva.[12]

É possível usar a CNV para trazer para o outro (parceiro, *coachee*...) um olhar expansivo dele para consigo mesmo, ampliar seu repertório e visão sobre si e o mundo que o rodeia, buscando utilizar linguagem e estratégias que visem responsabilidade, compaixão e conexão por meio da escuta e da empatia.[12]

Empatia, ou melhor, alteridade, que é olhar para o outro com a visão dele, nos ajuda a compreender o que o outro está sentindo sem nossos julgamentos e sim com sensações que o outro consegue validar.[12]

A consciência da alteridade, natureza ou condição do que é outro, do que é distinto e de que eu também sou importante sendo outro, é de extrema importância para compreender a ideia de reatividade, de que se eu não sou importante eu sucumbo, me calo, sou passivo ou ataco, luto contra você, sou agressivo. Vive-se numa sociedade que não sabe lidar com as emoções, menosprezando-as. O âmbito das emoções não é bem-visto, e com isso gera-se pouco repertório, tendo dificuldade até mesmo para entender e nomear as emoções; essa compreensão é de vital importância para sabermos como lidar com as situações. Quando as emoções não são compreendidas, são geradas sensações de inadequação, reduzindo a energia vital, aumentando o medo e reatividade ou agressividade e inibindo as conexões entre os indivíduos. A CNV gera um campo fértil para a conexão real entre as pessoas, tornando-se fundamental para o *coaching* de saúde e bem-estar.[12]

TEORIAS DE MUDANÇAS COMPORTAMENTAIS EM SAÚDE E POTENCIAIS APLICAÇÕES NA PRÁTICA

Modelo transteórico de mudança

O modelo transteórico de mudança (MTT, do inglês *transtheoretical model*), desenvolvido por James Prochaska et al., é baseado em décadas de avaliações de pesquisa e medidas de mudança de comportamento para uma grande variedade de comportamentos em saúde, incluindo cessação de tabagismo, adoção de exercícios físicos e engajamento a mamografias. Esse modelo é um projeto para promoção da automudança em comportamentos/hábitos de saúde e pode ser prontamente aplicado ao *coaching* assim como outras abordagens.[3]

No MTT, a mudança de comportamento é conceituada como um processo que leva tempo e envolve o progresso ao longo de uma série de etapas: pré-contemplação, contemplação, preparação, ação e manutenção. Em cada etapa, diferentes processos de mudança acontecem. Encontrar os processos de mudança para os respectivos estágios requer que a relação terapêutica seja combinada com o estágio de mudança do cliente.[13]

Mudança significa "qualquer atividade que você inicia para ajudar a modificar sua maneira de pensar, sentir ou se comportar".[13] Inicialmente, Prochaska, DiClemente e outros pesquisadores investigaram diferentes processos de mudanças envolvidos nas iniciativas pessoais e em contextos terapêuticos.[14] Conseguiram identificar que esses processos poderiam envolver diversos tipos de iniciativas e práticas, como tomadas de consciência, reavaliações de si mesmos, engajamentos relacionados à ajuda, gerenciamento de recompensas e reforços, reavaliações dos ambientes, entre outras. Observaram que as mudanças aconteciam de acordo com certos padrões, percorrendo conjuntos gerais de etapas.[13]

Segundo esse modelo, as evoluções de mudanças dependem da consciência que as pessoas têm sobre o que significa a necessidade de mudar e sobre os problemas que precisam enfrentar. Além disso, demandam mobilizações e empenhos pessoais, ocorrendo no decorrer do tempo, de forma gradativa, em um percurso envolvendo estágios subsequentes: dando conta dos problemas, mobilizando-se para as mudanças, iniciando algumas ações que são relacionadas aos problemas.[14]

As etapas das mudanças descritas pelo MTT são:

- Pré-contemplação: momentos nos quais as pessoas não têm intenção de mudar em um futuro próximo, não percebendo a necessidade ou importância que a mudança pode ter para sua vida.
- Contemplação: as pessoas pensam nas possibilidades de mudanças, reconhecem que existem questões a serem enfrentadas e que elas são relevantes, mas não tomam nenhuma iniciativa.
- Preparação: existe comprometimento com as mudanças, traduzido nas intenções de realizar mudanças num futuro próximo ou na implementação de pequenas mudanças, existindo maior elaboração das questões enfrentadas e aquecimento para agir na direção das mudanças.
- Ação: as pessoas tomam decisões e se esforçam de forma ativa para colocar em prática novos comportamentos e atitudes.
- Manutenção: de forma ativa, as pessoas se esforçam conforme o tempo, consolidando o que conseguiram alcançar, evitando voltar com comportamentos anteriores e realizando iniciativas e estratégias para consolidar mudanças alcançadas.

Prevenção de recaídas e solução de problemas

As recaídas podem acontecer ao longo das etapas mencionadas, a qualquer momento, pois a mudança não é um processo linear, e a motivação é flutuante. A possibilidade de existirem recaídas vai diminuindo à medida que aumenta a autoeficácia, que pode ser definida como "a confiança na capacidade pessoal para se organizar e executar suas ações".

A prevenção de lapsos (escorregões) e recaídas (retorno ao velho comportamento) apoia-se na reestruturação cognitiva, em que aprender um novo comportamento pode inibir ou bloquear um velho hábito. Esse novo comportamento, com o passar do tempo, torna-se um substituto mais forte para a via neural.

O maior risco de recaídas é o distresse, que é a resposta negativa aos desequilíbrios e adversidades. Então, torna-se fundamental identificar e mudar pensamentos sabotadores e disfuncionais, além do treinamento de enfrentamento de situações difíceis (p. ex., fissura, pressão dos pares, emoções negativas, estresse). Daí a importância das técnicas de gerenciamento de estresse e práticas que favorecem o equilíbrio da equação deveres *versus* prazeres (acrescentando recompensas saudáveis, *hobbies*, novas amizades, cultura e lazer, espiritualidade), como:

- Sair para caminhar ou praticar outro exercício.
- Conversar com amigos e familiares, contando com uma rede de apoio.
- Orar, meditar, praticar ioga, massagem ou outras formas de relaxamento.

Entendendo que os processos de mudanças comportamentais apresentam um dinamismo entre as etapas e que o aumento da autoeficácia favorece esse processo, concluímos que é importante lançar mão de alguns aceleradores, que inclusive colaboram na solução de problemas, como: percepção dos motivos que o fizeram recair, o que aprendeu com os erros, treinamento de estratégias mais eficazes de enfrentamento das situações difíceis, retorno a um processo de mudanças mais "sábio".[15] Esse modelo foi originalmente criado e testado para práticas clínicas, aconselhamento e terapias.[14,16]

Por esse motivo, existe a necessidade de adotar estratégias que sejam específicas para cada etapa, conseguindo se adequar aos graus de prontidão de cada um, conforme descrito no Quadro 3.

Quadro 3 Estratégias específicas para cada etapa do MTT

Etapas	Paciente	Provedor
Pré-contemplação	Não está pensando em fazer a mudança agora ou nos próximos 6 meses.	Discutir risco em saúde associados a comportamentos específicos (p. ex., tabagismo e câncer de pulmão).
Contemplação	Está pensando em fazer a mudança nos próximos 6 meses.	Personalizar os riscos em saúde, pesar riscos e benefícios e o impacto nas metas pessoais (p. ex., destacar tabagismo e risco de infarto se o paciente tem história familiar de doenças cardíacas).
Preparação	Está pensando em fazer a mudança no próximo mês, e/ou se preparando para fazer a mudança.	Ajudar com compromisso, planejar mudanças específicas e discutir meios de modificar o ambiente.
Ação	Já começou a fazer a mudança nos últimos 6 meses, mas ainda não atingiu a meta ou não atingiu consistentemente nos últimos 6 meses.	Estruturar o plano, identificar uma fonte de contato frequente, identificar suporte social, usar técnicas cognitivo-comportamentais para solução de problemas/obstáculos e reformulação de padrões de pensamento não saudáveis.

(continua)

Quadro 3 Estratégias específicas para cada etapa do MTT (*continuação*)

Etapas	Paciente	Provedor
Manutenção	Já atingiu a meta com sucesso por mais de 6 meses.	Reforço contínuo e técnicas cognitivo-comportamentais.
Recaída	Realizou uma mudança por mais de 6 meses, mas agora parou.	Resolver problemas como na contemplação, preparação e ação.

MTT: modelo transteórico de mudança.
Fonte: Kelly e Shull.[17]

É importante ressaltar que as progressões das etapas não são necessariamente lineares, podendo envolver alguns retrocessos, saltos de etapas, quebras ou interrupções e sobreposições entre elas, nas quais os encadeamentos podem se tornar mais espirais do que linhas contínuas.[13]

Estudos empíricos dão força a esse modelo e reforçam a validade das etapas. Assim, compreende-se que todos os processos de mudanças pessoais, mesmo que sejam conduzidos com sucesso pelas próprias pessoas, fora dos contextos terapêuticos, transitam pelas etapas descritas.[13]

Modelo de crenças em saúde

As principais teorias de mudanças de comportamento em saúde têm em comum alguns fatores:[17]

- Crenças sobre riscos e benefícios.
- Motivação.
- Autoeficácia (originalmente apenas na teoria cognitiva social).
- Influência ambiental (p. ex., normas sociais).

Além disso, o comportamento em saúde é influenciado por aspectos das dimensões:[17]

- Intrapessoal: conhecimento, atitudes, crenças e personalidade.
- Interpessoal: influência da família, amigos, pares e profissionais de saúde.
- Institucional: regras, regulamentos e políticas:
- Fatores comunitários: redes sociais e normas sociais em seu círculo.
- Políticas públicas: políticas e leis locais, estaduais e federais, que regulam as ações de prevenção, detecção, controle e gerenciamento de doenças (p. ex., calorias listadas em menu ou leis sobre onde você pode fumar).

Enquanto a teoria comportamental diz que comportamentos imediatamente reforçados pelo prazer tendem a se repetir, a teoria cognitiva intermedeia a situação até o comportamento por meio da geração de emoção.[18]

Situação-cognição-emoção-comportamento

O modelo de crenças em saúde, originalmente desenvolvido na década de 1950 nos EUA, é um modelo teórico usado para explicar e prever o comportamento das pessoas ao não adotar estratégias de prevenção de doenças. Por exemplo: por que algumas pessoas não aderem a políticas de saúde pública como campanhas de vacinação? O modelo descreve que, antes que uma pessoa busque medidas preventivas, ela deve acreditar que há uma ameaça à sua saúde e que existe uma medida preventiva acessível e de baixo risco.

Esse processo de pensamento para a mudança comportamental que o indivíduo vai adotar quanto a sua saúde será determinado por crenças e percepções, que se pode descrever em seis construções principais:[17]

1. Suscetibilidade percebida: percepção subjetiva do risco de adquirir ou ser suscetível à ameaa à saúde. Quanto maior, mais aderência às práticas de saúde com mudanças de comportamento.
2. Severidade ou gravidade percebidas: percepção subjetiva sobre a seriedade de uma ameaça à saúde (contrair a doença ou deixar de tratá-la). Isso inclui sentimentos sobre possíveis resultados de saúde, como morte ou incapacidade, e resultados sociais, como relacionamentos e atividades.
3. Benefício percebido: crenças sobre a eficácia das medidas preventivas disponíveis para evitar, reduzir ou eliminar ameaças à saúde.
4. Barreiras percebidas: talvez seja o aspecto mais significativo para determinar a mudança ou não de comportamento. A percepção dos aspectos negativos de uma medida preventiva pode impedir a adoção da mudança de comportamento recomendada.
5. Estímulos para ação: eventos que "acionam" a prontidão para mudar e adotar mudança de comportamento e medida preventiva. Pode ser interno (p. ex., febre) ou externo (lembretes do profissional de saúde).
6. Autoeficácia: sensação de competência para agir no sentido da mudança. Confia-se em sua capacidade de agir e conseguir concluir a mudança de comportamento ou medida preventiva.

Resumindo, a adoção de um comportamento preventivo depende de o indivíduo:

- Acreditar que pode ser afetado por um problema de saúde (suscetibilidade percebida).
- Acreditar que as consequências são potencialmente graves (severidade percebida).

- Acreditar que essa ameaça pode ser evitada/minimizada por determinada ação (benefício percebido).
- Acreditar que as barreiras podem ser superadas (barreiras percebidas).
- Acreditar que é capaz de adotar as mudanças (autoeficácia).

Teoria da autodeterminação e autoeficácia

A autodeterminação, no campo da psicologia, é a habilidade ou processo em que a pessoa faz suas próprias escolhas e tem controle sobre a própria vida. É uma peça fundamental para o bem-estar psicológico.

A teoria da autodeterminação, desenvolvida pelos pesquisadores Edward L. Deci e Richard M. Ryan nos anos 1970, combina personalidade, motivação humana e funcionamento ótimo. Ela postula que existem dois principais tipos de motivação (interna e externa) e que ambas são importantes para moldar quem as pessoas são e como elas comportam.[19]

A motivação extrínseca, segundo Deci e Ryan, é o desejo de comportar-se de determinada maneira com base em fontes externas, e seu resultado gera recompensas externas, por exemplo, respeito e admiração dos outros, avaliações no trabalho, sistema de notas.[19] Já a motivação intrínseca, ou automotivação, vem da própria pessoa, e é baseada em seus valores pessoais, necessidades, visão e propósito de vida.[19]

A teoria da autodeterminação diferencia ainda a motivação autônoma – que é aquela proveniente de fontes intrínsecas ou extrínsecas alinhadas com os valores e individualidades da pessoa – da motivação controlada – regulada pelo medo de punição ou pelo desejo de recompensas externas.[19]

Em um processo de *coaching* de saúde e bem-estar, pode-se ajudar o cliente a conectar os valores, desejos e propósitos pessoais ao comportamento de saúde desejado, aumentando assim sua motivação autônoma e engajamento, que o conduzirão a uma mudança mais sustentável.[9]

A automotivação e a autoconfiança (confiança em sua própria capacidade e qualidades) desempenham papéis essenciais no desenvolvimento da autoeficácia, um conceito primordial do *coaching*.[3] Autoeficácia é a crença que uma pessoa tem em sua capacidade de organizar, executar e manter um comportamento com sucesso.[3,20] Ela é o cerne da mudança bem-sucedida do comportamento em saúde, pois influencia diretamente nossas escolhas, quanto esforço e tempo serão investidos, quão resilientes se pode ser diante das adversidades e qual nível de realização será alcançado.[17,20] Ou seja, uma pessoa tem maiores chances de iniciar um processo de mudança quando acredita em sua capacidade de realizar a mudança e quando antevê um bom resultado.

Para ajudar a promover a automotivação e a autoconfiança, é preciso que o *coach* acredite na capacidade de seu cliente, que pratique a escuta empática e use as técnicas de inquérito apreciativo e entrevista motivacional (Quadro 4).

Quadro 4 Atitudes que o profissional ou *coach* pode adotar para promover automotivação e autoconfiança

- Acreditar na possibilidade de que o paciente possa se comprometer a mudar e dominar a mudança. Entender que mesmo os pequenos passos constroem autoestima e impulso.
- Limpar sua mente de "barulho" para ouvir o paciente com toda a atenção.
- Ser empático, adotando uma atitude calorosa, atenciosa, receptiva, aberta e compassiva.
- Concentrar-se e afirmar o positivo o máximo possível. Procurar áreas para complementar o paciente. Procurar maneiras de aumentar a confiança em sua capacidade de mudar.
- Compartilhar exemplos pessoais ou outros exemplos anônimos nos quais a divulgação seria benéfica para o paciente.
- Incentivar o paciente a assumir o controle, decidir e se comprometer com um plano de bem-estar.
- Ver obstáculos e contratempos como partes necessárias da mudança de comportamento é o caminho para o sucesso. Usar esses desafios para procurar oportunidades de aprendizado subjacentes.
- Procure momentos de aprendizado (*teachable moments*). Um momento de desafio ou transição (p. ex., após um ataque cardíaco ou um diagnóstico de uma doença crônica) pode ser uma oportunidade importante para incentivar a mudança de estilo de vida.

Fonte: Kelly e Shull.[17]

ABORDAGENS TEÓRICAS DE COMPORTAMENTO INSERIDAS NO ESCOPO DE ATUAÇÃO DO *COACHING* DE SAÚDE E BEM-ESTAR

Psicologia positiva

Definição

"Psicologia positiva é o estudo científico das condições e dos processos que contribuem para o florescimento ou funcionamento ideal de pessoas, grupos e instituições."[21]

É definida por Duckworth, Steen e Seligman como: "o estudo científico das experiências positivas e dos traços positivos individuais, além do estudo das instituições que fomentam esse desenvolvimento. Trata-se de um campo da psicologia relacionado ao bem-estar e ao funcionamento ideal".[22]

Modelo PERMA

O principal objetivo da psicologia positiva pela teoria do bem-estar, de acordo com Seligman, é aumentar o florescimento na vida das pessoas e do planeta. Entende-se como florescimento a presença obrigatória de três "características essenciais" se manifestando em um indivíduo: emoções positivas, engajamento/interesse e sentido/propósito, e três de seis características adicionais, como autoestima, otimismo, resiliência, vitalidade, autodeterminação, relacionamentos positivos.[23]

O bem-estar é um conceito construído segundo cinco elementos mensuráveis; ele é plural, nenhum elemento isoladamente o define, mas todos contribuem para ele.[23]

Os principais elementos de bem-estar podem ser resumidos no modelo PERMA (Quadro 5), sigla em inglês formada pelas iniciais dos cinco elementos mensuráveis.[23,24]

Quadro 5 Modelo PERMA

P (*Positive emotions*/ Emoções positivas)	Pedra angular na teoria do bem-estar. A felicidade e a satisfação com a vida são apenas aspectos das emoções positivas. Entende-se que emoções como amor, alegria, gratidão, serenidade e esperança devem ser vivenciadas.
E (*Engagement*/Engajamento)	Ser completamente absorvido em uma atividade (estado de *flow/fluxo*). Isso acontece quando seus pontos mais fortes de caráter* são empregados para enfrentar os maiores desafios. As forças e virtudes pessoais é que dão o suporte para o engajamento.
R (*Relationships*/Relacionamentos)	Envolver-se em relações positivas com os outros.
M (*Meaning*/Sentido)	Pertencer e servir a algo que é maior do que você mesmo.
A (*Accomplishment*/Realização)	Alcançar metas estabelecidas. Celebrar as realizações, "vida realizadora".

* Forças de caráter podem ser definidas como traços positivos refletidos em pensamentos, sentimentos e comportamentos. Elas existem em graus, determinando as diferenças individuais. Christopher Peterson e Martin Seligman, em 2004, foram os responsáveis pela criação da classificação dos pontos fortes e virtudes (https://www.viacharacter.org/).[25] A aplicação dos critérios que eles estabeleceram levou a identificar 24 diferentes forças de caráter.[26] Na teoria do bem-estar, as 24 forças pessoais sustentam todos os 5 elementos, não apenas o engajamento: o emprego das forças leva a mais emoção positiva, mais sentido, mais realização e melhores relacionamentos, portanto maior satisfação com a vida.[23]
Fonte: Carson et al.[24]

- Emoções positivas: Barbara Frederickson foi quem identificou e conduziu pesquisas sobre dez emoções positivas: alegria, esperança, orgulho, amor, gratidão, serenidade, curiosidade, prazer, inspiração e admiração. Ela constatou que experimentar essas emoções, além de aumentar os níveis de felicidade, está associado às habilidades de gerenciar as emoções, bem como auxilia os indivíduos a encontrar significado nos desafios pessoais.[24]
- Engajamento: muito do trabalho de Mihaly Csikszentmihalyi foi voltado para a importância do engajamento para o florescimento humano e para

a pesquisa sobre o estado psicológico do *flow*/fluxo. *Flow* é a experiência associada ao engajamento de uma das forças e talentos mais elevados de um indivíduo enquanto enfrenta uma atividade desafiadora. A perda da autoconsciência e da noção do tempo caracteriza essa imersão completa. Vivenciar o *flow* também está relacionado à melhor qualidade de vida e de saúde em geral.[22,24]

- Relacionamentos: ter relacionamentos saudáveis e positivos com outras pessoas é um dos melhores indicadores de bem-estar. Um grande número de pesquisas demonstrou que relacionamentos positivos foram considerados fator de proteção para doenças cardíacas entre pessoas com depressão e que também contribuem para a saúde em geral e longevidade.[24]
- Sentido: ter um propósito na vida não só está associado a maior bem-estar e satisfação com a vida mas também com mais saúde física e longevidade.[24]
- Realização: estabelecer e cumprir metas, ainda que pequenas, promove uma sensação de realização e satisfação, além de fortalecer o senso de autoeficácia. Mais do que apenas um meio para um fim, a realização avalia a evolução do indivíduo em direção aos objetivos que são importantes para ele.[24]

Modelo SPIRE

O modelo SPIRE foi idealizado por Tal Ben Shahar, pesquisador em Harvard. Trata-se de um modelo de bem-estar abrangente envolvendo propósito nas ações cotidianas. Tem um aspecto multidimensional, pois o pesquisador acredita que não há um único pilar para prosperar, uma vez que o sistema humano do "eu" tem muitas bases para florescer. Todas as dimensões estão conectadas, sendo possível potencializar uma dimensão e alavancar as outras.[27]

SPIRE deriva da sigla em inglês de cinco dimensões, e cada uma delas possui dois princípios internos, descritas no Quadro 6.

Quadro 6 Modelo SPIRE

S (*Spiritual*/Espiritualidade)	Levar uma vida significativa e desfrutar o momento presente com atenção.
P (*Physical*/Físico)	Cuidar do corpo e ter consciência da conexão mente/corpo.
I (*Intellectual*/Intelectual)	Engajar-se em um aprendizado profundo e se abrir para novas experiências.
R (*Relational*/Relação)	Nutrir uma relação construtiva consigo mesmo e com os outros.
E (*Emotional*/Emoção)	Sentir todas as emoções, buscando resiliência e positividade.

Fonte: Wholebeing Institute.[27]

Intervenções da psicologia positiva

O campo da psicologia positiva oferece ampla possibilidade de intervenções que demonstraram promover melhorias significativas no bem-estar emocional dos indivíduos (incluindo aumento da felicidade e diminuição da depressão). Esses resultados são especialmente relevantes para a medicina do estilo de vida.[24]

Alguns dos principais elementos de um estilo de vida saudável, como o consumo de alimentos integrais, dieta baseada em vegetais, níveis consistentes de atividade física, e o sono de qualidade, melhoram o bem-estar emocional de maneira geral. No entanto, a solidão, a depressão e o isolamento podem piorar a percepção e a gravidade de uma doença crônica, afetando inclusive a mortalidade.[28]

As práticas da psicologia positiva, como a prática da gratidão, de atenção plena e de atividades que envolvem o propósito de vida, foram associadas a numerosos efeitos fisiológicos e comportamentais, por exemplo: menores índices de massa corpórea (IMC), lipídios e hemoglobina glicada, aumento da busca pelos serviços preventivos e maior engajamento em alimentação saudável e atividade física, bem como maior longevidade.[28]

O Quadro 7 apresenta algumas das intervenções da psicologia positiva baseadas em evidências mais amplamente utilizadas:

Quadro 7 Intervenções da psicologia positiva

Intervenção	Processo	Impacto
Carta e visita de gratidão	Escrever e entregar uma carta de gratidão pessoalmente a alguém que foi especialmente gentil consigo, mas a quem nunca agradeceu como gostaria.	Aumento imediato na emoção positiva, bem como na diminuição dos sintomas de depressão.
Lista de gratidão	Escrever três coisas novas (pequenas ou grandes) pelas quais se é grato, todas as noites, durante 2 semanas. Ao final de cada semana, ler a lista inteira.	Aumento das emoções positivas e do humor a ponto de serem notados por outras pessoas, além de melhorar a qualidade do sono.
Três coisas boas	Escrever três coisas que deram certo todos os dias durante uma semana, juntamente com uma explicação do motivo pelo qual cada coisa aconteceu.	Aumento persistente das emoções positivas e redução dos sintomas depressivos.
Atos de bondade	Escolher um dia da semana durante 6 semanas e, nesse dia, a cada semana, executar cinco atos de bondade (grandes ou pequenos) que faça outras pessoas felizes (visitar um parente idoso) ou que as beneficie de algum modo (doar sangue).	Aumento das emoções positivas imediatamente após os atos, bem como ao aumento persistente no bem-estar subjetivo.

Fonte: Carson et al.,[24] tradução livre.

Incorporando a psicologia positiva à prática da medicina do estilo de vida

Sabe-se que prevenir, tratar e reverter a maioria das DCNT é algo que pode ser alcançado por meio da adoção de hábitos de vida mais saudáveis. Algumas vezes, para motivar esses hábitos saudáveis, é preciso abordar e transformar as causas que estão por trás daquele comportamento. Estados emocionais negativos, que não atendem necessariamente aos critérios diagnósticos de uma doença mental, podem estar perpetuando esses padrões de comportamento. Nesse sentido, a psicologia positiva pode ter papel significativo na abordagem das DCNT.[28]

Maneiras de incorporar a psicologia positiva à prática da medicina do estilo de vida:[24]

- Estabelecer conversas positivas sobre saúde com os pacientes:
  - Fazendo perguntas abertas com foco nos pontos fortes atuais do paciente.
  - Usando a escuta ativa.
  - Orientando os pacientes a evitar comparações consigo mesmo sobre como eram quando eram mais jovens.
  - Orientando os pacientes a fazerem escolhas conscientes sobre suas vidas.
- O profissional como modelo da prática da psicologia positiva:
  - Demonstrando emoções positivas nas interações com os pacientes ou com as outras pessoas da equipe, a menos que a situação não permita.
  - Demonstrando gratidão à equipe pelo trabalho de forma que os pacientes possam escutar.
  - Descobrindo e vivenciando seus próprios pontos fortes.
  - Expressando como ele mesmo utilizou os princípios da psicologia positiva para alcançar.
  - Mudanças positivas em seu estilo de vida.
- Prescrever as intervenções da psicologia positiva para os pacientes.
- Incorporar um *coach* de saúde e bem-estar treinado em psicologia positiva à sua equipe.

Entrevista motivacional

Definição

"A entrevista motivacional é um estilo de comunicação colaborativo e orientado para os objetivos, com atenção especial à linguagem de mudança. Ela é projetada para fortalecer a motivação pessoal e o compromisso com uma meta específica, trazendo à tona e explorando as razões da pessoa para a mudança em uma atmosfera de aceitação e compaixão".[29]

Ambivalência

Durante o atendimento, em uma entrevista motivacional, é importante que o profissional de saúde tenha uma escuta voltada para dois tipos de conversas: a conversa sobre mudar e a conversa de se manter como está. Muitas vezes essas conversas ocorrem na mesma frase, e o objetivo do profissional é provocar estrategicamente a conversa de mudança, enquanto minimiza a de resistência.[30]

Esse processo natural do ser humano de ver razões para mudar, bem como razões para não mudar, é conhecido como ambivalência.[29] Uma maneira fácil de identificar a ambivalência é quando ouvimos um "mas" no meio da frase.[31] Por exemplo: "Preciso perder peso mas detesto fazer exercícios".

A ambivalência envolve sentimentos coexistentes e conflitantes a respeito de alguma coisa, sendo, portanto, um lugar desconfortável para estar. Esse desconforto por vezes gera inquietação suficiente para estimular a mudança no indivíduo, ou, ao contrário, pode fazê-lo acreditar que a situação em que ele se encontra não é tão ruim assim ou de que nada pode ser feito a respeito, levando-o a permanecer como está.[29]

A ambivalência pode ser explorada e solucionada, no processo da entrevista motivacional, por meio da ativação dos recursos que o paciente já tem dentro de si, recursos esses que potencializarão sua motivação para a mudança.[30] Considerar alternativas para a mudança envolve conversas internas, pensando nos prós e contras das opções disponíveis.[29] Durante a exploração da ambivalência, o profissional é desafiado a resistir ao "reflexo de consertar" ou de justificar as mudanças de comportamento que ele deseja ver no paciente, evitando assim que este consolide seu discurso para não mudar.[30] Esse fenômeno ocorre porque as pessoas tendem a se alinhar mais fortemente com seus próprios pensamentos e opiniões.[29]

Estilos de comunicação

Um "estilo" de comunicação se refere a um modo de conversar do profissional com o paciente durante a sessão, e caracteriza seu relacionamento com ele. São três os estilos de comunicação: acompanhamento, diretivo e orientador.[29,31]

O estilo de acompanhamento é um estilo natural de comunicação, no qual a escuta predomina, e o ouvinte acompanha a experiência do outro sem inserir seu próprio conteúdo, demonstrando interesse genuíno pelo que o outro tem a dizer.[29,31]

No estilo diretivo o profissional toma o controle das decisões uma vez que ele possui o conhecimento e experiência acerca de um determinado problema, fornecendo informações, orientações e conselhos.[29,31]

No estilo orientador, o profissional ajuda o paciente a encontrar o caminho. Trata-se de um ouvinte qualificado, oferecendo informações de especialista quando necessário.[29,31]

A entrevista motivacional é uma forma aprimorada do estilo orientador. O estilo orientador na entrevista motivacional é especificamente voltado para as mudanças comportamentais relacionadas à saúde. Com esse estilo, o profissional deve prestar especial atenção a certos aspectos da linguagem do paciente e buscar ativamente evocar argumentos do próprio paciente para mudar. Envolve competência em um conjunto de habilidades clínicas e estratégias para provocar a mudança de comportamento.[31]

O espírito da entrevista motivacional

Para poder utilizar com eficiência a abordagem da entrevista motivacional é preciso compreender e demonstrar o "espírito da entrevista motivacional". Ela é norteada pelos espíritos de parceria, aceitação, compaixão e evocação, quatro elementos-chave que se inter-relacionam:[29]

1. Parceria: a entrevista motivacional envolve uma parceria cooperativa e colaborativa entre o paciente e o profissional de saúde. Ela é feita "com" e não "para" a pessoa. Enquanto o profissional de saúde é o especialista em alguma área, é preciso considerar o paciente especialista em si mesmo. Dessa forma, o profissional deve procurar criar um ambiente interpessoal favorável à mudança, mas não de maneira impositiva. Uma metáfora visual criada para descrever essa parceria da entrevista motivacional é a de que é uma oportunidade de "dançar com o paciente e não de lutar com ele".[29-31]
2. Aceitação: são quatro componentes principais que constituem esse espírito, e eles têm forte influência nos trabalhos de Carl Rogers:
   A. Valor absoluto (*absolute worth*): envolve reconhecer o valor intrínseco e o potencial de cada ser humano. Rogers acreditava que aceitar o indivíduo como único e crer em sua capacidade eram condições terapêuticas necessárias e suficientes para que uma mudança ocorresse.[29] Quando se diz aceitar o outro, não significa que o profissional valide ou endosse a condição ou as ações daquele indivíduo, até porque, se ele aprova ou não, não tem relevância, comunicando assim a importância de se abster de julgamentos. Quando as pessoas se sentem de alguma forma julgadas ou quando suas ações não são respeitadas ou acolhidas, é menos provável que mudem, e, quando se sentem valorizadas e aceitas como são, isso lhes dá uma oportunidade de explorarem a si mesmas, sentindo-se inclinadas a experimentar o processo de mudança naturalmente.[31,32]
   B. Afirmação (*affirmation*): muitas vezes os profissionais de saúde são treinados para identificar o que está errado em seus pacientes, para então dizer a eles como consertar. A afirmação, por sua vez, concentra-se pro-

positalmente em identificar e refletir aos pacientes seus pontos fortes e valores que lhes favorecerão na realização de seus objetivos.[29,30]

C. Suporte à autonomia (*autonomy support*): a aceitação envolve por parte do profissional honrar e respeitar a autonomia de cada pessoa, reconhecendo que ela tem capacidade de direcionar a própria vida. Coagir, controlar ou querer convencer alguém a agir de determinada maneira é exatamente o oposto de respeito e suporte à autonomia. Ao fazer isso, frequentemente gera no outro o desejo de reafirmar sua liberdade, desconstruindo, assim, o processo de aceitação.[29,32]

D. Empatia acurada (*accurate empathy*): representada por um interesse genuíno de entender a perspectiva interna do outro. Para tanto é necessário fazer perguntas com o intuito de compreender melhor seus interesses, pontos de vista e crenças.[29,30] Vale lembrar que simpatia, sentimento de pena ou de solidariedade não correspondem a empatia acurada.[29,30,32]

3. Compaixão: ser compassivo é promover ativamente o bem-estar do outro, priorizando suas necessidades, buscando intencionalmente os melhores interesses do outro, mesmo que não estejam alinhados com os objetivos do profissional. Não é preciso literalmente "sofrer com" para agir com compaixão.[29,30] Mas pode ser uma oportunidade para "colocar a mão na massa" junto com a pessoa e não "pela" pessoa.[32]
4. Evocação: na entrevista motivacional o profissional parte-se do pressuposto de que o paciente tem sabedoria sobre si mesmo e boas razões para fazer o que tem feito, e que ele tem motivação e recursos dentro de si que podem ser usados. Assim, a tarefa do profissional é evocar e fortalecer no paciente suas próprias razões e argumentos em favor da mudança. Conectar os pacientes com aquilo de que eles gostam, com seus valores e interesses, para promover a mudança comportamental, é o papel da entrevista motivacional.[29,30]

Os processos da entrevista motivacional

A entrevista motivacional é descrita na convergência de quatro processos (designados no gerúndio) que os profissionais de saúde precisam ter em mente: "engajando", "focando", "evocando" e "planejando".[29]

Engajando

De acordo com Miller e Rollnick, os objetivos do engajamento na entrevista motivacional são:[30]

- Estabelecer uma relação de trabalho colaborativo com o paciente, pautada na confiança e no respeito.

- Criar um acordo sobre os objetivos/metas do tratamento.
- Colaborar nas tarefas mutuamente acordadas para atingir esses objetivos/metas.

O engajamento com o paciente pode ser fortalecido por meio da aplicação durante a conversa de um conjunto de diferentes habilidades: as OARS (*Open questions, Affirming, Reflecting, and Summarizing*)/PARR (perguntas abertas, afirmações, reflexões e resumos).[29]

Perguntas abertas

Quando perguntas desse tipo são feitas, os pacientes são estimulados a fornecer respostas mais estruturadas, nas quais eles escolhem o que revelar. Isso permite ao paciente um envolvimento de forma mais colaborativa no diálogo, além de permitir que o ouvinte compreenda o que ele está sentindo.[29,31]

As perguntas fechadas normalmente geram respostas de uma a duas palavras, ou respostas baseadas em fatos. O uso de perguntas fechadas também é útil quando uma resposta específica é necessária, ou para a coleta de dados,[30] bem como para as afirmações de compromissos e comprometimento por parte do paciente.

Afirmações

Afirmar ou refletir os pontos fortes ou esforços de um indivíduo pode ser simples ("Obrigado por avisar que viria") ou complexo ("Você tem sido perseverante com esse compromisso que assumiu"). Ao fazer uma declaração afirmativa para o paciente, sua autoestima e a autoeficácia são fortalecidas por meio da persuasão verbal, melhorando assim sua motivação para a mudança.[20]

Reflexão

É uma das habilidades mais frequentemente utilizadas na entrevista motivacional. As declarações reflexivas têm dois objetivos: transmitir empatia e compaixão ao paciente, e provocar respostas e orientar a discussão para melhorar a motivação para a mudança.[30]

1. Simples: na reflexão simples, o profissional repete exatamente o que o paciente afirmou, "Então você decidiu iniciar atividade física porque está acima do peso". Uma reflexão simples também pode ser feita substituindo por sinônimos ou reformulando ligeiramente o que foi dito: "Então você está decidido a praticar atividade física porque você está fora de forma".[30]
2. Complexas: nas reflexões complexas, o profissional de saúde reflete os sentimentos que evidenciam o aspecto emocional do que o paciente está discutindo, podendo usar tanto declarações de sentimento ("Você está se sentindo constrangido") como metáforas ("Você tem se sentido 'um peixe fora d'água'").[30]

É importante lembrar que as reflexões devem sempre ser validadas pelos pacientes, não oferecidas como verdadeiras.

Resumos

As declarações resumidas têm as seguintes finalidades: organizar o que o paciente disse durante a interação e garantir com isso uma comunicação clara; encerrar um assunto e iniciar um novo tópico; e avaliar a prontidão do paciente para mudança. Algumas falas sinalizam para o paciente que um resumo está chegando: "Deixe-me ver se eu entendi o que você falou até agora". Terminar uma declaração resumida com expressões como "Perdi alguma coisa?" ou "Existe algo que você gostaria de acrescentar ou corrigir?" incentiva o paciente a continuar a ser colaborativo e a ter autonomia.[30]

Roadblocks/obstáculos para o engajamento

Na tentativa de engajar os pacientes, podem surgir obstáculos para uma comunicação eficaz. O Quadro 8 apresenta os doze obstáculos mais comuns elaborados por Thomas Gordon em 1970. Eles refletem exatamente o oposto do que seria uma boa escuta.[29]

Quadro 8 Obstáculos que dificultam a comunicação eficaz

1. Dar comandos, direcionamento ou ordem.
2. Advertir, alarmar, ameaçar.
3. Dar conselhos, fazer sugestões ou oferecer soluções.
4. Persuadir com lógica, argumentar ou dar aula.
5. Dizer às pessoas o que elas deveriam fazer, moralizar.
6. Discordar, julgar, criticar, censurar ou culpar.
7. Concordar, aprovar ou elogiar.
8. Envergonhar, ridicularizar ou rotular.
9. Interpretar ou analisar.
10. Consolar, ser compreensivo ou tranquilizar.
11. Questionar ou proibir.
12. Distrair, fazer humor, mudar de assunto.

Fonte: Miller e Rollnick,[29] tradução livre.

Focando

Focar é o processo por meio do qual se desenvolve e se mantém uma direção específica na conversa sobre mudança.[29,30]

A arte de focar surge quando o paciente tem menos clareza sobre o objetivo ou quando não há um foco predefinido no encontro.[30]

Uma maneira de elucidar uma meta é pela avaliação com a roda da vida, criada pelos hindus. Pede-se ao paciente que diga qual o nível de satisfação que ele tem em cada área de sua vida, pontuando de 0 a 100%. Por exemplo, alimentação, vida social, atividade física, sono, recursos financeiros, entre outros. Em seguida, pede-se a ele que de maneira resumida diga o porquê de cada nota. Após o preenchimento e anotadas as observações, pergunta-se ao paciente: "Em qual daquelas áreas, caso receba um pouco de atenção e foco, ele acredita que afetará de maneira positiva o maior número de áreas e de que maneira isso aconteceria?".[33]

Outra ferramenta que também pode ser útil para clarear o foco de mudança é sugerir o exercício de visão de bem-estar. De acordo com Moore et al., ter uma visão melhor de si próprio traz uma sensação de esperança e bem-estar. Assim, conectar o paciente com uma visão que envolve suas melhores experiências e valores o impulsiona por meio da motivação para novos estágios de mudança. Peça ao paciente que faça uma afirmação que resuma a ideia de como ele gostaria de viver sua vida no seu máximo e "funcionando" no seu melhor, sendo realista e ainda assim inspirador".[3]

A técnica do "balanço decisório", descrita por Rick Botelho em 2004, serve para ajudar o paciente a tomar consciência do quanto o comportamento atual está distante de seus valores e metas pessoais, desenvolvendo assim discrepância, explorando os prós e os contras das alternativas disponíveis. Para usar essa ferramenta é preciso definir com o paciente qual comportamento ele está pensando em mudar. Feito isso, deve-se evocar sistematicamente as vantagens e desvantagens de mudar e de ficar como está. É uma maneira também de explorar a ambivalência.[29,33]

Evocando

Evocar é fazer o paciente expressar os argumentos em favor da mudança.[29]

De acordo com Miller e Rollnick, a conversa sobre mudança é dividida em duas categorias: conversa preparatória e conversa mobilizadora.[29,30,31]

A conversa preparatória sobre mudança pode ser identificada pelo acrônimo DARN (*desire, ability, reason, need*/desejo, capacidade, razões, necessidade):

- Desejo: "Eu realmente quero...", "Eu gostaria...", "O meu desejo é...".
- Capacidade: "Talvez eu possa fazer isso..." "Quando decido, eu consigo fazer...".
- Razões: "Preciso me organizar para ter mais tempo para me cuidar" "Se eu praticasse alguma atividade física, provavelmente me sentiria melhor".
- Necessidade: "Tenho de controlar minha alimentação" "Preciso praticar meditação, pois ando muito estressado".

Já a conversa mobilizadora de mudança é reconhecida pelo acrônimo CAT (*commitment, activation, taking Steps*/comprometimento, ativação, dando passos):

- Comprometimento: "Estou disposto a traçar um plano de ação" "Eu me comprometo a acordar mais cedo todos os dias".
- Ativação: "Tenho pensado em como fazer isso..." "Eu me sinto pronto para começar".
- Dando passos: "Já fiz a matrícula na academia" "Estou conseguindo meditar pelo menos três vezes na semana".

Ao escutar uma conversa de mudança, é útil saber qual tipo de conversa está sendo ouvido para decidir qual o próximo passo.[30]

Uma ferramenta útil para explorar as motivações para a mudança são as "réguas de prontidão e confiança". Essas réguas de pontuação permitem que os pacientes pensem em voz alta e quantifiquem tópicos qualitativos que normalmente são difíceis de definir, como sua prontidão, disposição e capacidade para mudança.[3]

Para evocar disposição, pede-se aos pacientes que avaliem a importância de fazer uma mudança agora.[3]

O profissional pode perguntar: "Em uma escala de 0 a 10, onde 0 é nada importante e 10 é extremamente importante, quão importante é para você mudar seu ________ neste momento?". Com todas as três réguas (prontidão, importância e capacidade), o profissional pode começar a provocar conversas sobre mudanças no paciente: "Conte-me um pouco sobre por que você está em (o número relatado) e não escolheu um número inferior". Quando o profissional se aproxima dessa maneira, o paciente fará um discurso sobre a mudança, apresentando os motivos pelos quais isso é importante para ele: "O que o ajudaria a chegar a um número ligeiramente maior?". Perguntas abertas como essa, seguidas por reflexões perceptivas, podem evocar mais conversas sobre mudança e sustentar as mudanças de comportamento.[3,30]

A régua de importância também pode ser utilizada para investigar o nível de confiança e prontidão do paciente.[3,30]

Planejando

Quando a motivação das pessoas atinge um limiar de prontidão, elas começam a pensar e a falar mais sobre "quando" e "como" mudar e menos sobre "se" e "por quê", e se preparam para uma tomada de atitude. Nesse momento, o planejamento é fundamental, e envolve o compromisso com a mudança e a formulação de um plano de ação.[32]

Embora não seja específico para entrevista motivacional, o acrônimo SMART (*specific, measurable, attainable, relevant, time-bound*/específica, mensurável, atingível, relevante, temporal) costuma ser útil para estabelecer metas.[30,34]

- Específico: definir um objetivo o mais específico possível, em que as frases de ação devem incluir respostas a perguntas como o quê, quanto, onde, qual, como e quando algo vai ocorrer.
- Mensurável: certifique-se de que o objetivo ou comportamento possa ser medido, rastreado ou quantificado, para que seja possível avaliar o progresso. A medida deve ser um número, uma porcentagem ou alguma unidade padrão. Por exemplo, "Vou fazer exercícios por trinta minutos, três dias por semana".
- Atingível: certifique-se de que a meta possa ser alcançada, que seja realista para aquele paciente. Avalie com o paciente se a meta não é muito alta ou está muito abaixo do que ele pode desempenhar. As metas estabelecidas também devem considerar os recursos financeiros do paciente e as barreiras declaradas por ele.
- Relevante: a meta deve estar alinhada com a direção para a qual o paciente escolheu ir, levando sempre em consideração seus valores fundamentais.
- Temporal: as metas devem ter de maneira clara uma data de início e de término. Após um determinado período, como uma semana, um mês ou um ano, a meta deverá ser avaliada quanto ao sucesso. Se o comportamento não foi iniciado ou o objetivo não foi alcançado dentro do prazo determinado, ela deverá ser revisada e então reestruturada, conforme o caso.

O planejamento, assim como os outros três processos da entrevista motivacional, precisa ser reavaliado de tempos em tempos, pois desafios, imprevistos ou novos obstáculos podem surgir, levando o paciente a repensar os planos, compromissos e prioridades. Esses ajustes se tornam fundamentais para a elaboração de novos planos e assim manter o paciente motivado e engajado.[30]

CONCLUSÃO

A autogestão da saúde é um grande desafio diante de uma vida cheia de pressões, pouco tempo, adversidades e relacionamentos desafiadores. As prescrições dos tratamentos e as orientações de especialistas, isoladamente, não têm sido suficientes para modificar o quadro de saúde e bem-estar das populações.

O *coaching* de saúde e bem-estar vem como uma alternativa de cuidado centrado na pessoa, atuando com equipe multidisciplinar, a fim de promover um cuidado sistêmico e mais efetivo, com manutenção de hábitos saudáveis. É uma abordagem que ajuda as pessoas a adquirirem conhecimento, habilidades e confiança para se tornarem participantes ativos em seus cuidados.

Seguindo a prática baseada em evidências, diretrizes internacionais e código de ética específico, o *coach* de saúde apoia as pessoas em sua mudança de comportamento, fortalecendo a autoeficácia, a autodeterminação e a autorresponsabilidade, para a manutenção desses novos hábitos, alinhados com resultados de saúde sustentáveis.

REFERÊNCIAS

1. Wolever RQ, Simmons LA, Sforzo GA, Dill D, Kaye M, Bechard EM, et al. A systematic review of the literature on health and wellness coaching: defining a key behavioral intervention in healthcare. Global Advances in Health and Medicine. 2013;2(4):38-57.
2. Wolever RQ, Jordan M, Lawson K, Moore M. Advancing a new evidence-based professional in health care: job task analysis for health and wellness coaches. BMC Health Services Research. 2016;16(1):1-1.
3. Moore M, Jackson E, Tschannen-Moran B. Coaching psychology manual. 2.ed. Philadelphia: Wolters Kluwer, Wellcoaches Faculty Team; 2016. p.1-26, 77-109, 125-40 chapter 3.
4. International Coach Federation. Code of Ethics – Key Definitions. Disponível em: https://coachingfederation.org/code-of-ethics. Acesso em: 8 jul. 2024.
5. National Board of Health and Wellness Coaching. NBHWC – Code of Ethics. Disponível em: https://nbhwc.org/code-of-ethics/. Acesso em: 8 jul. 2024.
6. Brasil. Ministério da Saúde. Secretaria de Vigilância em Saúde. Departamento de Análise em Saúde e Vigilância de Doenças Não Transmissíveis. Fatores associados às doenças crônicas não transmissíveis na população brasileira: Vigitel, 2019. Disponível em: http://bvsms.saude.gov.br/bvs/publicacoes/vigitel_brasil_2019_vigilancia_fatores_risco.pdf. Acesso em: 8 jul. 2024.
7. Frates EP, Eubanks JE. Behavior change. In: Rippe JM. Lifestyle medicine. 3.ed. Boca Raton (FL): CRC Press; 2019. p.193-6.
8. Frates EP, Moore M. Health and wellness coaching skills for lasting change. In: Rippe JM. Lifestyle medicine. 2.ed. Boca Raton (FL): CRC Press; 2012. p.343-62.
9. Sforzo GA, Kaye MP, Todorova I, Harenberg S, Costello K, Cobus-Kuo L. Compendium of the health and wellness coaching literature. American Journal of Lifestyle Medicine. 2018;12(6):436-47.
10. Kennel J. Health and wellness coaching improves weight and nutrition behaviors. American Journal of Lifestyle Medicine. 2018;12(6):448-50.
11. Fletcher D, Sarkar M. A grounded theory of psychological resilience in Olympic champions. Psychology of Sport and Exercise. 2012;13(5):669-78.
12. Rosenberg MB. Comunicação não violenta: técnicas para aprimorar relacionamentos pessoais e profissionais. 3.ed. São Paulo: Ágora; 2006.
13. Prochaska JO, Norcross JC. Stages of change. Psychotherapy. 2001;38(4).
14. Norcross JC, Krebs PM, Prochaska JO. J Clin Psychol. 2011;67(2):143-54.
15. Yoshida EMP. Escala de Estágios de Mudança: uso clínico e em pesquisa. Psico-USF. 2002;7(1):59-66.
16. Prochaska JO, Clemente CC, Velicer WF, Ginpil S, Norcross JC. Predicting change in smoking status for self-changers. Addict Behav. 1985;10:395-406.
17. Kelly J, Shull J. Foundations of lifestyle medicine: the Lifestyle Medicine Board review manual. 2.ed. Capítulo 2.
18. Glanz K, BK, Viswanath K (eds.). Health behavior and health education: theory, research and practice. 4.ed. Jossey-Bass; 2008.
19. Ryan RM, Deci EL. Self-determination theory: basic psychological needs in motivation, development, and wellness. 2017. Capítulo 1. Disponível em: ford.com/excerpts/ryan.pdf?t.
20. Nunes MFO. Funcionamento e desenvolvimento das crenças de autoeficácia: uma revisão. Rev Bras Orientac Prof (São Paulo). 2008;9(1):29-42.

21. Gable SL, Haidt J. What (and why) is positive psychology? Review of General Psychology. 2005;9(2):103-10.
22. Lee Duckworth A, Steen TA, Seligman ME. Positive psychology in clinical practice. Annu Rev Clin Psychol. 2005;1:629-51.
23. Seligman ME. Florescer: uma nova compreensão da felicidade e do bem-estar. Rio de Janeiro: Objetiva; 2011. p.15-40.
24. Carson SH, Cook A, Peabody S, Scheinbaum S, Williamson L. The impact of positive psychology on behavioral change and healthy lifestyle choices. In: Rippe JM. Lifestyle medicine. Boca Raton (FL): CRC Press; 2019. p.229-39.
25. Via Institute on Character. Character strengths. Cincinnati: Via Institute on Character; 2021. Disponível em: https://www.viacharacter.org/character-strengths-via. Acesso em: 8 jul. 2024.
26. Park N, Peterson C, Seligman ME. Strengths of character and well-being. Journal of Social and Clinical Psychology. 2004;23(5):603-19.
27. Wholebeing Institute. The wholebeing story. Hardwick: WholeBeingInstitute.com; 2019. Disponível em: https://wholebeiginstitute.com/history/. Acesso em: 15 fev. 2021.
28. Lianov LS, Fredrickson BL, Barron C, Krishnaswami J, Wallace A. Positive psychology in lifestyle medicine and health care: strategies for implementation. American Journal of Lifestyle Medicine. 2019;13(5):480-6.
29. Miller WR, Rollnick S. Motivational interviewing: helping people change. 3.ed. London: Guilford Press; 2013. p.14-40, 49-60, 90-104, 135-55, 194-202.
30. Fifield P, Susuki J, Minski S, Carty J. Motivational interviewing and lifestyle change. In: Rippe, JM. Lifestyle medicine. 3a ed. Boca Raton (FL): CRC Press; 2019. p. 207-17. Chapter 17.
31. Rollnick S, Miller WR, Butler CC. Entrevista motivacional no cuidado da saúde: ajudando pacientes a mudar o comportamento. São Paulo: Artmed; 2009. p.13-16, 19-47, 51-81.
32. Figlie NB, Guimarães LP. A entrevista motivacional: conversas sobre mudança. Boletim Academia Paulista de Psicologia. 2014;34(87):472-89.
33. Lancha LOP, Lancha Júnior AH. Manual de coaching de bem-estar e saúde. Barueri: Manole; 2017. p.21-73.
34. White ND, Bautista V, Lenz T, Cosimano A. Using the Smart-EST goals in lifestyle medicine prescription. American Journal of Lifestyle Medicine. 2020;14(3):271-3.
35. 35. Beck AT. Thinking and depression: II. Theory and therapy. Archives of General Psychiatry. 1964;10(6):561-71.
36. 36. Beck JS. Terapia cognitivo-comportamental: teoria e prática. 2.ed. Porto Alegre: Artes Médicas; 2013.
37. 37. Branco PC, de Brito Silva LX. Psicologia humanista de Abraham Maslow: recepção e circulação no Brasil. Revista da Abordagem Gestáltica: Phenomenological Studies. 2017;23(2):189-99.
38. Chopra M, Galbraith S, Darnton-Hill I. A global response to a global problem: the epidemic of overnutrition. Bulletin of the World Health Organization. 2002;80:952-8.
39. Dias GP, Fortes CPDD. Coaching cognitivo-comportamental: desenvolvimento humano com base em evidências e com foco em solução. Rio de Janeiro: Cognitiva; 2015.
40. Miller WR. Motivational interviewing with problem drinkers. Behavioural Psychotherapy. 1983;11(2):147-72.
41. Miller WR, Rollnick S. Motivational interviewing: preparing people for change. 2.ed. New York: Guilford Press; 2002. p.3-12.
42. National Board of Health and Wellness Coaching. NBHWC – Health and Wellness Coach Scope of Practice. Disponível em: https://nbhwc.org/scope-of-practice/. Acesso em: 8 jul. 2024.
43. Neenan M. From cognitive behavior therapy (CBT) to cognitive behavior coaching (CBC). Journal of Rational Emotional Cognitive Behavior Theory. 2008;26:1-15.

44. Palmer S, Szymanska K. Cognitive behavioural coaching: an integrative approach. In: Palmer S, Whybrow A (eds.). Handbook of coaching psychology: a guide for practitioners. Hove: Routledge; 2007.
45. Satterfield JM. Cognitive behavioral therapy: thecniques for retraining your brain. (Audiobook.) San Francisco: Kanopy Streaming; 2015.
46. Seligman ME. Felicidade autêntica: use a psicologia positiva para alcançar todo seu potencial. 2.ed. Rio de Janeiro: Objetiva; 2019. p.31-43, 121-41.
47. Seligman ME, Csikszentmihalyi M. Positive psychology: an introduction. In: Csikszentmihalyi M. Flow and the foundations of positive psychology. Claremont: Springer; 2014. p.279-98.

8
Coaching ontológico

Káritas Ribas
Amanda Gomes
Daniela Uejo
Adriana Caetano
Isadora Lino Reis
Fabio R. S. Romano

INTRODUÇÃO AO *COACHING* ONTOLÓGICO

Segundo a International Coach Federation, *coaching* pode ser definido como uma parceria entre profissional (ou *coach*) e cliente (ou *coachee*), na qual o *coach*, ciente das capacidades de seu *coachee*, realiza sua condução em um processo estimulante que objetiva maximizar as potencialidades do cliente no alcance de seus objetivos, por meio de habilidades novas e comportamentos mais efetivos. Para que esse processo seja bem-sucedido, é fundamental que o *coach* acredite que o *coachee* é *expert* em sua própria vida e tem as habilidades necessárias para superar obstáculos e alcançar os objetivos que deseja. O *coach* deve atuar, então, não como terapeuta ou treinador, mas como facilitador desse processo.[1]

COACHING ONTOLÓGICO E FILOSOFIA

O *coaching* ontológico é, entre outras coisas, um convite a pensar os aspectos da vida de maneira diferente da forma habitual e costumeira.

Muitas vezes, o que impossibilita a resolução de um conflito é a incapacidade do ser humano implicado nele de enxergar além de suas perspectivas individual, cultural e histórica. O *coaching* ontológico defende que todos são capazes de se abrir para novas interpretações e que essa abertura termina por expandir as capacidades de resolução desses conflitos, além de criar possibilidades de crescimento e aperfeiçoamento.[2] Essa mudança de perspectiva, inclusive, pode ser o ponto de virada na tomada de decisões conscientes que conduzam a uma vida de mais saúde e bem-estar defendida pela medicina do estilo de vida.

Segundo o conceito semântico clássico, ontologia significa "o estudo do ser", de suas caraterísticas, princípios e essência.[3] Sua origem remonta à Grécia Antiga, em um período da filosofia que, por anteceder Sócrates, ficou conhecido como pré-socrático. Atribui-se sua origem a dois pensadores, Parmênides e Heráclito, que, por discordarem diametralmente em um aspecto teórico, protagonizaram uma das primeiras digressões no conceito filosófico de ser. Enquanto Parmênides acreditava que todos os seres que compõem a realidade têm uma essência imutável e que a mudança é impossível e ilusória, já que sua filosofia não admitia a existência de um estado de vazio ou de "não ser", Heráclito defendia que a mudança constante de tudo que existe não é somente real mas também irrefreável.[3]

Parmênides também defendia que não se podia confiar nos sentidos, pois eles conduzem a concepções falsas e enganosas, portanto todas as informações deviam passar pelo crivo da razão. Sua filosofia influenciou bastante os principais discípulos de Sócrates, Platão e Aristóteles, que por sua vez influenciaram grandes pensadores dos séculos seguintes. Suas opiniões sobre a essência imutável da realidade ajudaram a moldar uma linha filosófica chamada transcendência, que afirma que tudo aquilo que existe tem uma causa maior, exterior a si mesmo, e está ligada a uma realidade imutável, de uma natureza metafísica, mas que só pode ser acessado de forma racional.[3]

Mais de 25 séculos se passaram e os impactos das ideias de Parmênides na cultura ocidental podem ser sentidos até hoje, muitas vezes sob a forma de um programa metafisico ao qual estão agarradas muitas crenças, por exemplo, a crença de que existem uma verdade e uma essência imutável sobre cada um e para cada um, ou a de que é impossível mudar determinados aspectos da personalidade. Pensadores de diversas áreas, desde a física, a biologia e até a própria filosofia, como Darwin e Spinoza, criaram teorias que claramente se opõem a esse paradigma metafisico, mas ele segue tão profundamente enraizado no pensamento contemporâneo ocidental que às vezes é difícil separá-los, e, embora fortemente sentida, essa relação é pouco compreendida. Viver sob esse paradigma metafísico, que não admite mudanças, sem raciocinar sobre sua real influência nas escolhas tem contribuído para profundas crises nas mais diversas esferas da vida.[4,5]

Como exemplo, tem-se a atual crise global de saúde: as doenças crônicas ligadas ao estilo de vida representam direta ou indiretamente as maiores causas de mortes no mundo, inclusive de mortes prematuras, e, embora já se tenha a clara noção de que o tratamento e a prevenção dessas doenças demandam uma remodelação do estilo de vida, com a adoção de práticas físicas e mentais mais saudáveis, elas seguem prevalentes e relevantes.[6]

Embora o crescimento exponencial das doenças crônicas seja um fenômeno muito complexo, com múltiplas causas que se correlacionam, um dos fatores diz respeito a determinadas crenças presentes no senso comum que derivam diretamente daquele programa metafisico que não admite transformações, como a crença de que a chave para a saúde está menos nas atitudes refletidas do indivíduo e mais em um medicamento providenciado pela medicina, algo externo, novo e tecnológico. À semelhança de como se trataram doenças bacterianas no passado, ainda é presente a ideia de que os medicamentos darão cabo das doenças crônicas, mas só se passaram cerca de 90 anos desde a descoberta da penicilina e hoje já se enfrenta o desafio das bactérias resistentes a antibióticos, excelente evidência de como a mudança é inevitável.

Outra crença ancorada no paradigma metafisico parmenediano é a de que mudar de posicionamento, de visão e de atitude é errado, difícil ou inviável, pois seria uma luta perdida contra a própria essência, logo pessoas mais influenciadas por esse paradigma são menos suscetíveis a mudanças, mesmo quando estas beneficiem seu estilo de vida e sua saúde.

COACHING ONTOLÓGICO E ÉTICA

Esse programa metafísico milenar, para alguns estudiosos, como Rafael Echeverría,[4] conduziu a sociedade contemporânea, sobretudo a ocidental, a uma crise ainda mais grave e pouco discutida atualmente: uma crise na ética. Segundo ele, o crescente número de pessoas com dificuldades de encontrar e/ou sustentar um sentido na vida, aliado à inabilidade de construir relações saudáveis, são alguns dos expoentes dessa crise, que geram uma enorme quantidade de sofrimento desnecessário, bloqueando o real poder de transformação de que dispõem os seres humanos.

Echeverría pontua que a atual concepção de ser humano como imutável, construída com base na transcendência e entranhada no senso comum, é a principal responsável por essa crise na ética, uma vez que não responde mais a essas questões existenciais. Para ele, somente uma alteração radical nessa concepção pode desbloquear esse poder transformador.[2,5]

Uma vez que é a ideia que cada uma faz de si que norteia os principais aspectos da vida, como planos, propósitos e relações, uma concepção imutável engessa as possibilidades, pois não permite transformações no ser e não admite respostas diferentes para conflitos semelhantes, criando um padrão de comportamento e lançando a sociedade nessa atual crise identitária. Para a resolução dessa crise é necessário novo olhar sobre a concepção de "ser humano". Dessa forma, a ontologia da linguagem lança nova interpretação do fenômeno humano, aquela que acredita na modificação do ser e assume o compromisso com a mudança, pois compreende que tudo está em constante transformação, inclusive cada ser humano. Com essa compreensão, o objetivo deixa de ser apenas conhecer a si e passa a focar em construir a versão de si mesmo que se deseja.[4,7]

ONTOLOGIA DA LINGUAGEM

Por ontologia se pode entender o estudo do ser, mas o pensamento moderno, principalmente após os trabalhos de Hegel e Heidegger, concebeu a Ontologia do Devir, uma ontologia que aceita o "não ser", ou o "por vir", que compreende a crise existente no conceito de ser humano imutável e então apresenta uma nova interpretação para o fenômeno humano e portanto para suas questões existenciais.[7]

Nesse contexto, a ontologia da linguagem considera que a linguagem é um dos principais domínios da existência humana e postula que:

- Os seres humanos são seres linguísticos e é por meio da linguagem que conseguem se distinguir de outros seres e atribuir significado a sua própria existência.
- A linguagem gera realidades; ela não é apenas passiva e descritiva. Linguagem é ação, pois, ao falar, os seres humanos alteram o sentido das coisas, atribuindo ou retirando significados. Esse postulado não resume tudo que existe ao domínio da linguagem; ele reconhece a existência de uma realidade externa desconhecida e independente, porém, quando algo desconhecido passa a existir, isso ocorre por meio da linguagem.
- Os seres humanos se transformam na linguagem e a linguagem lhes dá domínio sobre suas próprias narrativas; com ela se pode desenhar e moldar o ser.

Do trabalho de Echverría[7] podem-se ainda retirar dois princípios fundamentais para uma comunicação ética. O primeiro é o de que ninguém pode acessar a realidade como ela é de fato. Cada um acessa apenas a sua interpretação da realidade. É interessante ressaltar que uma visão de mundo pode ser ampliada, complementada pela visão do outro, as diferentes interpretações dos distintos seres podem ser complementares e, muitas vezes, para compreender melhor determinada situação o foco não deve ser o objeto observado, mas sim quem o observa, suas crenças, sua história, sua linguagem.

Quanto ao segundo princípio, os indivíduos atuam de acordo com o que são e são conforme atuam, ou seja, se tornam aquilo que fazem. Os indivíduos também atuam de acordo com os sistemas sociais; de fato o sistema social constitui o indivíduo na mesma proporção que o indivíduo atua no sistema social, e essa dinâmica influencia a mudança constante, enquanto indivíduos e enquanto sociedade. Novamente, para a ontologia da linguagem, a ação é a força motriz das mudanças. Já que as mudanças são inevitáveis, é a ação que permite operar nessa mudança. Agir de forma consciente e reflexiva é aproveitar o constante movimento para elaborar versões melhores de si mesmo.

Todavia, é preciso lembrar que os seres humanos são seres conversacionais e que suas ações estão diretamente ligadas à forma como se comunicam consigo, com os outros e com os mistérios da vida. É a comunicação com esses três aspectos da realidade que molda as ações do indivíduo. Das ações mais transformadoras que se pode desempenhar, uma diz respeito à transformação pessoal por meio do apreender, mas também é possível transformar o externo, a realidade ao redor por meio do empreender.[2]

O QUE É *COACHING* ONTOLÓGICO?

É dessa crise ética atual que nasce o *coaching* ontológico, que é o *coaching* no sentido de ajudar a melhorar o desempenho dos indivíduos, mas é sobretudo ontológico porque é inspirado em uma interpretação do fenômeno humano que tem esse compromisso com a mudança e com a construção de um novo indivíduo. Por meio dessa prática, pode-se chegar a experiências transformadoras e emergir de maneira muito distinta por meio das diferentes interpretações da vida e dos eventos durante o processo. Ao lançar outro olhar sobre os acontecimentos e sobre si mesmo, o indivíduo se torna consciente de que não é um produto predeterminado, mas um ser que pode moldar a si próprio.[2,4,5]

Diante da crise ética que tem como base essa concepção antiga de ser humano que não aceita atualizações, o *coaching* ontológico intenciona colocar em evidência o imenso potencial transformador dos seres humanos, lembrando-lhes de que também fazem parte desse eterno processo de construção com possibilidades ilimitadas e destruindo assim esse bloqueio histórico, sociocultural.

O trecho a seguir foi transcrito de uma entrevista do Professor Rafael Echeverría que pode dar uma boa ideia sobre o que de fato é o *coaching* ontológico:[2] "Quando alguém me pede para que seja seu *coach*, o que eu entendo que a pessoa está me pedindo é: Rafael, tenho um problema para o qual não consigo achar solução, então peço que você use as suas competências, as quais eu não tenho, e me ajude a ver o que não vejo para que eu possa atuar da forma que hoje não posso. Dessa experiência saio diferente. Saio com a sensação de que não sou o ser de antes, que meu ser foi modificado, que me transformei e que estou em melhores condições para transformar o mundo e resolver os problemas que agora encaro de forma diferente".

PRINCÍPIOS DO *COACHING* ONTOLÓGICO

O *coaching* ontológico acontece no espaço da ética e se estrutura em pilares fundamentais como a confiança, a escuta ativa, o princípio da neutralidade e o respeito ao outro.[7,8]

Confiança

A confiança é imprescindível nas relações humanas porque é preciso confiar para aproximar e criar vínculos. Relações de confiança se firmam quando existe sinceridade, competência e responsabilidade para cumprir acordos realizados. Muitas vezes, o fluxo esperado não acontece, e repactuar pode fortalecer o vínculo. Entretanto, se o resultado é obtido com excelência, gera confiabilidade.

A confiança é construída e se estrutura ao longo da trajetória, quando compromissos são honrados com ética, sejam pessoais, de trabalho ou sociais. Tornar-se confiável gera compromisso e responsabilidade.

A confiança deve ser a base de todas as relações humanas; sem confiança não existe relação. Ela afeta diretamente a credibilidade e interfere na forma de escutar e ser escutado.[9,10]

Escuta ativa

Escutar está no domínio da linguagem humana e se constitui nas interações sociais. Escutar é interpretar o que se ouve, diferente de apenas ouvir sons, que é uma capacidade biológica. A escuta humaniza e tem o poder de aproximar.

O que é preciso acontecer para que haja escuta? Escutar com respeito, querer entender e ter interesse pelo outro, além de admitir que existem formas diferentes de ser. Também é importante cuidar para que o estado emocional esteja favorável e sereno a fim de se promover uma escuta atenta. A presença de qualidade promove uma escuta efetiva e facilita contextualizar com mais clareza o que foi dito, sempre atentando ao fato de que a história pessoal do ser que escuta é um dos principais filtros na maneira como se faz a interpretação.

A escuta é uma habilidade que permite a interação com o mundo como o outro o observa e ainda assim será a observação da pessoa que o faz por meio da interpretação de sua escuta. Por isso é imprescindível desenvolver a habilidade de estar presente com atenção focada para uma escuta ativa e eficiente, sem esquecer da fala; além da fala, aquela através do corpo, das expressões e das emoções.[7-9]

Desconectar-se para escutar, em um mundo cada vez mais tecnológico no qual as pessoas estão expostas a um fluxo incessante e frenético de informações, pode abrir espaço para uma reflexão mais profunda e significativa.[11,12]

A escuta é tão importante quanto a fala e valida o que é dito. Escutar treina o interesse pelo outro e permite que o outro se apresente como ser que é, possibilitando a conexão. Praticar a escuta sensível e efetiva é fundamental para a conexão entre *coach* e *coachee*.

Segundo Echeverría, em ontologia da linguagem: "O fator interpretativo é tão importante no fenômeno da escuta que é possível escutar mesmo quando não há sons e, consequentemente, mesmo quando não há nada para ouvir. Na verdade, podemos escutar os silêncios".[7,8]

Respeito ao outro [H4]

O *coaching* ontológico se concentra na forma como os indivíduos percebem e interpretam o mundo ao seu redor. E o respeito ao outro é peça-chave nesse processo e não é apenas uma questão de boas maneiras, mas um componente essencial para o desenvolvimento pessoal e o sucesso do processo de *coaching*. Ele ajuda a criar um espaço no qual o cliente se sente seguro e apoiado, o que é crucial para o crescimento e a mudança efetiva.

Aspectos centrais do respeito ao outro no *coaching* ontológico:

- **Validação da experiência do outro**: reconhecer e validar as experiências, os sentimentos e as perspectivas dos outros, mesmo que não se concorde com eles. Isso significa ouvir ativamente e compreender o ponto de vista do outro sem julgamentos ou interrupções.
- **Empatia e compreensão**: demonstrar empatia, ao se conectar com os sentimentos e as emoções do outro, facilita uma compreensão mais profunda de suas necessidades e desafios. Essa prática não apenas fortalece a conexão genuína entre as pessoas, mas também cria um ambiente de confiança mútua.
- **Comunicação aberta e transparente**: é fundamental manter a comunicação honesta, clara e respeitosa. Isso significa expressar opiniões e sentimentos de forma direta, ao mesmo tempo em que se leva em conta os sentimentos e perspectivas do outro.
- **Reconhecimento da autonomia**: respeitar a capacidade do cliente de tomar suas próprias decisões e assumir responsabilidade por suas ações, apoiando o processo de autoeficácia.
- **Respeito pelos valores e crenças**: reconhecer e respeitar as crenças, valores e princípios do outro, mesmo que sejam diferentes dos seus. Isso ajuda a criar um espaço seguro e inclusivo.
- **Aceitação das diferenças**: valorizar e respeitar as diferenças individuais, como cultura, história de vida e personalidade, é essencial para promover um ambiente de aceitação e diversidade. Para que isso aconteça, é crucial enxergar a diversidade como riqueza, não como ameaça.

Neutralidade

A neutralidade é o exercício de escutar o verdadeiro outro como ele é, deixar os julgamentos suprimidos e "desaparecer" para que o outro se mostre. Ela deve estar presente na escuta, e é necessário desenvolvê-la com a prática consciente, visto que existe o ser humano de cada um, carregado de valores e julgamentos, seres sociais, culturais e históricos. É importante que se tenha consciência dos próprios juízos para que se possa minimizá-los.

O "claro" ontológico, "neutro", é como se fosse a escuta do "tanto faz", livre de julgamentos, que não significa indiferença. "Tanto faz" no sentido de não interferir na decisão e apoiar a opção do *coachee*, diante de novas possibilidades que se apresentam e horizontes que se ampliam, antes desconhecidos. A realidade se descortina no processo de aprendizagem e o caminho a ser trilhado será determinado pelo *coachee*. Podemos com ele avaliar pontos favoráveis ou desfavoráveis, contribuir na expansão do campo de visão.

O *coach* apoia o *coachee* em sua jornada, está a seu lado, mas não escolhe, não sugestiona ou direciona suas escolhas, mantém-se neutro, promove a autonomia. Um estado de neutralidade, não inércia, que permite que o *coachee* se veja com todo o seu potencial. Escutar sem julgar, de forma neutra, com respeito, fortalece a conexão e encoraja o outro a se expressar sem medo de errar. Encoraja a experimentar, a inovar.[7-9]

Pressupostos e julgamentos

Nos domínios da linguagem humana, percebe-se que os julgamentos e pressupostos são inerentes aos pensamentos e ocorrem em todas as formas de relações, nas conversas formais e informais, no modo como se observa a vida acontecendo. Os juízos parecem anexados aos pensamentos.

O ser humano é um ser linguístico, e como tal está inserido em contextos históricos que influenciam e ditam padrões de julgamentos e pressupostos. Ações acontecem no presente, sob o crivo de juízos ancorados em acontecimentos do passado, com a preocupação de seu reflexo no futuro.

Podem-se observar comportamentos padronizados em situações cotidianas, que mostram pessoas agindo frequentemente no automatismo, sem repertório, com julgamentos prontos, gessados, como em sociedades polarizadas, onde existe rigidez nas interpretações e nas relações em todas as esferas. Composições flexíveis, ajustadas para o bem comum, estão muito distantes de parecerem óbvias.[9,10]

O *coach* deve exercitar, treinar calar os próprios julgamentos diante do que o *coachee* revela para que o processo ocorra com fluidez, ética e excelência.[7-9]

Perguntas qualificadas

A demanda humana para explicar a existência e dar sentido à vida leva a questionamentos. Olhar através da janela que se abre com interesse genuíno e com a máxima neutralidade é necessário, para que o outro se reconheça e fortaleça seus próprios valores.

Dessa forma, as questões do *coachee* precisam ficar claras, e nesse processo as perguntas qualificadas ajudam a ampliar, abrem espaço para o novo. Além disso, desafiam e instigam o movimento de busca para o aprendizado que podem gerar ação e transformação. Importante sempre avaliar com clareza qual pergunta o *coachee* busca responder.[7-9]

Sugestões de perguntar qualificadas para o processo:

- O que o *coachee* espera, qual a razão do processo de *coach*?
- O que está buscando?
- O que quer mudar? Por quê?
- O que está faltando?
- Qual a sua necessidade, o que está querendo dizer?
- O que quer? Tem algum pedido na sua fala?

CICLO RECURSIVO

Recursividade tem a ver com aprendizagem. Movimentos são feitos por repetição ou por recursividade, e o próximo movimento depende da conclusão e de como terminou o anterior, ou, ainda, este se inicia a partir do resultado daquele. Não é mera repetição, apesar de os resultados serem parecidos, pois, como dizia Heráclito, "A nossa constante é a mudança".

Por exemplo, é possível falar as mesmas coisas de um jeito diferente, pois houve um "deslocamento". O indivíduo conta as mesmas estórias ou fala das mesmas emoções de forma diferente daquela que usou da vez anterior. Ler o mesmo livro novamente também permite revisitar e transformar as impressões.

O ciclo recursivo pode despertar as pessoas para a capacidade reflexiva e construtiva/criativa, e a linguagem, segundo Humberto Maturana, é a responsável por coordenar a coordenação de ações nesse ciclo recursivo. Não somente uma linguagem descritiva do mundo, mas geradora de mundos, na qual a próxima ação depende da anterior.[13]

A recursividade, unida ao fazer refletido, pode ser um meio de evitar as armadilhas do reducionismo, levando ao caminho da reampliação. O reducionismo é um processo natural, no qual o que se percebe é reduzido à capacidade de entendimento. Daí a necessidade de um segundo passo: a reampliação, que é conferir o que foi percebido, usando compreensões pessoais prévias e interagindo com outros, não transformando os fatos em redundância, mas deixando-os como portadores de novidades, surpresas e informação.

Mas isso não é fácil, pois confronta o ego, que é frágil e medroso e quer proteger suas verdades. Quando alguém está dizendo algo, logo surge a comparação com as ideias que já se têm. Esse processo mental é chamado automatismo concordo-discordo, que pode levar ao pensamento linear ou à lógica binária do sim e do não, impedindo a pessoa de fazer escolhas além das programadas, agindo muito mais por repetição do que por recursividade, prejudicando a aprendizagem. Essa consciência lógica (linear) reprime a consciência poética (não linear), aquela que aceita as diferenças, as situações mutantes e a criatividade. O racionalismo exclui muitas possibilidades de compreendermos a nós mesmos, passo indispensável para a compreensão do mundo real. Hölderlin dizia que "Lá onde há perigo, ali também cresce o que salva".[10]

Em um processo de *coaching* ontológico, geralmente o *coach* favorece o trânsito entre reflexão e ação do *coachee*, sempre buscando a coerência entre o que se quer e o que se está fazendo, despertando consciência, aprendizagem e responsabilidade com a própria vida.

Distinção

O ato de designar qualquer ser, objeto, coisa ou unidade está vinculado a um ato de distinção, que destaca o designado e o distingue de um fundo. Então, uma unidade (entidade, objeto) é suscitada por um ato de distinção.[14]

Com base nesses conceitos, a distinção pode ser vista como uma operação mental que faz com que coisas surjam no mundo. "Quando olho para o céu do Atacama, vejo céu e estrelas. Se um astrônomo se senta ao meu lado, além do que vejo, ele vê também satélites e planetas. Se ele compartilha comigo a visão dele, o que ele vê também passa a existir para mim. Antes, olhávamos para o mesmo lugar e víamos mundos distintos." As distinções das pessoas dificilmente serão iguais às nossas, no entanto não há jeito certo ou errado de ver as coisas, de falar ou pensar, mas formas distintas de fazê-lo.

O *coaching* ontológico pode ajudar a pessoa a expandir explicações para os mesmos fenômenos. Existem falas que são fenômenos e outras que são explicações. Fenômeno é o que não se discute, é o fato, e explicações são ideias para justificar os fenômenos. O *coaching* é feito a partir de explicações (nossa matéria-prima) e trabalha com as mudanças de narrativas, contemplando a linguagem verbal e a não verbal.

Pessoas constroem interpretações a respeito de seus mundos, o que reflete em sua maneira de atuar. Uma vez que explicações sustentam comportamentos, o *coach* pode ajudar a observar e ampliar interpretações e, consequentemente, a abrir novas possibilidades de atuação. "Não existe uma única resposta para o que é."[15]

Distinção existe também entre afirmação e declaração. Afirmação descreve o que é; o mundo que é; exemplo: estou sentada em um banco. Já a declaração ou ato declaratório cria realidades; exemplo: eu quero deitar na cama mais tarde. A afirmação tem compromisso com a verdade, tem a ver com confiança, enquanto a declaração tem compromisso com a coerência, tem a ver com poder pessoal.

O que é informação para alguns pode ser ruído de comunicação para outros e vice-versa. Além disso, em outro momento, o que antes não fazia sentido pode, agora pode ser percebido como informação. Esse intervalo é o que se chama de "tempo de defasagem" ou "tempo de espera dos sistemas", que, se não for respeitado, levará ao estreitamento ou obscurecimento do horizonte mental.

É preciso lembrar que "Tudo que é dito é dito por um observador" (Humberto Maturana).

Teoria afetiva e emocionalidade

Dentro da filosofia, existem construções de pensamentos e reflexões que sustentam o espaço de conversa do *coaching* ontológico, ampliam a visão de mundo e o espectro de possibilidades e ações. No momento, é interessante citar Baruch Spinoza, seu nome em holandês (ou Bento Espinosa, em português), que viveu de 1632 a 1677 e falava que não são feitas escolhas racionais, mas sim geridas pelas emoções. "Conheça bem seus afetos" (o que te afeta e é gerado por seu contato com o mundo), dizia ele. O comportamento ocorre de acordo com a emoção mais forte do momento no contato com aquela situação, e a razão é usada depois para explicar suas escolhas.[16]

Spinoza falava muito dos afetos, de emocionalidades; questionou Descartes (último racional, questionou a ciência-método científico); um dos pensadores que inauguraram a Era Moderna com o pensamento complexo. Dizia que o que queremos é viver sempre com mais potência e que "Potência é tudo o que aumenta o meu potencial de vida, do Eu mais pleno". Dizia ainda que a potência aumenta quando são feitas composições com o que convém, e a potência diminui quando se aproxima daquilo que não convém. Falava de afecção e afetos, sendo que a primeira gera o segundo, por exemplo: quando me deito em uma cama gostosa, o contato do corpo com a cama ocasiona uma afecção que vai gerar um afeto (prazer = cama gostosa). O que move são os afetos, e no *mix* de afetos prevalece o mais forte. Qualquer interação com o mundo provoca afecções que vão gerar afetos, que movem para comportamentos.

É difícil saber por que se pensa de determinada maneira se não se sabe ou não se conhece como se sente. O que faz você existir, ser o que é, são suas emoções. O mundo te afeta, e são esses afetos que possibilitam seus pensamentos. É importante ter oportunidade de viver muitas composições com o mundo para, a partir das afecções, observar os afetos e agir a partir disso. Muitas vezes, não há reflexão, observação ou tomada de consciência dos afetos. Agir no automático gera menos potência do que poderia ser. Para viver com mais potência, pode ser interessante ampliar as experimentações, com maiores possibilidades de encontros, interações, composições e afecções. Entretanto, Spinoza defende a experimentação com prudência, pois existe um limite para experimentos e este é a possibilidade de poder continuar experimentando.

Ética, para Spinoza, é fazer boas escolhas, composições que vão aumentar minha potência (força de vida) e a do outro. Quando a decisão for coletiva, avaliar o todo.

À medida que o indivíduo se desenvolve como membro de uma cultura, segue como algo natural, o emocionar de sua mãe e dos adultos com quem convive, aprendendo a viver o fluxo emocional de sua cultura, que torna todas as ações próprias dela. Sem que se perceba, o fluir do emocionar (de desejos, preferências, aversões, aspirações, intervenções, escolhas...) guia as ações nas circunstâncias mutantes da vida, de maneira que todas essas ações pertencem a essa cultura.[17] Conduzir o *coachee* a melhor reconhecimento de seus afetos pode ajudá-lo a nomear melhor suas emoções e pensamentos, havendo então maior coerência entre suas ações e seus desejos: "Quem eu preciso ser para dar conta do que eu quero ser?".

Fazer refletido

Interessante citar ainda outro filósofo, pela relevância de seu legado para o fazer refletido. Conhecido como filósofo do martelo, Friedrich Nietzsche (1844-1900) respondia à pergunta ética "o que eu devo fazer" da seguinte maneira: ser quem se é. Exercer sua potência, sendo que a vontade de potência nietzschiana é o motor do processo no *coaching* ontológico. Queixa e reclamação são a fumaça do incêndio, muito importantes como sinais, mas não se deveria manter as pessoas aí. Ele dizia: "Faça da sua vida uma obra de arte e não reproduza padrões. Construa quem você é". Para Nietzsche, o pensamento é um gesto criador. Que cada um possa exercer sua individualidade, potência, sem diminuir a potência do outro. Não agir como rebanho.[18]

Aprender a ouvir até o fim, sem concordar nem discordar de imediato, é fazer "reflexão inclusiva", ou seja, prestar atenção àquilo com o que menos se concorda e aproximar-se daquilo que mais desafia.

A "reflexão inclusiva" busca mais a sabedoria que o conhecimento, mais experenciar e compreender do que rotular fenômenos. Tenta, ainda, suavizar o modelo mental do rigor cartesiano, aproximando a consciência lógica da poética.

O *coaching* ontológico é um espaço de conversa para ampliar a consciência, para a tomada de decisão. Incentiva o fazer refletido, que pode ser visto como ação intencional, que harmoniza "quem preciso ser para ser quem eu quero ser".

ESTRUTURA DO *COACHING* ONTOLÓGICO: PROCESSO, SESSÃO E FERRAMENTAS

Primeiramente, é imperioso frisar que *coaching* ontológico é um processo de despertar a criatividade e a autoconstrução do indivíduo como ser genuíno com foco em seu bem-estar. Não se trata de entrevista motivacional, terapia ou espaço para o *coach* fazer críticas ou dar conselhos. É espaço para comprometimento com a técnica, neutralidade, para abrir espaço ao novo. Não é só um espaço para atingir uma meta; essa pode ser consequência da transformação do olhar do observador. É espaço para transformar o ponto de observação, e o *coach*, como facilitador, abre esse espaço, criando um ambiente de escuta e reflexão, livre de julgamentos e cheio de neutralidade e com um olhar apreciativo. Essas, juntamente com as indagações direcionadas ao *coachee*, serão as ferramentas do *coach*.

O *coach* deve respeitar o ritmo do *coachee*, uma vez que a transformação do olhar do observador pode ser lenta, ao mesmo tempo que deve ajudar o *coachee* a sair da zona de conforto. O encontro zero é o primeiro encontro com o cliente, podendo ser feito em um local público e não em um consultório. É o momento em que o *coach* mais fala. Ali são feitos acordos de confidencialidade e de responsabilidade. O *coach* é responsável pela técnica, o *coachee* pelo processo. No encontro zero são feitos os acordos e as combinações do processo, tais como a duração das sessões, o acordo de responsabilidade 200%, o que significa que 100% da responsabilidade cabe ao *coach* e 100% ao *coachee*, e demais combinações, como o aviso prévio caso haja desistência.

Após o encontro zero, as próximas sessões podem ser feitas semanalmente ou a cada 15 dias, conforme acordado no primeiro encontro. No segundo momento do encontro zero, o *coach* deve perguntar ao *coachee* o que o levou a procurar o *coaching*. Logo depois, deve explicar que *coaching* não é entrevista motivacional, terapia, mentoria. Deve explicar que é um espaço de conversa qualificada que abre espaço para o novo, para a transformação.

Como mencionado, o *coaching* ontológico se apoia no tripé consciência, responsabilidade e aprendizagem. A forma como o observador enxerga o mundo influencia o modo como ele vê suas limitações e dificuldades. No processo de *coaching*, o *coach* auxilia o *coachee*, direcionando-o a ter uma visão menos alienante da vida, trazendo-lhe mais clareza e possíveis interpretações, de modo que o cliente tenha consciência de suas responsabilidades. Desse modo, não colocará a responsabilidade dos eventos de sua vida em outra pessoa. Depois de tomar consciência dos fatos e de se responsabilizar por eles, o *coachee* terá gerado aprendizado, que é a capacidade de fazer diferente. O *coaching* ontológico sugere uma reflexão para si, mas sem os rótulos impostos pela sociedade, que limitam, propondo assim que o *coachee* altere a forma de ver o mundo, conseguindo então alterar também o resultado de suas ações.[19]

O *coaching* ontológico parte da compreensão do tipo de observador que o cliente é. Após analisar suas crenças, o *coach* passará por diversas etapas até a transformação do cliente. Echeverría acredita que as etapas desse processo são: introdução, interpretação e fechamento da interação. Vejamos.

Na etapa da introdução é necessário estabelecer a confiança entre *coach* e *coachee*. Isso é fundamental para o sucesso do processo. Echeverría considera esse o fator mais importante. O *coach* deve tomar bastante cuidado para não julgar, acuar ou muito menos manipular o cliente. Segundo Echeverría, um *quiebre* "é uma interrupção no fluir transparente da vida". O cliente declara um *quiebre* quando julga que ocorreu algo em sua vida diferente do que ele esperava que ocorreria. Diante de um *quiebre* declarado, é feito um juízo de uma situação. Somente após estabelecer a confiança entre *coach* e *coachee* ambos terão clareza do *quiebre* e assim poderão iniciar a interação, trilhando o caminho necessário.[15]

Na interpretação, o *coach* vai além do *quiebre* declarado. Pergunta ao cliente o que o impede de cuidar daquela situação, ou o que bloqueia sua ação, por exemplo. Essas perguntas são ferramentas para entender a estrutura do cliente, a forma de ser, pensar e reagir do cliente, o *quiebre* do cliente, com o objetivo de mudá-lo. Uma vez que o *coach* é um facilitador, compreenderá o jeito de ser do *coachee* e o levará a entender que, caso ele continue a ser assim, será difícil resolver o *quiebre*. O *coach* facilita a mudança.[4]

Na etapa da intervenção, o objetivo é a expansão da capacidade de ação do cliente. Após a etapa da interpretação, o *coach* terá identificado o juízo e as emoções que são obstáculos para a resolução do *quiebre*. Na intervenção o *coach* facilitará a rearticulação da estrutura de coerência do *coachee*, ao passo que o *coachee* poderá iniciar ações que que antes não lhe eram possíveis. É importante frisar que o *coach* não deve se envolver emocionalmente, chegando a se aproximar do modo de pensar do cliente. Pelo contrário, o *coach*, como facilitador, deve ajudar o *coachee* a gerar sentidos novos.[20]

O fechamento da interação ocorre quando o *coachee* observa seu *quiebre* com outros olhos. Nesse momento, o *coach* identifica clara mudança na emocionalidade do cliente e tendência à ação neste.[21]

REFERÊNCIAS

1. Dourado MC. O que é coaching e o que não é. 2013. Disponível em https://www.icfbrasil.org/blog/o-que-e-coaching-e-o-que-nao-e/. Acesso em: agosto 2024.
2. Echeverría R. Qué es el coaching ontológico? YouTube. Disponível em: https://www.youtube.com/watch?v=kwUTMNxB_Gc&t=29s. Acesso em: 8 jul. 2024.

3. Souza JC. Os pré-socráticos: fragmentos, doxografia e comentários. São Paulo: Nova Cultural; 1996.
4. Echeverría R. Ética y coaching ontológico. Buenos Aires: Granica; 2013.
5. Echeverría R. Mirada de la ontología del lenguaje sobre el ser humano. YouTube. Disponível em: https://www.youtube.com/watch?v=rc1e8a- dmrY&t=104s. Acesso em: 8 jul. 2024.
6. Ritchie H, Roser M. Causes of death. 2019. OurWorldInData.org. Disponível em: https://ourworldindata.org/causes-of-death. Acesso em: 8 jul. 2024.
7. Echeverría R. Ontología del linguaje. 6.ed. Buenos Aires: Granica: 2003.
8. Echeverría R. Ética e coaching ontológico. Rio de Janeiro: Qualitymark; 2012.
9. Humberto Maturana – Ximena Dávila. 4° Congreso en Liderazgo Coach e Inteligência Emocional. Disponível em: https://youtu.be/Q3n5JL7c8Lo. Acesso em: 8 jul. 2024.
10. Mariotti H. Automatismo concordo/discordo e as armadilhas do reducionismo. s/d. Disponível em: http://www.escoladedialogo.com.br/concdisc.asp?id=5. Acesso em 3 de outubro de 2024.
11. Turkle S. Alone together. New York: Basic Books; 2012.
12. Elhai JD, Yang H, Montag C. Fear of missing out (FOMO): overview, theoretical underpinnings, and literature review on relations with severity of negative affectivity and problematic technology use. Braz J Psychiatry (São Paulo). Braz J Psychiatry. 2021;43(2):203-9.
13. Maturana HR, Varela FJ. Autopoiesis and cognition: the realization of the living. New York: Springer; 1973/1980.
14. Maturana H, Varela FJ. Árvore do conhecimento: as bases biológicas da compreensão humana. São Paulo: Palas Athena; 2001.
15. Echeverría R, Olalla J. El arte del coaching ontológico. Parte I. Chile: The Newfield Network; 1992.
16. Damásio A. Em busca de Espinosa: prazer e dor na ciência dos sentimentos. São Paulo: Companhia das Letras; 2004.
17. Maturana HR. Conversaciones matrísticas y patriarcales. 1993. Santiago, chile: Editorial Dolmen; 1993.
18. Deleuze G. Nietzche e a filosofia. São Paulo: N-1 Edições; 2018.
19. Braga SO. O coaching ontológico como instrumento de desenvolvimento de equipes de trabalho [dissertação]. Brasília, DF: Universidade Católica de Brasília; 2007.
20. Danucalov MAD. Coaching, coaching ontológico e filosofia clínica. São Paulo: Literare Books International; 2022.
21. Echeverría R. Conferência PhD. Congresso Mundial de Recursos Humanos, 2014.

9
Autocuidado do profissional de saúde

André Gaio de Carvalho
Fernanda Oliveira Braga de Albuquerque
Luiz Gustavo Miranda de Carvalho
Paula Flores Schlickmann
Rogério Corrêa Guimarães
Rosilene Martins da Silva
Fabio R. S. Romano
Cláudia Terzian

INTRODUÇÃO

As doenças crônicas não transmissíveis (DCNT) são responsáveis pela maioria das doenças no mundo, representando assim grande desafio para os sistemas de saúde pública. Para se ter uma ideia dessa grandeza, todos os anos, 17 milhões de pessoas morrem de DCNT antes dos 70 anos, e 86% dessas mortes prematuras ocorrem em países de baixa e média renda. Ainda segundo a Organização Mundial da Saúde (OMS), as DCNT matam 41 milhões de pessoas todos os anos, o equivalente a 74% de todas as mortes em nível mundial.[1]

No Brasil, as DCNT são igualmente relevantes, tendo sido responsáveis, em 2019, por 54,7% do total de óbitos registrados, correspondendo a mais de 730 mil óbitos. Desses, 308.511 (41,8%) ocorreram prematuramente, ou seja, entre 30 e 69 anos de idade.[2]

Ao mesmo tempo, o aumento da expectativa de vida faz as pessoas conviverem por mais tempo com a morbidade das doenças crônicas. A gestão de crônicos, a partir da lógica medicamentosa, mostrou-se eficiente no aumento da longevidade, mas não garante a melhoria da qualidade de vida.

Esse modelo de promoção de saúde envolve algumas quebras de paradigmas. O primeiro deles é o foco. Tem-se o hábito de usar a palavra "saúde" quando se trata, na verdade, de doença ou sintoma. Mesmo quando se fala em medicina preventiva, a lógica ainda é a doença. O convite aqui é colocar o foco de fato na saúde e em sua promoção.

Outro paradigma a ser quebrado é a cultura da "terceirização do cuidado". Isto é, quando se adoece, procura-se um profissional da saúde em quem é depositada, bem como na medicação prescrita, a responsabilidade da cura, quando na verdade o indivíduo deve assumir o protagonismo de seus hábitos e responsabilizar-se por seu próprio autocuidado.

Autocuidado é ter responsabilidade e autonomia sobre a própria vida. Nessa visão, cada indivíduo deve assumir o protagonismo na busca consciente da qualidade de vida, promovendo saúde e bem-estar por meio da adoção de hábitos saudáveis. Só assim será possível melhorar os indicadores de saúde da população.

Para os gregos antigos, responsabilidade e liberdade andavam juntas. Nessa perspectiva, quanto mais livres as pessoas são, mais responsáveis pelas suas escolhas elas se tornam, e, quanto mais responsáveis elas são, mais livres são também para fazer escolhas. Desses questionamentos filosóficos derivam muitos dos pensamentos de Michel Foucault, que em linhas gerais se refere ao autocuidado como sinal de liberdade. "Nós existimos para gerar autoconsciência e responsabilidade sobre nossas próprias vidas."[3]

O CENÁRIO DOS PROFISSIONAIS DE SAÚDE

Percebe-se pouca preocupação com o autocuidado entre a maioria dos profissionais de saúde. Muitos fatores podem estar envolvidos nesse padrão: a cultura da sociedade que não prioriza o assunto, assumindo que a saúde estará sempre presente, a falta de educação em autocuidado, em todos os níveis educacionais, inclusive dos profissionais da saúde, assim como a ideia de que conhecer muito sobre um assunto é suficiente, o que não leva os profissionais da área a vivenciarem e incorporarem as práticas de promoção de saúde.

Porém, nas novas gerações, a ideia de que se deve buscar equilíbrio entre trabalho, estudo e lazer vem se fortalecendo gradativamente. Mas é interessante observar que, apesar disso, existe grande tolerância ao uso recreativo de substâncias tóxicas, mesmo aquelas consideradas leves, como forma de lazer em preferência à prática de esportes, meditação e outras técnicas de relaxamento. Estudantes de medicina apresentam o maior índice de depressão e suicídio entre todos os universitários. Os jovens estão cada vez mais mergulhados num mundo digital, sobrecarregados de estudos, estágios, trabalhos científicos, e, como agravante, desde cedo são expostos a cenários de dor, morte, lutos, sofrimentos e perdas. Sem apoio psicoemocional para elaboração e humanização, acabam se identificando com a tecnicidade, deixando de lado o cuidado com sua saúde física e mental.

Ao sair do mundo acadêmico, os profissionais de saúde se deparam com um mercado que, geralmente, abre suas portas por meio de serviços de urgência e emergência. Esses serviços são, normalmente, ambientes hostis, com jornadas desgastantes e com carga horária elevada. A rotina estressante leva esses profissionais da saúde a um esgotamento físico e psicológico. Há uma verdadeira crise de sentido, em um mundo que só reconhece valor na produtividade e no sucesso da carreira. A realidade é que a longa e custosa formação e a demora para obter independência e retorno financeiros são também fatores que contribuem para o aparecimento dos estados de esgotamento.

Em geral, médicos e profissionais da saúde desconhecem ou ignoram os pilares da medicina do estilo de vida. Pesquisas mostram que na América Latina e nos EUA a maioria não segue adequadamente diretrizes básicas de promoção de saúde,[4] seja acumulando 150 a 300 minutos de atividade física moderada a intensa, seja comendo cinco porções diárias de frutas ou, ainda, eliminando da dieta alimentos ultraprocessados, açúcares e carboidratos refinados. Em geral, dormem menos do que o necessário e se submetem a altos níveis de estresse. Associa-se a isso uma cultura de intolerância ao erro e à desatenção, na qual o profissional de saúde, para ser reconhecido, precisa negligenciar suas próprias necessidades. Necessidades simples como horários de refeição, sono adequado, prática de exercícios e lazer podem ser naturalmente deslegitimadas e viram alvo de críticas e julgamentos.[5] Há relato de que 400 médicos tiram suas próprias vidas a cada ano nos EUA.[6] É necessário reconhecer essas armadilhas e recorrer ao autocuidado para afastar o risco da falência pessoal.

No auge da carreira, é comum que o médico apresente algum grau de insatisfação, desaconselhando jovens a abraçar essa profissão. A alta demanda e a pressão por produtividade levam à perda de vínculos e à alta rotatividade,[7] aumentando também a chance de erros e, consequentemente, a insatisfação por parte dos pacientes.

O crescente número de casos e de publicações sobre o *burnout* do médico e do profissional da saúde atesta a importância desse tema, e é preciso ter percepção e consciência de que não se trata de fraqueza psicológica individual, mas de um problema institucional, dos sistemas de saúde. Estudos apontam que mais de 50% dos médicos experimentam algum sintoma relacionado ao esgotamento físico e mental.[8]

No ano de 2020, esse fenômeno foi agravado pela pandemia causada pelo SARS-CoV-2. O impacto da pandemia da covid-19 na rotina dos profissionais da saúde fez com que houvesse um claro declínio nos níveis de felicidade medidos fora do ambiente de trabalho, mostrando claramente um ambiente de tensão.[5] Apenas 50% dos que se declararam contentes ou muito contentes continuam declarando agora. Mais da metade da população tem lutado para controlar o peso desde o início da pandemia, não sendo diferente entre os profissionais da saúde. Com relação à ansiedade, somente 24% declararam não ter, atualmente, qualquer ansiedade sobre o futuro ou sobre os próximos meses, no entanto 91% disseram ter uma ansiedade controlada, o que mostra uma atitude positiva.[6]

As intervenções direcionadas aos profissionais da saúde no sentido de resgatar o indivíduo do estado de *burnout* são pouco eficazes do ponto de vista terapêutico.[7] Dentro desse contexto, o autocuidado se torna a principal alternativa não só de prevenção do *burnout*, mas de promoção de saúde. Ainda, o autocuidado pode interferir na capacidade de orientar o paciente, pois o profissional com maior preocupação com o autocuidado está mais propenso a orientar os pacientes nesse quesito.

A IMPORTÂNCIA DO AUTOCUIDADO

O termo e a prática do autocuidado são pouco discutidos em nosso ambiente de provedores de saúde, como se fosse algo supérfluo.

Uma revisão publicada em 2009 reforça a ideia de que o bem-estar do médico e da equipe de saúde são indicadores ausentes na avaliação de qualidade dos sistemas de saúde.[9] Para que o autocuidado seja implementado, é necessário que haja associação entre o profissional, as instituições de saúde e as políticas de saúde nacionais.[10]

O objetivo principal das pessoas que escolhem estudar para cuidar dos outros é cuidar bem, gerar saúde e reduzir o sofrimento. Pessoas que abrem mão de horas de sono, alimentam-se mal, não têm tempo para se exercitar e criar conexões saudáveis não conseguem proporcionar o melhor cuidado em saúde para seus pacientes. E a necessidade de se manter altamente produtivo a qualquer custo não gera resultados positivos para o sistema de saúde.

Na verdade, os profissionais de saúde que estão com o peso na faixa considerada adequada são mais propensos a abordar e orientar a perda ponderal do que aqueles com sobrepeso. Enfermeiros que se exercitam com frequência estimulam mais a prática de atividade física por seus pacientes. Por último, um estudo que avaliou a relação entre a percepção de estresse do médico relacionado ao trabalho e o cuidado do paciente mostrou que 57% dos participantes acreditaram que cansaço, exaustão ou privação de sono afetam negativamente o cuidado do paciente.[11]

Apesar dos dados já existentes, persiste o "desespero silencioso", citado no Fórum Global dos Líderes em Saúde, em Taipei-Taiwan, em 9 de novembro de 2009, por Dana Hanson, presidente da Associação Médica Mundial. Ele enfatizou que "médicos saudáveis significam pacientes mais saudáveis, cuidado seguro e força de trabalho mais sustentável". Em suas palavras finais, disse: "Médicos não devem escolher entre salvar a si mesmos e servir aos pacientes".[12] Entenda-se aqui médicos como todos os profissionais de saúde.

Assim, estimular o autocuidado nos profissionais de saúde melhora sua saúde física e emocional, permitindo maior qualidade e rendimento no trabalho. É uma fórmula com a qual todos ganham.

BARREIRAS: O AUTOCUIDADO ESQUECIDO NO TEMPO

Para responder por que é tão difícil para o profissional de saúde, em especial o médico, colocar-se na posição de paciente, devemos voltar um pouco na história da humanidade, para ver que a cultura do autocuidado existiu na Antiguidade, mas foi sendo perdida ao longo do tempo.

Segundo Domenico de Masi,

> "a partir do II século a.C., a maior parte dos cidadãos romanos, não só em Roma, mas em todo mundo romanizado, saía todas as manhãs da própria casa, ia às termas e lá realizava, até o entardecer, a maior parte das suas atividades, misturando os cuidados com o corpo, o divertimento, o estudo, os negócios e a política. Por pelo menos cinco séculos, os romanos dedicaram aos edifícios termais, o mesmo cuidado, os mesmos investimentos financeiros, as mesmas pesquisas técnicas que os gregos dedicaram à construção dos templos. Identificaram nas termas o próprio modelo de vida e de civilização, difundindo-o por todo o mundo como máxima forma e garantia de romanização.
>
> No mundo grego, onde as relações sociais ocorriam sobretudo na ágora, as termas jamais chegaram a ocupar, como em Roma, um lugar de destaque na organização da atividade cotidiana, das relações econômicas, do costume, da vida política e cultural. Em Roma, ao contrário, o ócio tornou-se uma categoria global, a sabedoria estabeleceu uma forte ligação com o poder, o indivíduo deveria exercitar a própria inteligência em toda a capacidade para defender a sua serenidade do ataque de uma organização social na qual já prevalecia a angústia de expandir o império e a dificuldade de defender-lhe as fronteiras. Basta uma passagem pelos títulos das obras clássicas para compreender quais seriam as aspirações da sabedoria romana: '*De finibus bonorum et malorum, De senectude, De Amicitia*' são alguns ensaios com os quais Cícero romanizou a cultura grega com estilo e severidade. *De brevitate vitae, De constantia sapientis, De vita beata, De clementia* são alguns diálogos com os quais Sêneca ensinou a gerações inteiras a arte de administrar com a razão e adoçar com os sentimentos as adversidades da vida.
>
> As termas são a representação arquitetônica e organizativa disso tudo. Nos tempos de Pompeu, e depois de Agripa, o banho, de prática prevalentemente higiênica, passou a fazer parte de uma nova concepção de cuidado com o corpo, da medicina preventiva, da terapia psicossomática; o conceito de saúde se deslocou do estar livre de doenças e viver em estado de graça para o se sentir bem no corpo e na alma, para gozar o pleno sentido da vida. Para colocar em prática esse paradigma, era necessário um sistema orgânico de espaços e edifícios que representassem a síntese do banho romano e do ginásio grego, permitindo fundir, de maneira equili-

brada, o bem-estar do corpo com o bem-estar da mente, as atividades do indivíduo com a administração do Estado, o trabalho com o estudo e com o tempo livre.

As termas forneceram a resposta concreta a essa necessidade de grande refinamento civil: além das famosíssimas termas de Caracalla, de Tito, de Deocleciano, que ainda atraem multidões de turistas, foram construídas em Roma, pelo menos, mil termas. E outras mais foram construídas, de todos os tipos e dimensões, em cada esquina do império, destinadas a difundir o que quer que fosse a estética romana e o modelo de vida fundada no ócio criativo.

Para se ter uma ideia da amplitude desse modelo, basta lembrar que as termas de Caracalla eram frequentadas todos os dias por 8 ou 9 mil pessoas e as estruturas permitiam servir a 1.600 clientes ao mesmo tempo; as termas de Deocleciano podiam servir até 3 mil.

Para organizar tudo isso era necessário não apenas um labirinto de aquedutos e tubulações e suprimento constante de madeira, pedra-pomes, comidas e bebidas, mas também um exército de funcionários, operadores dos fornos e do aquecimento, trabalhadores da manutenção, encanadores, faxineiros, treinadores, professores de ginástica e jogos, barbeiros, depiladores, encarregados das unções e das massagens, médicos, enfermeiros, escribas, secretários, cozinheiros, salva-vidas e almoxarifes.

Como se vê, em Roma a organização do ócio criativo era uma ciência, uma arte e uma profissão, confiada a um sistema complexo, grandioso, único no seu gênero, que humanizava e unia toda a vida social, econômica e política do maior império da Antiguidade. Não é apenas uma maneira de relaxar e cuidar de si, mas um sistema original e eficaz de viver e trabalhar. Nas termas, de fato, não havia apenas banheiras e piscinas, academias e farmácias, lugares de reunião, alamedas para passear e terraços para bronzear-se, ambientes destinados aos jogos, às unções, aos banhos de areia, mas havia também escritórios, bibliotecas, auditórios, salas para exposições e para reuniões. Além de ser apoio eficaz ao trabalho e ao lazer, as termas também foram uma oportunidade intencional de educação estética para as massas. Por isso, foram construídas com elegância, ornadas com pinturas, mosaicos, mármores, decoradas com obras-primas imortais, como o Touro Farnésio e o Hércules Farnésio, que enfeitavam as termas de Caracalla, ou como o Laocoonte, que decorava as termas de Trajano. [...]

Mas, a verdadeira morte foi de natureza cultural: primeiro o moralismo cristão e depois o eficientismo industrial impuseram que se separasse rigidamente o trabalho da vida, o lazer do estudo, o belo do prático. O ócio, também na forma criativa, refinada, fecunda, adotada pelos gregos e romanos, tornou-se o alvo principal da Igreja, dos educadores, dos empreendedores e dos governos. E as termas foram removidas inclusive da memória dos posteriores, junto das inúmeras virtudes que elas haviam propiciado: a sabedoria, o equilíbrio, a alegria, a solidariedade, a socialização, a cidadania" (De Masi, 2014[13]).

A longa citação tem finalidade de trazer a reflexão sobre a dificuldade que têm os ocidentais, imersos em um sistema capitalista, de se dar o direito ao autocuidado e de despir-se de preconceitos. Em grande parte, as barreiras que existem para o caminho do autocuidado são extrínsecas, ditadas pela cultura do consumo e ascensão social e pelas campanhas de *marketing* da indústria.

Um estudo de 2018 avalia o autocuidado em médicos e enfermeiras que trabalham com cuidados paliativos na Austrália.[14] Vários impedimentos para o autocuidado foram identificados no local de trabalho. Carga horária extensa e a oportunidade limitada de tirar férias são alguns dos fatores apontados. A cultura do local de trabalho também foi identificada como problemática e não favorável ao autocuidado. Referiram que há um estigma associado ao autocuidado, tornando difícil para os indivíduos se engajarem na prática sem se sentirem julgados como egoístas. Trazer trabalho para casa também foi descrito como barreira relacionada à cultura e às expectativas do local de trabalho. A autovalorização igualmente foi discutida como preocupação comum para o autocuidado eficaz. Sua ausência, assim como excessiva autocrítica, minaram o autocuidado como prioridade. Finalmente, a falta de planejamento para o autocuidado ou, de outra forma, a adoção de uma abordagem exclusivamente para esse fim também foi considerada barreira para o autocuidado.[14]

AUTOCUIDADO: RESPONSABILIDADE INDIVIDUAL *VERSUS* ORGANIZACIONAL

Há que ressaltar que um equilíbrio entre a responsabilidade individual e a organizacional é importante e requer uma consideração cuidadosa por parte dos serviços de saúde. Um estudo canadense mostra claramente que uma instituição não pode praticar o autocuidado em nome de seus trabalhadores e, no entanto, pode permitir e aprimorar o autocuidado por meio da liderança corporativa e de uma variedade de suportes estruturais para promover culturas positivas no local de trabalho que conduzam a práticas de autocuidado.[15] Ao mesmo tempo, os profissionais, individualmente, têm a responsabilidade pessoal de cuidar de si mesmos para manter sua saúde e capacidade para a prática profissional. Isso foi destacado por um dos participantes, que afirmou: É responsabilidade de cada membro da equipe cuidar de si mesmo, mas ter estratégias de gestão ou organizacionais para apoiar alguém que pratica o autocuidado é extremamente importante, por isso é um processo duplo. Essa abordagem colaborativa para promover a saúde e o bem-estar em contextos de trabalho é refletida na "Estrutura e Modelo de Local de Trabalho Saudável", da OMS.[16]

Enquanto a responsabilidade individual se relaciona com a implementação e a manutenção de estratégias de autocuidado, a responsabilidade organizacional é orientada para apoiar a equipe na prática eficaz de autocuidado para promover saúde e bem-estar.[14]

Esse apoio representa um investimento, com uma série de benefícios organizacionais potenciais, incluindo aumento da satisfação do paciente e da família, aumento da retenção, comprometimento e elevação do moral da equipe, satisfação no ambiente de trabalho e redução do absenteísmo. O conflito entre colegas pode ser uma fonte comum de estresse na equipe e uma preocupação importante no local de trabalho, no qual todas as partes devem assumir alguma responsabilidade. Embora o grau de responsabilidade varie de acordo com o contexto, o uso de programas de assistência aos funcionários e a adoção da "Estrutura e Modelo de Local de Trabalho Saudável" da OMS[16] podem fornecer suporte e orientação nessa área.

Pode também faltar clareza no que diz respeito à responsabilidade compartilhada pela prática de autocuidado quando médicos e profissionais da saúde vivenciam doenças crônicas e condições incapacitantes. Os serviços de saúde, como instituições, têm o potencial de promover saúde e bem-estar não apenas para seus associados e consumidores, mas também para seus profissionais. Na verdade, alguns argumentam que os hospitais devem servir como exemplos de locais de trabalho saudáveis. Nesse contexto, uma abordagem colaborativa que englobe a autogestão individual e o apoio organizacional seria consistente com a estrutura proposta pela OMS, que recomenda que os locais de trabalho apoiem os funcionários que convivem com doenças crônicas e deficiências. Os serviços de saúde em geral podem se valer dessa abordagem ou de abordagens semelhantes[14] como um sinal encorajador de culturas de trabalho positivas. Isso destaca uma dimensão adicional para o contexto relacional da prática de autocuidado, enquanto ressalta a importância de apoiar o trabalho em equipe interdisciplinar.[14]

ESTRATÉGIAS PARA A MUDANÇA DO AUTOCUIDADO

No ambiente de trabalho

O *The Lifestyle Medicine Board Review Manual*[11] propõe algumas estratégias, no âmbito coletivo, para incorporar um programa de bem-estar para funcionários de clínicas, consultórios e outros ambientes de atendimento médico. Entre elas estão:

- Fomentar oportunidades de realização de atividade física dentro e fora do ambiente de trabalho.
- Oferecer uma academia no ambiente de trabalho ou obter parcerias e descontos em academias locais para funcionários.
- Implementar uma cultura de bem-estar com estímulo à atividade física.

- Promover refeições saudáveis dentro e fora do ambiente de trabalho.
- Combater o sedentarismo, promovendo o uso de mesas de trabalho de pé.
- Considerar utilizar tecnologia para assistir e monitorar atividades.
- Engajar colegas em desafios e competições saudáveis.
- Permitir que os provedores se envolvam com a comunidade local em mudanças que apoiem um estilo de vida saudável.

A incorporação e o suporte dessas estratégias nos programas de saúde e bem-estar no ambiente de trabalho proporcionam um novo olhar para a importância do autocuidado e para o cuidado dos clientes. Os pilares da medicina do estilo de vida têm papel fundamental nesse processo.

Para o indivíduo

No âmbito pessoal, podem ser adotadas várias estratégias para autocuidado quando se refere à formação de novos hábitos saudáveis. No ano de 1900, Claude Hopkins foi quem mostrou como novos hábitos podem ser cultivados e mantidos. Esse processo em que o cérebro converte uma sequência de ações numa rotina automática está na raiz de como os hábitos se formam. Alguns desses processos são simples, como colocar pasta de dente na escova antes de levá-la à boca. A rotina acontece por hábito. Uma vez que esse hábito começa a se desenrolar, o cérebro pode parar de fazer esforço e desviar o foco para outras tarefas. O padrão estabelecido irá se desenrolar automaticamente. Os hábitos nunca desaparecem de fato. Ficam codificados nos circuitos de memória do nosso cérebro. Uma vez codificados, nosso cérebro não consegue reconhecer a diferença entre os hábitos bons e os ruins. Por isso, os maus hábitos estão sempre à espreita, esperando as "deixas" e recompensas certas.

Isso explica por que é tão difícil criar o hábito de fazer exercícios, por exemplo, ou de mudar a alimentação. No entanto, se aprende a criar novas rotinas neurológicas que sejam mais poderosas e a assumir o controle do *loop* do hábito (deixa, rotina, recompensa).[17]

Atualmente, a ciência da formação de hábitos se transformou num grande campo de estudo, com foco na neurologia e na psicologia dos hábitos, suas forças e fraquezas, por que eles surgem e como podem ser mudados. Os hábitos são poderosos, mas delicados. Eles podem surgir fora da nossa consciência ou ser arquitetados deliberadamente, podem acontecer sem sua permissão, mas podem ser remodelados. O segredo para a criação desses hábitos é manter uma prática repetida, ritualista, até as ações se arraigarem na química neural de seu cérebro. E o segredo para a prática diária é posicionar suas ações desejadas o mais perto possível do caminho da menor resistência.[17]

Portanto, os pilares da medicina do estilo de vida, abordados nos capítulos anteriores – por exemplo, a prática de exercícios físicos regulares, o consumo de alimentos naturais e ricos em nutrientes, evitar riscos para a saúde com o consumo de bebidas alcoólicas e cigarro, e ainda o gerenciamento do estresse, evitando problemas futuros com a ansiedade e a depressão –, podem ser incorporados à rotina, substituindo alguns hábitos ruins.

O autoconhecimento pode ser uma ferramenta na prática do autocuidado, pois ajuda a controlar as emoções, tanto negativas quanto positivas. Esse controle emocional previne baixa autoestima, ansiedade e frustração, dentre outros sentimentos negativos. Praticar o autoconhecimento é necessário para a felicidade e para ter uma vida que esteja em sintonia com os desejos internos. "A felicidade implica um estado de espírito positivo no presente e uma perspectiva positiva para o futuro, segmentado em três componentes mensuráveis: prazer, envolvimento e senso de propósito. As pessoas que buscam o prazer vivenciam somente parte dos benefícios que a felicidade pode trazer, enquanto aquelas que buscam os três caminhos têm a vida mais plena. Felicidade é a alegria que sentimos quando buscamos atingir nosso pleno potencial, e o principal propulsor da felicidade são as emoções positivas (alegria, gratidão, serenidade, esperança, amor)."[18]

Cientistas examinaram como as emoções positivas afetam o funcionamento do cérebro e alteram o comportamento, expandindo as possibilidades de processamento, ponderação, criatividade e visão ampliada de pensamentos. Experimentos demonstraram que as emoções positivas efetivamente expandem o campo de visão periférica. Emoções positivas também proporcionam um rápido antídoto para a ansiedade e o estresse e seus efeitos físicos, além de ampliar a capacidade cognitiva e de melhorar o foco, aumentando o desempenho.[19]

O bem-estar emocional depende de alguns fatores para a felicidade: buscar fazer escolhas alinhadas com seus valores pessoais, identificar oportunidades, cultivar atitudes mentais positivas, manter relacionamentos sociais de valor, além de praticar atividade física.

Segundo a teoria especial da relatividade de Einstein, o tempo, que antes se acreditava ser fixo e imutável, na verdade variava em relação ao movimento. De acordo com essa teoria, tudo, inclusive fatores como comprimento, distância e tempo, é relativo. A realidade não passa do entendimento relativo que o cérebro faz do mundo com base em onde e como se observa o mundo. Essa perspectiva pode ser alterada a qualquer momento, modificando o modo como se vivencia o mundo ao seu redor.

A atitude mental e, por sua vez, a experiência do mundo nunca são fixas, mudam constantemente em um fluxo contínuo e podem influenciar o mundo ao redor. Além disso, quando o cérebro se concentra no positivo, beneficia-se de três ferramentas importantes: felicidade, gratidão e otimismo. Pessoas gratas são geralmente mais cheias de energia, emocionalmente inteligentes, tolerantes e menos propensas à depressão, ansiedade e solidão. Os otimistas estabelecem mais metas, superam obstáculos com mais facilidade, sabem lidar melhor com o estresse, são capazes de manter altos níveis de bem-estar em momentos de adversidade. Pessoas bem-sucedidas veem a adversidade não como um entrave, mas como um trampolim para a excelência, capitalizando para se tornar ainda mais felizes e motivadas.[19]

Para o paciente

No século XXI, cada vez mais, o tratamento de saúde envolve o controle das condições de longo prazo e, assim, a mudança de comportamento. Desse modo, Rollnick, Miller e Butler[20] pensam que, em um diagnóstico clínico ou problema de saúde, a mudança no comportamento do paciente seja contribuição potencialmente importante para a prevenção ou a manutenção da saúde. Todavia, a maioria das pessoas que procuram o tratamento de saúde ainda parece estar procurando uma cura médica. Elas esperam que o profissional prescreva um tratamento que lhes devolva a saúde.

Uma das ferramentas que o profissional da saúde pode utilizar para estimular a mudança de comportamento de seu cliente é a entrevista motivacional. Esse processo de mudança visa diminuir a probabilidade de retorno a um padrão anterior de comportamento. Para Rollnick, Miller e Butler,[20] "é um estilo clínico habilidoso para evocar dos pacientes suas boas motivações para fazer mudanças comportamentais no interesse de sua própria saúde". A entrevista motivacional se baseia nos princípios do caráter colaborativo, evocativo e de respeito pela autonomia da pessoa.

A forma de abordagem com seu cliente sobre sua saúde pode influenciar substancialmente sua motivação pessoal para mudar seu comportamento. Todos temos motivações, metas e aspirações. É possível ter uma influência duradoura sobre a saúde do cliente utilizando a ferramenta da entrevista motivacional, para obter uma parceria cooperativa e colaborativa entre o cliente e o profissional de saúde. Envolve orientar mais que direcionar, dançar em vez de brigar, ouvir mais do que falar. Há uma conversa colaborativa ativa e um processo decisório conjunto. Isso é particularmente vital na mudança de comportamentos relacionados com a saúde, pois, essencialmente, o cliente é o único que pode efetuar tal mudança.

O profissional de saúde que tem conhecimento sobre essa ferramenta consegue evocar dos pacientes algo que eles já possuem (mas ainda não tem consciência), ativar sua própria motivação e recursos para a mudança.

Em muitas questões relacionadas com a mudança comportamental voltada para a saúde, as pessoas são ambivalentes. Elas querem e enxergam boas razões para a mudança, mas às vezes ficam paralisadas com suas crenças limitantes. É nessa hora que você pode conduzi-las por meio da ambivalência. Entenda as motivações do seu cliente; são as razões dele para mudar, e não as suas, que são mais prováveis de desencadear a mudança de comportamento. É o cliente que deve verbalizar os argumentos em favor da mudança comportamental, enquanto ao profissional cabe realizar a escuta ativa. No que tange à mudança comportamental, contudo, as respostas provavelmente estarão dentro da própria pessoa, e é necessário escutar para encontrá-las. Segundo Rollnick, Miller e Butler,[20] escutar corretamente é uma habilidade clínica bastante complexa, exige mais que fazer perguntas e fazer silêncio para ouvir as respostas dos clientes e envolve um interesse empático em garantir que entendeu, fazer suposições sobre o significado.

O objetivo geral dessa ferramenta é ajudar as pessoas a se mover ao longo de um contínuo em direção à tomada de decisões. Para isso, algumas metas precisam ser alcançadas no processo, por exemplo, a ambivalência, a responsabilização e a prevenção de recaídas. Ela se propõe a aumentar o comprometimento da pessoa com a mudança e a adesão ao tratamento e inclui formas de postura e comunicação do profissional em relação às formas de perguntar, informar e escutar. Para isso ser alcançado, é necessário haver empatia.

Empatia é a capacidade de entender os pensamentos e sentimentos de outra pessoa por uma perspectiva dela e não pela sua. Quando o profissional de saúde demonstra empatia pelo outro, a postura de defesa reduz e é substituída por uma postura positiva e de maior empatia, ajudando o outro a ser compreendido. Esta habilidade se destaca pelos benefícios que traz na atenção à saúde, dentre eles melhora da relação profissional de saúde/paciente,[21] melhora da satisfação do paciente,[22] melhora na aderência ao tratamento[22] e melhora no bem-estar da equipe de saúde na relação com o paciente e com os colegas de trabalho.[23] Apesar de tantos benefícios, estudos demonstram um declínio na empatia com o paciente durante a formação médica, tanto durante a graduação quanto na residência médica.[24]

Existem diversas formas de treinamento de empatia, dentre elas o treinamento experiencial, que consiste em expor os estudantes a determinada limitação física enfrentada pelo paciente, e apresenta boa eficácia.[25,26]

Quando se traz esse conceito de treinamento experiencial de empatia para a medicina do estilo de vida, depara-se com uma possibilidade no mínimo interessante, uma vez que essa experiência não é apenas desejável para o crescimento profissional da equipe de saúde, mas um elemento de melhora de sua própria saúde.

CONCLUSÃO

A humanidade vive uma epidemia sem precedentes de doenças crônicas não transmissíveis e degenerativas na qual, apesar do aumento da expectativa de vida das últimas décadas, há morbidade significativa e perda de qualidade de vida.

Não é factível que o custeio da morbidade causada por essa epidemia seja assumido pelos sistemas de saúde fundamentados apenas com base no tratamento medicamentoso de doenças. A medicina do estilo de vida é o caminho para a prevenção das doenças crônicas não transmissíveis e a promoção de saúde.

É preciso que estudantes e novos profissionais da área da saúde sejam preparados para lidar com a epidemia de doenças crônicas não transmissíveis por meio do ensino da medicina do estilo de vida no meio acadêmico.

O ensino da medicina do estilo de vida e do autocuidado, a adoção desses conceitos e sua implementação pelos profissionais da saúde no âmbito individual e coletivo é fundamental para melhorar os resultados dos pacientes. E vai além: é a maneira mais eficaz de evitar o *burnout*, reduzir o número de suicídios, o abandono da carreira e melhorar a satisfação.

É possível, no âmbito coletivo, que instituições adotem programas de estímulo ao autocuidado baseados nos pilares da medicina do estilo de vida, no intuito de promover a saúde, tanto de seus profissionais, quanto da comunidade em que estão inseridas. Para isso, é preciso conexão e engajamento.

REFERÊNCIAS

1. World Health Organization (WHO). Noncommunicable diseases. Setembro de 2013. Disponível em: https://www.who.int/news-room/fact-sheets/detail/noncommunicable-diseases. Acesso em: 29 abr. 2024.
2. Brasil. Ministério da Saúde. Secretaria de Vigilância em Saúde. Vigitel 2023. Vigilância de Fatores de Risco e Proteção para Doenças Crônicas Não Transmissíveis por Entrevistas Telefônicas. Brasília, DF, 2023. Disponível em: https://www.gov.br/saude/pt-br/centrais-de-conteudo/publicacoes/svsa/vigitel/vigitel-brasil-2023-vigilancia-de-fatores-de-risco-e-protecao-para-doencas-cronicas-por-inquerito-telefonico/. Acesso em: 29 abr. 2024.
3. Gomes MM, Ferreri M, Lemos F. O cuidado de si em Michel Foucault: um dispositivo de problematização do político contemporâneo. Universidade Federal de Sergipe, SE, Brasil. Revista de Psicologia. 2018;30(2):189-95.
4. Bull FC, Al-Ansari SS, Biddle S, Borodulin K, Buman MP, Cardon G, et al. World Health Organization 2020 guidelines on physical activity and sedentary behaviour. Br J Sports Med. 2020;54(24):1451-62.
5. Martin KL. Physician Lifestyle and Hapiness Report 2021. January 15, 2021. Medscape.
6. Stehman CR, Testo Z, Gershaw RS, Kellogg AR. Burnout, Drop out, suicide: physicians loss in emergency medicine – Part I. West J Emerg Med. 2019;20(5):840.
7. Dewa CS, Loong D, Bonato S, Thanh NX, Jacobs P. How does burn out affect physician produtivity: a systematic literature review. BMC Health Serv Res. 2014;14;325.

8. Shanafelt TD, Hasan O, Dyrbye LN, Sinsky C, Satele D, Sloan J, et al. Changes in burnout and satisfaction in work-life balance in physicians and the general US working between 2011 and 2014. Mayo Clin Proc. 2015;90(12):1600-13.
9. Wallace JE, Lemaire JB, Ghali WA. Physician wellness: a missing quality indicator. Lancet 2009;374:1741-21.
10. Kuhn CM, Flanagan EM. Self-care as a professional imperative: physician burnout, depression and suicide. Can J Anesth. 2017;64:158-68.
11. Kelly J, Shull J. The Lifestyle Medicine Board Review manual. Section 4: The role of physician health and the physician's personal health. 2.ed. revised. Chesterfield: American College of Lifestyle Medicine; 2019.
12. Doctors get ill too. Lancet. 2009;374(9702):1653.
13. De Masi D. O futuro chegou: modelos de vida para uma sociedade desorientada. Rio de Janeiro: Casa da Palavra; 2014.
14. Mills J, Wand T, Fraser JA. Exploring the meaning and practice of self-care among palliative care nurses and doctors: a qualitative study. BMC Palliat Care. 2018;17(1):63.
15. Wainwright W, Breiddal S. Staff support: a shared responsibility at Victoria Hospice Society, British Columbia, Canada. In: Renzenbrink I (ed.). Caregiver stress and staff support in illness, dying and bereavement. Oxford: Oxford University Press; 2011. p.111-9.
16. World Health Organization (WHO). Healthy Workplace Framework and Model. 2010. Disponível em: http://www.who.int/occupational_health/healthy_workplace_framework.pdf.
17. Duhigg C. The power of habit. [Mantovani R, trad.] Rio de Janeiro: Objetiva; 2012.
18. Seligman ME, Steen TA, Park N, Peterson C. Positive psychology progress: empirical validation of interventions. Am Psychol. 2005;60(5):410-21.
19. Archor S, The happiness advantage. Yamagami C, trad. São Paulo: Saraiva; 2012.
20. Rollnick S, Miller WR, Butler CC. Entrevista motivacional no cuidado da saúde: ajudando pacientes a mudar o comportamento. Porto Alegre: Artmed; 2009.
21. Mercer SW, Reynolds WJ. Empathy and quality of care. Br J Gen Pract. 2002;52:S9-S12.
22. Kim SS, Kaplowitz S, Johnston MV. The effects of physician empathy on patient satisfaction and compliance. Eval Health Prof. 2004;27(3):237-51.
23. Thomas MR, Dyrbye LN, Huntington JL, Lawson KL, Novotny PJ, Sloan JA, et al. How do distress and well-being relate to medical student empathy? A multicenter study. J Gen Intern Med. 2007;22(2):177-83.
24. Neumann M, Edelhäuser F, Tauschel D, Fischer MR, Wirtz M, Woopen C, et al. Empathy decline and its reasons: a systematic review of studies with medical students and residents. Acad Med. 2011;86(8):996-1009.
25. Bunn W, Terpstra J. Cultivating empathy for the mentally ill using simulated auditory hallucinations. Acad Psychiatry. 2009;33:457-60.
26. Varkey P, Chutka DS, Lesnick TG. The aging game: improving medical students' attitudes toward caring for the elderly. J Am Med Dir Assoc. 2006;7:224-9.

Anexo
Plano de autocuidado

Este anexo visa propor mudanças para sua prática diária, a fim de estimular seu autocuidado diário.

Autocuidado não é um conceito novo. O filósofo grego Sócrates dizia que só quem cuida de si é capaz de cuidar do outro e é capaz de ensinar o outro a se cuidar também.

Quais são suas práticas atuais de autocuidado?

____

____

____

____

Quais práticas de autocuidado você gostaria de trazer para sua rotina?

____

____

____

____

Quais fatores, hoje, você considera impeditivos para prática de autocuidado?

____

____

____

____

Seja curioso a seu respeito! Autocuidado precisa de INTENÇÃO. Estar, de maneira consciente, prestando atenção em si. Você pode começar da seguinte maneira:

1. Faça uma pausa e respire. Se puder, feche os olhos.
2. Escaneie seu corpo. O que está sentindo? Alguma dor? Respiração acelerada? Movimentos ansiosos? Atente aos detalhes.
3. Escaneie seus pensamentos e sentimentos. Qual emoção está sentindo? Quais mensagens sua mente está repetindo a você?
4. Pergunte-se: qual prática de autocuidado te faria se sentir melhor neste momento, dentro das suas possibilidades de agora?

Faça essa pausa pelo menos três vezes ao dia, com o objetivo de treinar olhar para si e perceber suas reações e necessidades.

Ao traçar seu plano de autocuidado, tenha em mente as reflexões abaixo:

1. Liste tudo o que você considera autocuidado.
2. Liste os obstáculos que você encontra para inserir essas práticas na sua rotina diária.
3. Quais áreas da sua vida você considera que estão precisando de mais atenção?
4. Do que você mais precisa neste momento?
5. O que você gosta de fazer?

Após realizar essas reflexões, nomeie as áreas da sua vida que precisam de mais atenção, considerando-as em grandes esferas.

Feito isso, pense em pequenas práticas de autocuidado que poderiam melhorar nessas áreas da sua vida. Veja o exemplo:

Algumas práticas que podem te auxiliar no caminho do autocuidado:

1. Práticas contemplativas.
2. *Hobbies*.
3. Consciência digital.
4. Higiene do sono.

Índice remissivo

A

B

C

D

Q

R

S

T

U

V

Z